外阴阴道念珠菌病
中西医结合诊治

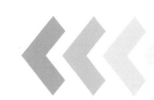

主　审　廖万清　禤国维
主　编　范瑞强　陈　颐
副主编　袁娟娜
编　委（按姓氏笔画排序）
　　　　刘婵柯　李玉清　杨　洁　张伟铮
　　　　陈　颐　范瑞强　荆方轶　袁娟娜
　　　　贾淑琳　黄晋琰　曾玉燕　谢　婷

人民卫生出版社
·北 京·

图书在版编目（CIP）数据

外阴阴道念珠菌病中西医结合诊治/范瑞强，陈颐
主编. —北京：人民卫生出版社，2022.9
ISBN 978-7-117-33571-3

Ⅰ.①外… Ⅱ.①范… ②陈… Ⅲ.①念珠菌病 - 外
阴炎 - 中西医结合 - 诊疗 Ⅳ.①R711.31

中国版本图书馆 CIP 数据核字（2022）第 170500 号

| 人卫智网 | www.ipmph.com | 医学教育、学术、考试、健康，购书智慧智能综合服务平台 |
| 人卫官网 | www.pmph.com | 人卫官方资讯发布平台 |

外阴阴道念珠菌病中西医结合诊治
Waiyin Yindao Nianzhujunbing Zhongxiyi Jiehe Zhenzhi

主　　编：范瑞强　陈　颐
出版发行：人民卫生出版社（中继线 010-59780011）
地　　址：北京市朝阳区潘家园南里 19 号
邮　　编：100021
E - mail：pmph @ pmph.com
购书热线：010-59787592　010-59787584　010-65264830
印　　刷：三河市延风印装有限公司
经　　销：新华书店
开　　本：710×1000　1/16　印张：14　插页：4
字　　数：259 千字
版　　次：2022 年 9 月第 1 版
印　　次：2022 年 10 月第 1 次印刷
标准书号：ISBN 978-7-117-33571-3
定　　价：46.00 元

打击盗版举报电话：**010-59787491**　**E-mail：WQ @ pmph.com**
质量问题联系电话：**010-59787234**　**E-mail：zhiliang @ pmph.com**
数字融合服务电话：**4001118166**　**E-mail：zengzhi @ pmph.com**

主 编 简 介

范瑞强，广东省名中医，主任医师、教授、博士研究生导师，学术带头人。现任广东省中医院（广州中医药大学第二附属医院）皮肤科主任导师、中国中西医结合学会皮肤性病专业委员会副主任委员兼性病学组组长、世界中医药学会联合会皮肤科专业委员会常务副会长、中华中医药学会皮肤科分会名誉副主任委员、中国中药协会皮肤病药物研究专业委员会副主任委员、广东省中医药学会皮肤病专业委员会主任委员、广东省中西医结合学会皮肤性病专业委员会副主任委员、《中国中西医结合皮肤性病学杂志》《皮肤性病诊疗学杂 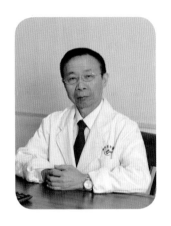 志》编委。曾任香港仁济医院中医门诊暨科研中心主任。主持过国家自然科学基金、国家科技支撑计划等国家级、省部级科研课题，并获得省部级和国家一级学会科技成果奖多项。先后荣获"羊城好医生""岭南名医"称号。

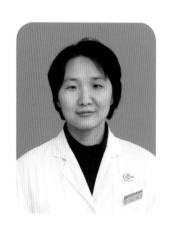

陈颐，主任医师，医学博士，广东省中医院大院妇科科主任，名老中医司徒仪学术继承人。广东省医学会妇幼保健学分会常务委员、广东省中医药学会优生优育专业委员会副主任委员、中国中医药研究促进会中西医结合妇产与妇幼保健分会常务委员、中国民族医药学会妇科分会理事。

从事妇科临床、教学、研究工作 20 余年，具有丰富的临床经验，致力于妇科手术的微创化研究，擅长妇科恶性肿瘤、不孕症、生殖器官炎症、子宫内膜异位症、月经失调等疾病的常规治疗及手术治疗。

主持参与国家级、省部级多项多中心合作的课题研究，发表专科学术论文 10 余篇，参编专科教材及论著 5 部。被评为广东省中医院第一届青年名中医，广州市"实力中青年医生"。

序 一

外阴阴道念珠菌病是女性临床常见的由念珠菌引起的真菌感染性疾病,有关该病的防治这些年取得了一些进展,但还有许多问题,如复发原因、耐药机制、健康人群阴道念珠菌定植等仍有待于妇科、皮肤性病科和真菌学科等多个学科专家学者联合进行深入研究。

中西医结合医学是我国特有的医学体系,在我国防病治病、保障人民身体健康中发挥了重要作用。最近由广东省中医院皮肤科范瑞强带领的中医药防治皮肤真菌病研究创新团队和广东省中医院妇科陈颐带领的团队共同编写了《外阴阴道念珠菌病中西医结合诊治》一书。该书系统全面总结、收集、整理了中医、西医、中西医结合治疗外阴阴道念珠菌病的前人经验和国内外最新的研究文献资料,并介绍了广东省中医院中医药防治皮肤真菌病研究创新团队多年来承担广东省和国家有关外阴阴道念珠菌病防治研究课题所取得的科研成果,是一本有价值的中医、中西医结合防治外阴阴道念珠菌病的临床和科研高级学习参考书。

中国工程院院士

2022 年 3 月于上海

序 二

　　中医称外阴阴道念珠菌病为"阴痒""带下病"。中医对女性"阴痒"的认识历史悠久，据文献记载最早见于隋代巢元方等撰著的《诸病源候论》，认为"阴痒"主要是由湿、热、虫三邪所致。该病中医治疗总的原则是清肝利湿或健脾燥湿、杀虫止痒，在治疗方法上以外治为主，古今都有非常丰富的临床经验。

　　由范瑞强带领的广东省中医院中医药防治皮肤真菌病研究创新团队从1989年开始探索寻找治疗皮肤黏膜真菌病的有效药物，研制出香莲外洗液等系列制剂，先后承担广东省科技攻关项目、国家科技支撑计划项目和国家自然科学基金项目等各级课题，以中医、中西医结合理论为指导，应用现代科技方法和手段，进行了中医药治疗皮肤黏膜真菌病的系列临床和实验研究，并取得了阶段性成果。

　　目前，国内还没有中医、中西医结合治疗外阴阴道念珠菌病的专著，范瑞强带领团队联合我院妇科共同编写了《外阴阴道念珠菌病中西医结合诊治》一书。该书融古汇今，内容丰富，系统介绍了中西医治疗外阴阴道念珠菌病的临床经验和国内外最新研究进展。本书的出版将进一步提高今后中西医结合防治外阴阴道念珠菌病的研究水平和临床疗效。

国医大师

2022 年 5 月于广州

前　言

外阴阴道念珠菌病（vulvovaginal candidiasis，VVC）是一种女性常见的由念珠菌引起的真菌感染性疾病，曾称霉菌性阴道炎、念珠菌性阴道炎。因本病可通过性接触传播，故也被列为性传播疾病范畴。本病是涉及妇科、皮肤性病科和真菌学科等多个学科的病种。

外阴阴道念珠菌病是常见病，约75%的女性在育龄期阶段会发生至少1次外阴阴道念珠菌病，其中约5%～10%的患者会转变为复发性外阴阴道念珠菌病（recurrent vulvovaginal candidiasis，RVVC）。外阴阴道念珠菌病影响两性生活，降低工作效率，给女性身心健康和正常工作生活带来程度不一的危害，因此对外阴阴道念珠菌病防治的研究已日益受到关注。

中医药治疗外阴阴道念珠菌病有着非常悠久的历史，经验丰富，疗效肯定。目前，国内还没有中医、中西医结合治疗外阴阴道念珠菌病的专著。本书的编写目的，是为了系统全面总结整理中医、中西医结合治疗外阴阴道念珠菌病的前人经验、国内外文献资料，以及广东省中医院中医药防治皮肤真菌病研究创新团队多年来承担广东省和国家有关外阴阴道念珠菌病防治研究课题的成果，为今后中医、中西医结合防治外阴阴道念珠菌病的临床和科研工作提供一本有价值的高级学习参考书。

本书由广东省中医院中医药防治皮肤真菌病研究创新团队和广东省中医院皮肤科、妇科（均为国家中医药管理局重点学科、国家卫生健康委员会临床重点专科）共同编写。我国著名皮肤真菌病专家、中国工程院院士廖万清和著名中医皮肤科专家、国医大师禤国维担任主审，并为本书作序。

全书包括女性外阴阴道解剖组织生理学基础、真菌学基础，外阴阴道念珠菌病的流行病学、发病机制、分类、临床表现、诊断与鉴别诊断、治疗、预防和调护、研究进展等内容。书末附外阴阴道念珠菌病临床图片和念珠菌照片。

本书主要供中、高级临床医师，尤其是中西医结合妇科、皮肤性病科的临床医师阅读使用。高等医学院校的学生和有关疾病患者、医学爱好者亦可参考使用。

本书编写过程中得到中国工程院院士廖万清和国医大师禤国维以及人民卫生出版社的大力支持，同时在编写过程中我们还大量参考并部分收录了国内外有关文献资料,对上述专家、单位和有关作者一并致以衷心的感谢!

　　虽然我们尽最大努力进行本书的编写,但由于编写人员水平所限,书中难免会出现疏漏和不足之处,恳请读者批评指正。

范瑞强　陈　颐

2022 年 1 月 18 日

目 录

第一章 概　述

外阴阴道念珠菌病（vulvovaginal candidiasis，VVC）是女性常见的由念珠菌引起的真菌感染性疾病，又称外阴阴道假丝酵母菌病，曾称霉菌性阴道炎、念珠菌性阴道炎。本病中医没有相对应的病名，根据临床症状属于中医"阴痒""带下病"范畴。

因本病发生在女性外阴皮肤黏膜和阴道生殖器部位，可通过性接触传播，故也被列为性传播疾病范畴，是涉及妇科、皮肤性病科和真菌学科等多个学科的病种。

第一节　中西医对外阴阴道念珠菌病的认识

西医学对本病的认识始于人类发现真菌的致病性并发明了显微镜以后。据文献记载，国外学者 J. S. Wilkinson 在 1849 年首次用显微镜观察取自女性生殖道的真菌感染组织，并证明真菌在人体腔道中的致病性，这被认为是西医认识 VVC 的开始。中医对女性"阴痒"的认识历史悠久。据中医古籍记载，对"阴痒"发病原因的认识首见成书于 610 年隋代巢元方等撰著的《诸病源候论》，该书《阴痒候》记载："妇人阴痒，是虫食所为。……虫动作，食于阴，其虫作势，微则痒，重者乃痛。"表明中医很早就已认识到女性阴痒与"虫"邪作祟有关，这里的"虫"可看作是微生物。

VVC 是临床常见病，关于其发病率目前尚没有确切数据，不同国家、不同人群中该病的患病率有差异。国外学者 Hurleyd 的统计资料显示，75% 的育龄女性至少患过 1 次 VVC；也有文献报告，70%～75% 的女性一生中至少患过 1 次 VVC，其中 50% 经历过 1 次以上的复发，其中约有 5%～10% 的患者会转变为复发性外阴阴道念珠菌病（recurrent vulvovaginal candidiasis，RVVC）。临床中发现，部分健康女性阴道中存在念珠菌，但没有临床症状，这种情况称之为念珠菌"定植"或"定居""寄生""携带"。关于健康女性阴道念珠菌的定植状况，目前国内外文献报道为 10%～30%。最近笔者的研究生用流行病学调查方法对广州地区 310 例无症状健康育龄女性进行问卷调查、妇科检查、白带常规检查和真菌培养及体外药敏试验,结果显示,广州地区健康无症状育龄女性阴道念珠菌定植率为9.67%,以白念珠菌为主、占53.3%;提示随着社会进步,人们生活水平提高,卫生条件改善,阴道念珠菌定植率会有所下降,但不同地区、不同生活卫生条件的人群定植率仍会不同。

另有国外学者发现,VVC患者中,80%的患者消化道内有念珠菌定植,且直肠和阴道定植的念珠菌有一定同源性,因而提出口腔、肛肠消化道可能是VVC病原菌和健康女性阴道念珠菌定植的源头。

目前,VVC采用Sobel分类法,分为单纯性VVC和复杂性VVC。单纯性VVC是指正常非孕宿主发生的、散发、由白念珠菌引起的轻或中度VVC。复杂性VVC包括RVVC、重度VVC、非白念珠菌引起的VVC,或宿主为妊娠期、未控制的糖尿病、免疫缺陷者[如人类免疫缺陷病毒(HIV)感染]、免疫抑制治疗者(如糖皮质激素)并发VVC。

VVC病原菌以白念珠菌为主,占70%以上,此外约20%～30%为光滑念珠菌、热带念珠菌、近平滑念珠菌等非白念珠菌。近10余年,非白念珠菌感染(主要是光滑念珠菌)在VVC中所占比例有增高趋势。念珠菌是双相条件致病菌,一般情况下呈酵母相,菌量较少,其危害性主要是传播定植;但在一定内外诱因影响下,酵母相转变为菌丝相,菌量增多,侵袭能力增强而引发疾病。常见的发病诱因主要有妊娠、糖尿病、长期大量应用广谱抗生素或免疫抑制剂、过度阴道冲洗等;其次,精神情绪、饮食营养、性行为、内分泌、免疫等因素也被认为与VVC发病有关。

VVC的发病机制尚不完全明确,目前认为是在多因素影响下,阴道内外环境发生改变,致病念珠菌侵入黏膜组织而发病。已知整个致病过程包括念珠菌在阴道黏膜表面的黏附(主要是念珠菌菌膜的甘露聚糖黏附于上皮细胞受体上)、芽管和菌丝的形成、分泌蛋白酶、侵入上皮组织,引起阴道局部炎症。炎症导致患者出现阴道分泌物增多,外阴阴道潮红、肿胀、瘙痒、疼痛。一般白念珠菌引起的VVC症状较明显,非白念珠菌致病的症状相对较轻。RVVC的形成和反复发作机制也不完全清楚,目前研究认为,人体全身或阴道局部免疫功能失衡和阴道微生态紊乱以及念珠菌耐药是主要原因。

中医认为,VVC主要由湿、热、虫三邪所致,反复发作则耗伤正气,伤及肝、脾、肾三脏,导致病情虚实夹杂,缠绵难愈。发病与肝、脾、肾三脏关系最为密切,体质偏于肝胆(脾胃)湿热或脾肾不足的人容易患VVC并反复发作。常见的病因病机包括饮食失调,伤脾生湿,湿郁化热,湿热下注生虫;或摄生不慎,下阴感染虫毒;或素体脾虚生湿,湿浊下注,蕴久生虫;或带下病日久,损伤肝肾,肝肾阴虚生虫。

该病发生在女性外阴、阴道生殖器敏感隐私部位,影响心理情绪和夫妻性生活以及生育,降低工作效率,困扰正常工作、学习,给女性身心健康带来程度不一的危害,因此对 VVC 防治的研究已日益受到妇产科学、皮肤性病学和真菌学等多个交叉学科的关注。

第二节　诊断和中西医主要治疗方法

VVC 主要依据外阴瘙痒、阴道分泌物增多的临床症状和阴道分泌物实验室检查发现念珠菌进行诊断。

外阴瘙痒是 VVC 的最主要症状,瘙痒程度因人、因病程和感染念珠菌种类不同而有差异;敏感体质、发病急性期、由白念珠菌引起的 VVC 患者外阴瘙痒比较明显。因为阴道外端近阴道口处仍有感觉神经分布,所以部分患者诉述阴道内也有瘙痒不适。阴道分泌物增多是 VVC 的第 2 个主要症状,临床很难从阴道分泌物的性状判定感染念珠菌的种类。一般白念珠菌感染的 VVC 患者阴道分泌物多为凝乳样或豆渣样,而且外阴阴道潮红肿胀也比较明显;非白念珠菌感染的 VVC 患者大多瘙痒较轻,分泌物可以是奶黄色或灰白色。

阴道分泌物生理盐水或 10%KOH 溶液涂片显微镜镜检和真菌培养查找念珠菌是临床常用的实验室检查方法。由于阴道分泌物生理盐水或 10%KOH 溶液涂片显微镜镜检阳性率仅为 50%～80%,真菌培养查找念珠菌阳性率高,所以阴道分泌物真菌培养查找念珠菌和鉴定是目前公认的诊断方法和依据。

消除临床症状和阴道内致病念珠菌是治疗 VVC 的目标。中西医治疗 VVC 各有特色和优势,其治疗原则包括:①积极寻找并去除诱因;②根据 VVC 的分类规范治疗,尤其是首次发病规范应用抗真菌药物是关键;③强调治疗个体化;④推荐选择中西医结合方法治疗 RVVC 等复杂性 VVC。临床实践显示,应用中西医结合方法治疗 VVC 和 RVVC 可以达到整体调理、抑菌增效、较快减轻症状、减少复发的目的。

VVC 的西医治疗方法包括外用和口服系统治疗,其中唑类药物和制霉菌素是目前常用有效的抗真菌药。一般单纯性 VVC 选择外用抗真菌药物治疗,应用短疗程局部用药方案(单剂量和 1～3 天治疗)可有效治疗单纯性 VVC。对于复杂性 VVC 中的 RVVC,目前国内外还没有较为成熟的治疗方案,可根据病情在外用药物基础上联合口服抗真菌药物治疗,并建议对 RVVC 等复杂性 VVC 进行真菌培养 + 药敏及鉴定指导用药,适当延长疗程并进行巩固治疗。目前,尚无可靠临床证据能证明孕期口服唑类抗真菌药的安全性问题。妊娠早期权衡利弊慎用抗真菌药物,可选择对胎儿无害的唑类阴道用药,不用口服抗真菌药物。

根据 VVC 的中医病因病机，中医治疗总的原则是清肝利湿或健脾燥湿、杀虫止痒。在治疗方法上以外治为主，对一些症状较重的复杂性 VVC 可配合口服中药治疗。RVVC 非发作期推荐口服中药调理身体，防止和减少复发。外治是中医的特色和优势，常选用清热燥湿、杀虫止痒中药煎水外洗、坐浴，或制作成中药散、中药栓等剂型阴道用药。内服治疗，中医辨证一般分为湿热下注、脾虚湿蕴、肝肾不足 3 个证型，分别用龙胆泻肝汤、参苓白术散、六味地黄汤加减治疗。

笔者在临床上诊治的 VVC 大多是复杂性 VVC，包括 RVVC、非白念珠菌所致 VVC、合并宫颈疾患的重症 VVC 等。这些患者中医辨证多为脾肾不足，湿热内蕴下注，部分患者由于病久反复发作伴有心烦、忧虑、失眠等肝气郁结的表现。治疗采用因人而异的个体化治疗方案，单纯性 VVC 一般用中药外洗和阴道塞药即可取效，复杂性 VVC 在中药外洗、阴道塞药基础上配合中医辨证口服中药，尤其是 RVVC 非发作期建议坚持口服中药调理身体。临床上持续外阴瘙痒和阴道念珠菌难以清除是 VVC 治疗的难点，有的患者治疗后多次复查没有发现念珠菌但仍有外阴瘙痒不适，也有的患者外阴瘙痒不明显或无瘙痒但复查白带常规或培养仍有念珠菌。这两种情况可采用中西医结合方法治疗，中医在消除外阴瘙痒和防止复发方面有治疗特色和优势，其中应用清热燥湿、杀虫止痒中药煎水外洗、坐浴可较快改善患者的外阴瘙痒症状，而辨证口服中药整体调理身体可明显减少复发，提高疗效。

第三节　研究重点和主要研究方向

VVC 是临床常见多发病，又是一个多学科交叉的病，需要妇产科、皮肤性病科、医学真菌科等多学科协同进行创新研究。RVVC 的形成机制和理想治疗方案、VVC 治疗耐药、有效治疗新药研发，以及中西医结合治疗等，是今后研究的重点。

从国内外文献看，目前对 VVC 研究比较多的是 RVVC。尽管 RVVC 的形成确切机制目前还不完全清楚，但比较多的研究结果显示，其发病与阴道局部免疫失调、阴道微生态失衡关系比较密切。治疗不彻底、再感染等也被认为可能是 VVC 复发的原因。以阴道局部免疫、阴道微生态为切入点探讨 RVVC 的形成机制和治疗方法是今后研究的重点。国内外中西医都有相关学术团体组织专家撰写治疗 VVC 和 RVVC 的共识和指南，但目前还没有公认理想的治疗方案，有待于不断补充和完善。

VVC 治疗中,念珠菌耐药问题是目前研究的另一个热点。临床上,唑类抗真菌药是国内外治疗 VVC 方案中推荐首选药物,随着唑类抗真菌药物的长期广泛使用出现了念珠菌耐药的问题,近年有加重趋势,给 VVC 的防治带来新的困难和挑战。念珠菌对唑类药的耐药机制尚不完全清楚,目前发现与真菌细胞靶位酶的改变、外排泵蛋白过度表达、生物膜的形成、细胞应激反应、脂类的代谢、耐药相关转录因子突变等因素有关。

中医、中西医结合防治 VVC 是今后有价值的重点研究领域。中药具有副作用小、来源广、价格低廉、较少出现耐药、适合长期及预防性应用的特点。据不完全统计,目前已发现 300 余种中草药具有抗真菌活性。其中,苍术、丁香、姜黄、黄连、黄柏、艾叶、藿香、香薷、茵陈、土荆皮、石榴皮、苦参等抗真菌活性较强。有些中药单味药并无明显抗真菌活性,但复方却呈现抗真菌活性并有较好疗效。本书编写团队(广东省中医院中医药防治皮肤真菌病研究创新团队)从 1989 年开始先后承担广东省科技攻关项目、国家科技支撑计划项目和国家自然科学基金项目等各级课题,进行了中医药治疗 VVC 的系列临床和实验研究。以中医、中西医结合理论为指导,应用体外培养、动物模型、分子生物基因组学、代谢组学、临床试验等现代科技方法和手段,寻找具有抗真菌和调节免疫双重作用、抑菌增效的单味中药或复方,开展中药逆转真菌耐药、干预念珠菌生物膜以及中医药外用治疗 VVC、RVVC 的临床试验和实验研究,并取得了阶段性成果。除了上述研究热点、重点外,临床上还有许多 VVC 防治的问题等待我们去探索研究,如 VVC 定植机制、VVC 阴道给药最佳剂型和方法等。

综上所述,VVC 是临床常见的对女性身心健康有较大影响的真菌感染性疾病,其中 RVVC 和耐药 VVC 是临床防治的重点。实践证明,中西医结合治疗 VVC 可明显提高疗效,在中医理论指导下应用现代科学技术和方法进行多学科的、中西医结合的 VVC 防治研究是今后有价值的研究方向之一。

(范瑞强)

参 考 文 献

1. Raymod H. Kaufman, Sebastian Faro, Dale Brown. 外阴阴道良性疾病 [M]. 吴瑞芳,主译. 5 版. 北京:人民军医出版社,2010:333-351.

2. 中国中西医结合学会皮肤性病专业委员会性病学组. 复发性外阴阴道念珠菌病中西医结合治疗专家共识 [J]. 中国真菌学杂志,2017,12(6):325-327.

3. 范瑞强. 浅部真菌病中西医结合诊治 [M]. 北京:人民卫生出版社,2015:184-198.

4. 中华医学会妇产科分会感染协作组. 外阴阴道假丝酵母菌病(VVC)诊治规范修订稿 [J].

中国实用妇科与产科杂志,2012,28(6):401-402.

5. 范瑞强,陈信生,杨洁,等.香连栓治疗复发性外阴阴道念珠菌病的前瞻双盲多中心随机对照研究[J].中华中医药杂志,2016,31(2):696-700.

6. 谢婷,贾淑琳,袁娟娜,等.香连方主要成分对唑类耐药白念珠菌恢复敏感的诱导[J].华南预防医学,2017,43(1):71-74.

7. 王平,范瑞强.基于RNA-seq技术的香连外洗液逆转白念珠菌耐药基因组学研究[J].中华中医药杂志,2017,32(4):1724-1726.

8. 陈信生.当代中医皮肤科临床家丛书(第三辑)范瑞强[M].北京:中国医药科技出版社,2017:75-192.

第二章　女性外阴阴道解剖组织生理学基础

第一节　女性外阴阴道的大体解剖与组织结构

一、女性外阴的解剖与组织结构

女性外阴，即女性外生殖器，是指生殖器官外露的部分；位于两股内侧间，前为耻骨联合，后为会阴，包括阴阜、大阴唇、小阴唇、阴蒂和阴道前庭。

1. **阴阜**（mons pubis）　阴阜指耻骨联合前面隆起的脂肪垫。青春期发育时，其上的皮肤开始生长卷曲的阴毛，呈尖端向下的三角形分布，底部两侧阴毛向下延伸至大阴唇外侧面。阴毛的疏密与色泽因个体和种族不同而异。阴毛为第二性征之一。

2. **大阴唇**（labium majus）　自阴阜向下、向后止于会阴的一对隆起的皮肤皱襞。外侧面为皮肤，皮层内有皮脂腺和汗腺，多数妇女的大阴唇皮肤有色素沉着；内侧面湿润似黏膜。大阴唇皮下组织松弛，脂肪中有丰富的静脉、神经及淋巴管，若受外伤，容易形成血肿，疼痛较甚。

3. **小阴唇**（labium minus）　位于大阴唇内侧的一对薄皱襞。小阴唇的大小、形状因人而异。有的小阴唇被大阴唇遮盖，有的小阴唇则可伸展至大阴唇外，有的小阴唇一侧或两侧前端分叉呈"V"字样。小阴唇内侧皮肤组织由外往内移行为黏膜组织，可以见到皮肤与阴道前庭黏膜分界的 Hart 线。两侧小阴唇前端互相融合，再分为两叶包绕阴蒂，前叶形成阴蒂包皮，后叶与对侧结合形成阴蒂系带（frenulum of pudendal labia）。小阴唇表面湿润、微红，表面为复层鳞状上皮，无阴毛，富含皮脂腺，极少汗腺。神经末梢丰富，故非常敏感。

4. **阴蒂**（clitoris）　位于两侧小阴唇顶端下，为与男性阴茎相似的海绵样组织，具有勃起性。分阴蒂头、阴蒂体及两个阴蒂脚三部分。前为阴蒂头，显露于外阴，直径 6~8mm，神经末梢丰富，极敏感；中为阴蒂体；后为两个阴蒂脚，分别附于两侧耻骨支上。

5. **阴道前庭**（vaginal vestibule）　为两侧小阴唇之间的菱形区域，前为阴蒂，后方以阴唇系带为界，两侧为小阴唇。前庭区域内有尿道外口、阴道口。阴道口与阴唇系带之间的一浅窝称舟状窝（又称阴道前庭窝）；经产妇受分娩影响，此窝消失。在此区域内有以下结构：

（1）前庭球（vestibular bulb）：又称球海绵体，位于前唇两侧，由具有勃起性的静脉丛组成。其前端与阴蒂相接，后端膨大，与同侧前庭大腺相邻，表面被球海绵体肌覆盖。

（2）前庭大腺（major vestibular gland）：又称巴托兰腺（Bartholin gland），位于大阴唇后部，被球海绵体肌覆盖，如黄豆大小，左右各一。腺管细长（1～2cm），开口于前庭后方小阴唇与处女膜之间的沟内。性兴奋时，腺体分泌黏液样分泌物，起润滑作用。正常情况下不能触及此腺，若腺管口闭塞，可形成囊肿，能触及并看到；若伴有感染，则形成脓肿。

（3）尿道外口（external orifice of urethra）：位于阴蒂下方，为圆形，边缘折叠而合拢。尿道外口后壁上有一递增并列的腺体，称尿道旁腺，开口极小，容易有细菌潜伏。

（4）阴道口（vaginal orifice）和处女膜（hymen）：阴道口位于尿道外口后方的前庭后部。其周缘覆有一层有孔的黏膜皱襞，称处女膜，内含结缔组织、血管及神经末梢。其孔呈圆形或新月形，较小，可通指尖，少数膜孔极小或呈筛状、或有中隔、或呈伞状；甚或闭锁。处女膜可因初次性交或由于其他损伤而破裂，并受分娩影响，产后仅留有处女膜痕。少数处女膜过长而露出于小阴唇外，极少数处女膜组织坚韧，需手术切开。

二、阴道的解剖与组织结构

女性的阴道（vagina）属于内生殖器，是性交器官，也是经血排出及胎儿娩出的通道。

阴道位于真骨盆下部中央，为一条上宽下窄的管道，其前壁长 7～9cm，与膀胱和尿道相邻，后壁长 10～12cm，与直肠贴近。上端包绕宫颈，下端开口于阴道前庭后部。平时阴道前后壁互相贴近，由于阴道壁有很多横纹皱襞及外覆弹力纤维，故有较大伸展性。阴道环绕于子宫颈周围的部分呈圆周状隐窝，称阴道穹窿（vaginal fornix），按其位置分为前、后、左、右四部分，其中后穹窿最深，与直肠子宫陷凹紧密相邻，为盆腹腔最低部位，临床上可经此处穿刺、引流或作为手术入路；同时也是性交后精液积聚的主要部位，并称之为阴道池，有利于精子进入子宫腔。

阴道壁由 3 层组织构成，由内向外为黏膜层、肌层和纤维膜层。

1. **黏膜层** 由上皮和固有膜构成。上皮和固有膜之间有基底膜作为明确分界线，固有膜由致密结缔组织构成。阴道黏膜形成环形皱襞，色淡红。

阴道黏膜为非角化复层鳞状上皮,无腺体,亦无分泌上皮。然而,随着组织学与免疫学研究的推进,发现阴道黏膜本身可发动局部免疫。组织学研究表明,阴道黏膜上皮的横切面上可见细胞间的网状管道系统,提供从黏膜基底至阴道内的双向转运通路,经这一通路双向转运的特质有大分子物质、液体、迁移的细胞等。黏膜基底层含有巨噬细胞、淋巴细胞、浆细胞、郎格罕细胞、嗜酸性细胞等。阴道黏膜的生发层深部有一种源于骨髓的星形细胞称郎格罕细胞。这种细胞表面表达免疫球蛋白 G(IgG)和补体 C3 的受体,其表面还有组织相容性抗原——人类白细胞抗原(HLA-DR)。这种特性使其呈现为 T 淋巴细胞的抗原,从而可发动特异性免疫反应。阴道黏膜免疫系统是女性生殖道防御机制中最关键的一个环节。

阴道上端 1/3 处黏膜受性激素影响而有周期性变化。幼女或绝经后阴道黏膜变薄,皱褶少,伸缩性弱,局部抵抗力差,容易受感染。

在成年妇女,阴道上皮又分为 3 层细胞——基底层、中层、表层。

(1)基底层:相当于组织学的深棘层,又可分为内底层和外底层。内底层细胞在深棘层下方,靠近生发层,是比较原始的细胞。细胞呈圆形,胞体大小约为中性粒细胞的 4~5 倍,由核膜到胞膜的距离(胞浆幅缘)约与胞核的直径相等,核圆形。在邵氏染色法中,胞浆呈深蓝色,染色质呈紫色。外底层细胞为深棘层上部浅棘层的细胞。细胞比内底层大,呈圆形或椭圆形,且大小不一,约为中性多核粒细胞的 8~10 倍,胞浆幅缘大于胞核直径。核为圆形或椭圆形,染色质细而疏,核膜清楚。在邵氏染色法中,胞浆呈蓝色,染色质较淡于内底层。

(2)中层:相当于组织学中的浅棘层,是底层逐渐向表层发育的移形层,所以细胞形状介于两者之间,是多种多样的。其细胞较底层细胞大,开始变得较扁平。细胞常有锐角呈船形或梭形。胞浆丰富含糖原。核位于细胞中央,染色质是细颗粒状。在邵氏染色法中,胞浆呈淡蓝色,核呈紫红色。在妊娠或激素缺乏时,上皮的发育被阻止于中层。

(3)表层:即组织学中的表层。鳞状上皮发育到表层时,细胞体积变得大而扁平,常呈大方块、多边形,有钝角,细胞彼此连接较疏松,易于脱落。根据胞浆和胞核情况,分为角化前细胞和角化细胞两种。角化前细胞体积已经达到表层大小,但细胞染色质仍疏松,亦可有极少数细胞核变小、固缩。在邵氏染色法中,胞浆呈天蓝色。角化细胞的细胞核变小、固缩,细胞体积与角化前细胞相似。在邵氏染色法中,胞浆变成嗜酸性呈伊红色。

2. 肌层 由内环、外纵的平滑肌构成,弹性纤维较多,固有膜内含有很多血管、淋巴管及淋巴组织。

3. 纤维膜层 由结缔组织构成,含有血管和神经。

三、外阴阴道的血管及淋巴系统

女性生殖器官的血管与淋巴管相伴而行,各器官间静脉及淋巴管以丛、网状相吻,故感染或癌肿易在器官间扩散。

1. **血管**　女性内外生殖器官的血液供应主要来自卵巢动脉、子宫动脉、阴道动脉及阴部内动脉。静脉与同名动脉伴行,但数目比其动脉多,并在相应器官及其周围形成静脉丛,且互相吻合。

(1)外阴的血供:女性外阴主要由阴部内动脉供血。阴部内动脉为髂内动脉前干终支,经坐骨大孔的梨状肌下孔穿出骨盆腔,绕过坐骨棘背面,再经坐骨小孔到达会阴及肛门,后分4支:①痔下动脉:供应直肠下段及肛门部;②会阴动脉:分布于会阴浅部;③阴唇动脉:分布于大、小阴唇;④阴蒂动脉:分布于阴蒂及前庭球。

(2)阴道的血供:阴道血供按部位分上、中、下三段,分别由不同动脉供血。阴道上段由子宫动脉的宫颈-阴道支供血,而中段由阴道动脉供血,下段主要由阴部内动脉和痔中动脉供血。阴道动脉、子宫动脉和阴部内动脉均为髂内动脉脏支,三者通过分支相互吻合。阴道壁富含静脉丛,受伤后易出血或形成血肿。

2. **淋巴**　女性内外生殖器官和盆腔组织具有丰富的淋巴系统,淋巴结一般沿相应血管排列,其数目、大小和位置均不恒定。

(1)外阴的淋巴回流:外阴淋巴回流至腹股沟浅淋巴结,然后可至腹股沟深淋巴结(股深淋巴结),汇入闭孔、髂内等淋巴结。

(2)阴道的淋巴回流:阴道的淋巴回流部位分上、下两段,其上段淋巴回流基本与子宫颈相同,沿宫旁、闭孔、髂内、髂外及髂总淋巴结,然后可回流至腹主动脉旁淋巴结和/或骶前淋巴结;下段淋巴回流与外阴相同。

第二节　阴道微生态

阴道微生态是由阴道微生物群、宿主内分泌系统、阴道解剖结构及阴道局部免疫系统共同组成的生态系统。

一、正常菌群

阴道内正常菌群是阴道微生态研究的核心内容。早在1892年,Doderlein首次发表了关于人类阴道微生态菌群的研究。当时Doderlein认为,阴道微生物中仅由革兰氏阳性杆菌构成,即乳杆菌。但随着对阴道菌群研究的不断深入，人们发现健康女性的阴道微生物群种类繁多。现已确定定植于正常阴道内的微生物群主要由细菌、真菌、原虫和病毒组成，包括：①革兰氏阳性需氧菌和兼性厌氧菌：乳杆菌、棒状杆菌、非溶血性链球菌、肠球菌及表皮葡萄球菌；②革兰氏阴性需氧菌和兼性厌氧菌：加德纳菌（此菌革兰氏染色变异，有时呈革兰氏阳性）、大肠埃希菌及摩根菌；③专性厌氧菌：消化球菌、消化链球菌、类杆菌、动弯杆菌、梭杆菌及普雷沃菌；④其他：包括支原体、念珠菌等。

目前，在女性阴道分泌物中已分离到 50 多种微生物，平均每个妇女可分离出 6～8 种微生物，其中以细菌为主。正常状态下，阴道内厌氧菌与需氧菌的比例为 10∶1，二者处于动态平衡状态。各种微生物主要栖居于阴道四周的侧壁黏膜皱褶中，其次在穹窿部，部分在子宫颈。由于年龄、妊娠等因素的变化，不同微生物种群之间存在着相续演替的过程。各种病原体通过黏附机制定植于阴道壁黏膜。有一些寄生菌能合成所谓粘连素存在于细胞表面，经粘连素介导，细菌能与阴道上皮角质细胞的受体结合。另外，在正常情况下，细菌与阴道壁上皮细胞均携带负电荷，同性相斥，不易黏附；但在酸性环境下能减少细胞表面的负电荷，有助于黏附的发生。

在育龄期健康女性正常阴道菌群中，产过氧化氢（H_2O_2）的乳杆菌占优势，它在健康女性的阴道排出物标本中分离率高达 50%～80%。乳杆菌为革兰氏阳性大杆菌，无芽孢，细长弯曲或呈球杆状、杆状，单个、成双或链状，无动力，微需氧或兼性厌氧，但在厌氧环境下生长更好，最适生长温度为 35～38℃，每克阴道分泌物含有 107～108CFU 乳杆菌。乳杆菌属包括许多种或亚种，而且形态也是千差万别的。Seppo Sallie 等报道，阴道内可分离出 100 多种乳杆菌，包括惰性乳杆菌、卷曲乳杆菌、加氏乳杆菌、詹氏乳杆菌、嗜酸乳杆菌、发酵乳杆菌、植物乳杆菌、短乳杆菌、干酪乳杆菌、阴道乳杆菌、德氏乳杆菌、唾液乳杆菌、路乳杆菌和鼠李糖乳杆菌等。许多学者通过不同的分子生物学方法证实了卷曲乳杆菌、加氏乳杆菌、惰性乳杆菌和詹氏乳杆菌是育龄女性阴道内最多见的菌群。主要产 H_2O_2 的菌种为卷曲乳杆菌、格氏乳杆菌、詹氏乳杆菌和嗜酸乳杆菌。

女性在不同的生理时期，其阴道内菌群的优势菌属也会发生变化。有研究表明，在 60%～70% 健康妇女阴道内乳杆菌是优势菌群，而另一些无症状妇女（尤其是绝经后、哺乳期女性）阴道内乳杆菌是缺乏的，其他一些产乳酸的细菌成了优势菌群，如奇异菌属、巨球菌属、纤毛菌属等。这些乳酸菌与乳杆菌有相似的作用，能产生乳酸、细菌素、过氧化氢等代谢产物，具有很强的抑菌作用，从多层面调节着阴道内正常菌群的功能，在维持阴道微生态平衡、防御生殖道感染方面发挥了至关重要的作用。

二、阴道微生态平衡及影响因素

正常阴道内虽然有多种微生物存在,但这些微生物与宿主阴道之间相互依赖、相互制约、达到动态的生态平衡,并不致病。在维持阴道生态平衡中,乳杆菌、阴道 pH 及雌激素起重要作用。

阴道内正常存在的乳杆菌对维持阴道正常菌群起着关键作用。阴道鳞状上皮细胞内的糖原经乳杆菌的作用,分解成乳酸,使阴道局部形成弱酸性环境(pH ≤ 4.5,多为 3.8～4.4),可以抑制其他寄生菌过度生长。此外,乳杆菌通过替代、竞争排斥机制阻止致病微生物黏附于阴道上皮细胞;同时,分泌过氧化氢、细菌素、类细菌素和生物表面活性剂等抑制致病微生物生长,从而维持阴道微生态环境的平衡。

当出现某些特殊情况时,有可能打破阴道生态系统的平衡。

1. 性激素水平的波动 如月经期前后雌激素水平降低,导致阴道内 pH 上升,有利于厌氧菌及一些微生物的生长。而在妊娠期,妇女的代谢及内分泌功能相对异常,阴道微生态失衡率显著高于未妊娠同龄妇女。而不同妊娠阶段,孕妇的雌激素分泌存在一定差异,但其他激素的变化也在不同程度上影响阴道微生态。因此,阴道微生态受多方面因素影响,妊娠早中晚各期微生态变化波动并不明显。

2. 避孕产品 某些杀精子的避孕药膏对乳杆菌有毒性作用。

3. 药物 多种药物(如广谱抗菌类药物)可杀灭或抑制乳杆菌,从而影响阴道内环境。

4. 感染 如妇女在无保护性交情况下,发生了性传播感染(STI)等,可干扰阴道内原有菌群比例而导致菌群失调。

在阴道局部情况异常的状态下,如果有致病微生物入侵和大量繁殖,就会引发阴道感染。常见的阴道感染有真菌感染(外阴阴道念珠菌病,即俗称的真菌性阴道炎)、细菌性阴道病、滴虫阴道炎、需氧菌阴道炎(以往称非特异性阴道炎)、混合性阴道炎等。老年性阴道炎和幼女性阴道炎均为雌激素水平较低而引起的感染,多属于非特异病原微生物引起的感染。

据报道,阴道微生态失调率为 53.42%。公共卫生状况改善还与女性的年龄、职业、教育程度,个人卫生保健意识、个人嗜好、居住环境以及经济收入等有关,另外,与不同地区的气候条件等也存在一定关系。

女性不良的生活习惯,如会阴及阴道局部温度及湿度增加(长期使用卫生护垫、穿紧身化纤内裤等),也会导致致病菌生长,引起阴道微生态失调。此外,在女性机体免疫力下降、患糖尿病、妊娠、月经期、围绝经期、精神压力大、睡眠不良、负性情绪、进行各种计划生育手术、长期应用抗生素和免疫抑制剂等情况下,阴道内的优势杆菌乳杆菌都会受到抑制,导致阴道环境改变,阴道微生态失调而引起阴道炎症。

三、阴道微生态评价系统

阴道微生态评价系统包括形态学、功能学两方面,前者包含菌群密集、菌群多样性、优势菌及机体炎症反应、病原微生物等指标,后者为评估阴道内微生物代谢产物及酶的活性。当阴道菌群的密集度为Ⅱ~Ⅲ级、多样性为Ⅱ~Ⅲ级、优势菌为乳杆菌,清洁度为Ⅰ~Ⅱ度、乳杆菌功能正常(即 H_2O_2 阳性)、阴道 pH < 4.5 时,为阴道微生态正常。其中,菌群密集度、菌群多样性、优势菌、pH 等任何一项出现异常,均诊断为微生态失调。其中,乳杆菌的分级分为Ⅲ级,Ⅰ级:大多数为多型乳杆菌,不含其他杂菌;Ⅱa 级:以乳杆菌为主的混合菌群;Ⅱb 级:混合菌群中乳杆菌的数量占少数;Ⅲ级:混合菌群中的杂菌过度生长,乳杆菌比例严重下降。

一般健康妇女阴道内有如此多的病原菌而不致病,是因为它们处在微生态平衡状态,但如果该平衡打破,一部分人群可以自行恢复平衡状态,而另一部分则继发阴道感染,出现临床阴道炎症状。通过阴道微生态评价,可以初步了解阴道微生态与阴道感染的状况,有利于及早发现微生态失衡的状态,并及早治疗,帮助患者有效恢复原来的状态,维护微生态平衡,减少并发症的出现。

第三节　阴　道　免　疫

免疫系统是机体在长期进化中逐步形成的一套复杂的防御系统,影响感染的发生与否及其演变与转归。免疫功能由机体的免疫力与病原微生物的致病力相互消长而定。抗感染是人体免疫的三大功能之一。人体免疫系统由中枢免疫器官(骨髓、胸腺)、外周免疫器官(淋巴结、脾)和黏膜免疫系统组成,分非特异性免疫和特异性免疫。人体与生俱有的抵御微生物或外来异物侵袭的能力,称非特异性免疫,亦称固有免疫、天然免疫、先天免疫。非特异性免疫对不同微生物的识别和反应方式基本相同,且没有免疫记忆的特点。

特异性免疫是指免疫系统在接受了环境中微生物或其他外来物质的刺激后,其本身状态发生了变化,获得了针对该种微生物或抗原的免疫力,又称获得性免疫、适应性免疫。特异性免疫的主要特点之一是其对外来抗原的特异性识别,包括细胞免疫和体液免疫,分别由 T 淋巴细胞、B 淋巴细胞介导。淋巴细胞通过抗原识别受体与相应配体结合后即被活化并开始增殖,抗原特异性 T 和 B 淋巴细胞在两三天内实现万倍左右的扩增,并分化为效应细胞与少数记忆细胞。

非特异性免疫是特异性免疫的基础,是进行人工免疫的基本条件。在抗感染免疫中,首先是非特异性免疫发挥作用,随着特异性免疫的形成,两者互相配合,扩大免疫作用。

一、阴道免疫的影响因素

女性生殖道局部免疫系统属于黏膜免疫系统,其特点是生殖道黏膜表面含有大量分泌型 IgA(sIgA),发挥局部免疫防御作用。此外,还有少量 T 淋巴细胞和 B 淋巴细胞、巨噬细胞等免疫细胞,维持生理水平的免疫活动,与月经周期相关,保护女性生殖道免遭病原微生物等抗原的侵袭。

有研究表明,与阴道黏膜上皮一样,阴道黏膜内的淋巴细胞浓度也受血中性激素水平的影响,在生育年龄妇女呈周期性改变。上皮间的淋巴细胞和浆细胞浓度在黄体期最高。健康妇女的阴道内一般无淋巴细胞。但在月经期阴道内可出现巨噬细胞、粒细胞和淋巴细胞。Wira 等对卵巢切除术后的兔子给予生理量性激素,观察其阴道内抗原存在的情况,发现当血中雌二醇水平降低时抗原的存在增多。且在各种性激素中,只有雌二醇降低阴道内抗原的存在,黄体酮的作用则相反。

有研究表明,精液可以诱发子宫颈处 T 淋巴细胞、巨噬细胞和多形核粒细胞的浓度升高,这些细胞在性交后迁移到阴道。精液还含有 CD^{4+} 和 CD^{8+} 淋巴细胞等,这些细胞可激活阴道的细胞介导的免疫系统,提高局部细胞因子和阴道淋巴细胞浓度。精液对阴道细胞免疫的这种作用的意义仍有待进一步研究。

二、阴道的非特异性免疫与特异性免疫

阴道黏膜对微生物的免疫反应,也分为非特异性免疫和特异性免疫。

1. 阴道抗感染的非特异性免疫　阴道非特异性免疫主要包括屏障结构及各种细胞因子。

(1)阴道黏膜屏障结构:是机体抵御病原微生物感染的第一道防线。

1)机械阻挡与排除作用:外阴及阴道有其独特的解剖结构,如两侧大阴唇自然合拢(遮掩阴道口、尿道口)、阴道口闭合、阴道前后壁紧贴,均有利于防御外来病原体。而女性阴道壁由完整的复层鳞状上皮细胞构成,健康完整的阴道黏膜是阻挡病原微生物入侵机体的第一道防线,可有效防止细菌、真菌等微生物侵入体内。一旦阴道黏膜受损,阴道内的微生物便可黏附于宿主细胞。阴道上皮细胞能随体内雌激素水平的上升而不断增殖、加厚,也随内

分泌周期的变化而周期性脱落,有利于病原体的消除。

2)弱酸性环境:多数病原菌生长的最佳酸碱度是 pH 7.2～7.6。阴道的弱酸环境不利于病原微生物的定居繁殖。

3)正常菌群拮抗作用:新生女婴阴道内没有细菌及其他微生物,出生后1个月内由于母体的雌激素影响尚未完全消失,阴道内就出现正常微生物菌群。此后,婴幼儿体内雌激素水平迅速下降,这些菌群保持在极低水平。青春期后,雌激素和孕激素特别是前者使阴道上皮处于生长旺盛状态,阴道上皮细胞的糖原迅速形成,阴道内微生物逐渐繁殖增多。健康女性的阴道菌群由多种厌氧菌和需氧菌构成。厌氧菌与需氧菌的比例为 5∶1,二者处于动态平衡状态。在正常阴道菌群中,乳杆菌占优势,对维持阴道正常菌群起着关键作用。阴道鳞状上皮细胞内的糖原经乳杆菌的作用,分解成乳酸,使阴道局部形成弱酸性环境(pH ≤ 4.5,多在 3.8～4.4),可以抑制其他寄生菌过度生长。此外,乳杆菌通过替代、竞争排斥机制阻止致病微生物黏附于阴道上皮细胞。同时,乳杆菌分泌过氧化氢、细菌素、类细菌素和生物表面活性剂等抑制致病微生物生长,从而维持阴道微生态环境的平衡。

4)分泌物的抑菌和杀菌作用:当外界微生物入侵时,生殖道上皮细胞会分泌具有杀伤作用的细胞因子和抗微生物肽,如肿瘤坏死因子 -α(TNF-α)、白细胞介素 -1(IL-1)、白细胞介素 -6(IL-6)、白细胞介素 -8(IL-8)、人类防御素、溶菌酶、钙防卫蛋白、富组蛋白等,同时促进局部特异性细胞免疫的建立。

反复阴道冲洗、性交等行为可造成阴道黏膜轻微破损,酸碱度改变,细胞因子被稀释等,从而破坏阴道的屏障作用。

(2)淋巴和单核吞噬细胞系统:淋巴和单核吞噬细胞系统是机体第二道防线。

微生物进入机体组织以后,多数沿组织细胞间隙的淋巴液经淋巴管到达淋巴结,但淋巴结内的巨噬细胞会消灭它们,阻止它们在机体内扩散,这就是淋巴屏障作用。如果微生物数量大、毒力强,就有可能冲破淋巴屏障,进入血液循环,扩散到组织器官中去。这时,它们会受到单核吞噬细胞系统这一屏障的阻挡。这是一类大的吞噬细胞,是指血液中的单核细胞和组织中的巨噬细胞。机体内还有一类较小的吞噬细胞,其中主要的是中性粒细胞和嗜酸性粒细胞。它们分布于全身,对入侵的微生物和大分子物质有吞噬、消化和消除的作用。

与阴道黏膜上皮一样,阴道黏膜内的淋巴细胞浓度也受血中性激素水平影响,在生育年龄妇女呈周期性改变,上皮间的淋巴细胞和浆细胞浓度在黄体期最高。健康妇女的阴道内一般无淋巴细胞,但在月经期阴道内可出现巨噬细胞、粒细胞和淋巴细胞。因此,对女性生殖道免疫学的研究必须考虑到月经周期的阶段。但阴道感染如已发生,如常见的念珠菌、滴虫、衣原体等的感染,无论在月经周期的任何阶段都可引起阴道内的巨噬细胞、淋巴细胞和粒细胞的集结。一般情况下,当病原体突破黏膜屏障后,吞噬细胞从毛细血管中逸出,聚集到病原体部位,发挥其吞噬作用。病原体可被吞噬消灭,只有毒力强、数量多的病原体才能进入血液或其他器官,再由血液和其他器官的吞噬细胞继续进行吞噬杀灭作用。

（3）正常体液中的抗微生物质:正常体液中含有多种抗菌物质,如补体、溶菌酶、干扰素等,这些非特异性抗菌物质单独作用不大,常配合免疫细胞、抗体或其他防御因子发挥作用。

2. 阴道非特异性免疫的免疫应答机制　非特异性免疫的免疫应答包括对病原微生物的抵抗、对损伤细胞的清除、对感染组织的识别,由病原体相关分子模式(pathogen associated molecular pattern,PAMP)与模式识别受体(pattern recognition receptor,PRP)相作用所诱导。研究表明,阴道中的黏液蛋白可以通过多聚糖直接作用于各种微生物,包括念珠菌。

（1）PRR:PRR 可与念珠菌结合,对其进行识别,进而启动相关免疫应答。目前已知的识别念珠菌的模式识别受体有 Toll 样受体(Toll-like receptor,TLR)、C 型凝集素受体(C-type lectin receptor,CLR)和甘露糖结合凝集素(mannose-binding lectin,MBL)等。

1）TLR:TLR 是进化上高度保守的胚系编码的 I 型跨膜蛋白,可分为胞外区、跨膜区和胞内区。胞外区由富含亮氨酸的重复序列组成;跨膜区是富含半胱氨酸的结构域;胞内区含有 Toll/IL-1 受体同源结构域(Toll/IL1R homology domain,TIR domain),是起始下游信号转导的核心元件。TLR 家族的信号机制与 IL-1R 家族的信号机制具有较高同源性,其特征之一是依赖于胞浆区的接头蛋白分子、蛋白激酶和转录因子进行信号传导。除 TLR3 外的其他 TLR 家族成员的信号通路均依赖于髓样分化基础应答蛋白 88(myeloid differentiation 88,MyD88)向下传导信号,激活核因子 κB(nuclear factor-κB,NF-κB)和丝裂原活化蛋白激酶(mitogen-activated protein kinase,MAPK),从而控制炎症反应。TLR2、TLR4 是识别念珠菌的主要 TLR,其中 TLR4 识别 O- 链甘露糖,TLR2 与 Dectin-1 合作识别 β- 葡聚糖。TLR2、TLR4 会随 VVC 不同阶段的发展产生变化,这些因子可能参与了机体对抗念珠菌的局部免疫。

2）CLR:CLR 主要包括 Dectin-1、Dectin-2、树突状细胞特异性黏附分子和甘露糖受体等,识别甘露糖和 β- 葡聚糖,其在免疫反应中的作用仍有很多方面未被发现。Dectin-1 是细胞表面可诱导表达的分子受体,能与念珠菌细胞壁的 β- 葡聚糖结合,诱导树突状细胞(DC)产生 IL-10、IL-2 细胞因子及 IL-12 家族。Dectin-1 主要依赖调节 Th1 和 Th17 细胞来调控免疫反应。研显示，Dectin-1 在黏膜抗真菌的免疫反应作用强度依赖于宿主的遗传背景，它可以影响 IL-17A、IL-17F 及 IL-22 的表达，同时调整特异性免疫中 Th1/Th17/Treg 的平衡。人类 Dectin-1 缺陷可导致念珠菌的易感性，从而发生慢性黏膜性念珠菌病和复发性外阴阴道念珠菌病。

3）MBL：MBL 是一种钙依赖性调节蛋白，可识别和结合真菌表面的甘露糖和海藻糖等糖类，结合后可诱导宿主细胞 C3、C4 激活，发挥调理素作用或吞噬作用。研究显示，MBL 在炎症反应中存在 Ca^{2+} 依赖。MBL 可以直接与 TLR4 胞外结构域结合，进而减少了脂多糖（LPS）与细胞表面的结合作用。因此，推测 MBL 可通过调控 LPS/TLR 信号途径来影响免疫因子的表达。

（2）防御素 5（HD5）：HD5 属于人类防御素家族成员。防御素在哺乳动物中，位于黏膜表面，是固有免疫系统中的重要因子。有研究发现，HD5 主要表达在与微生物直接接触、易受微生物侵袭的生殖道黏膜等部位，是妇女生殖道非特异性免疫防御系统的固有组成成分，并且上皮细胞在炎症刺激时能上调 HD5 的分泌以诱导非特异性免疫应答，从而在生殖道的免疫防御中起重要作用。但是，也有研究发现，不同生理和／或病理条件下，防御素的功效有差别，甚至相反。随着阴道局部非特异性免疫研究的深入，证实在不同的阴道感染状态下，阴道内 HD5 水平有明显升高，也提示非特异性免疫因子 HD5 参与了内生殖道感染的发病过程。

三、阴道抗感染的特异性免疫

特异性免疫包括细胞免疫和体液免疫，分别由 T 淋巴细胞、B 淋巴细胞介导。当炎症发生时，细胞介导免疫占主导地位。T 淋巴细胞及 B 淋巴细胞都参与炎症反应的应答，在阴道黏膜的抗炎症方面以 T 淋巴细胞更为重要。T 细胞按其功能和表面标志物分为 4 个主要亚型，即诱导／辅助性 T 细胞（Ti/Th）、杀伤性 T 细胞（Tc）、抑制性 T 细胞（Ts）及迟发型超敏反应 T 细胞。

其中，辅助性 T 细胞在阴道黏膜的抗炎中发挥主要作用，CD4 是其表面标志。

1. **细胞免疫**　是多种细胞相互作用的结果。免疫细胞间相互作用导致多种细胞因子的释放，由 T 淋巴细胞介导。辅助性 T 细胞按免疫调节作用分为 Th1 及 Th2 细胞。Th1 类细胞因子包括 IL-2、γ 干扰素（IFN-γ）、IL-12 和肿瘤坏死因子 β（TNF-β）等，通过促进自然杀伤细胞（NK 细胞）及巨噬细胞活化和增殖，介导细胞免疫。Th2 类细胞因子包括 IL-4、IL-5、IL-6、IL-10 和 IL-13 等，其主要功能在于刺激 B 淋巴细胞增殖，并产生抗体，介导体液免疫应答。

（1）Th1 细胞：Th1 细胞表达 IL-2、IL-6、IL-8、IL-12、IFN-γ、TNF-α 等细胞因子，促进免疫活性及抗击念珠菌的抗性，能够介导细胞毒效应及炎症免疫应答,增强细胞免疫应答、激活巨噬细胞和中性粒细胞进入抗真菌状态。其介导的有效免疫反应是阴道局部抵抗念珠菌侵袭的重要防御机制。

1)IL-2:即 T 细胞生长因子,促进未分化(Th0)细胞向 Th1 细胞分化,其水平高低反映了细胞免疫功能的变化。

2)IL-6:作为免疫调节的多功能细胞因子,IL-6 诱导活化的 B 细胞合成分泌免疫球蛋白 M(IgM)、IgG 和免疫球蛋白 A(IgA),能够反映机体炎症水平和抗体水平。感染初始阶段,IL-6 增强了嗜中性粒细胞的活性、促进对感染的防御能力。作为 IL-6 的重要来源,阴道上皮能够表达 IL-6 调节免疫应答,提高局部对念珠菌感染的非特异性免疫防御。

3)IL-8:是女性生殖道抗微生物反应的标志物之一,参与了多种阴道炎症的免疫调节过程。体外研究表明,作为趋化因子的 IL-8 通过级联反应正反馈调节中性粒细胞、T 淋巴细胞、嗜碱性粒细胞和嗜酸性粒细胞活化、聚集于炎症部位,促使产生更多的 IL-8 等细胞因子,从而介导阴道局部的免疫反应。

4)IL-12:主要由单核巨噬细胞、B 细胞、上皮细胞产生,刺激活化型 T 细胞增殖,促进 Th0 细胞向 Th1 细胞分化的必需细胞因子;同时诱导、激活和增强 NK 细胞的细胞毒活性,并促进其分泌 IFN-γ、TNF-α 等细胞因子,增强 $CD^{8+}CTL$ 细胞杀伤活性。

5)TNF-α:活性作用广泛,能促进嗜中性粒细胞的活化,对诱发凋亡过程、消除炎症具有重要作用。

6)IFN-γ:能够活化 CD^{4+}/CD^{8+}T 淋巴细胞、激活巨噬细胞和中性粒细胞,使其进入抗真菌状态。

(2)Th2 细胞:Th2 细胞表达的 IL-4、IL-6、IL-10 主要介导体液免疫,促进 B 细胞产生特异性抗体,诱导抗炎细胞因子的产生,与感染的持续和慢性化相关;介导过敏性反应或自身免疫性疾病,对 Th1 细胞应答有抑制作用,进而使机体对真菌易感。

1)IL-4:对促进 Th0 细胞向 Th2 细胞分化和增殖有不可替代的作用,同时抑制向 Th1 细胞分化。IL-4 及随后产生的细胞因子(IL-10 等)能够响应念珠菌抑制细胞介导的免疫反应,降低中性粒细胞和单核细胞吞噬杀伤念珠菌的能力和 T 细胞增殖能力,阻断 IFN-γ 活化后所产生的效应。

2)IL-10:是介导免疫抑制的关键细胞因子,抑制单核巨噬细胞介导的免疫功能,降低单核巨噬细胞的抗原递呈能力,抑制单核巨噬细胞释放炎症介质。同时能够下调 Th1 细胞表达细胞因子、抑制干扰 NK 细胞活性,从而抑制细胞免疫应答,增强对念珠菌感染的易感性。

3)IL-6:与其他因子不同的是,IL-6 是具有促进和调节免疫功能的细胞因子。作为生殖道上皮细胞响应念珠菌感染而产生的促炎因子,IL-6 诱导活化的 B 细胞合成 IgM、IgG 和 IgA，同时活化嗜中性粒细胞、调节白细胞运输和 /或激活这些细胞强烈的抗真菌反应，促进局部特异性细胞免疫的建立，增强了免疫功能。

（3）Th1 细胞和 Th2 细胞间的相互作用：目前普遍认为，Th1、Th17 细胞可促进相关免疫对病原菌的清除，Th2 细胞则对病原菌清除起相反作用。Th1/Th2 比值监控人体免疫功能，是反映机体免疫状态的重要指标。Th1 细胞与 Th2 细胞具有交叉调节作用，两者相互抑制。若感染发生，原有的 Th1/Th2 平衡被打破，出现 Th1 细胞或 Th2 细胞优势，引起阴道局部异常免疫应答，进而出现病理状态。

Th1 细胞由 IL-12 和 IFN-γ 诱导产生，表达 Th1 转录因子 T-bet 并产生 IFN-γ，促进念珠菌的清除。研究显示，IL-12 在系统性念珠菌病和黏膜性念珠菌病中，是主要的免疫应答，在 Th17 细胞及其相关免疫因子存在时，往往掩盖一部分 IL-12 的重要性，因而在关注 IL-23 因子的作用时，IL-12 的功能应被重新评估。IL-1β、转化生长因子 -β（TGF-β）、IL-6、IL-22 可诱导辅助性 T 细胞分化为 Th17 细胞，分泌 IL-17 和 IL-22 招募中性粒细胞。Th17 细胞通过 TGF-β 诱导可产生 IL-17 和 IL-10。研究显示，Th17 细胞在外阴阴道念珠菌病中有强烈反应，IL-17 可诱导上皮细胞产生抗菌肽，这在抗念珠菌感染中起重要作用。而 IL-10、IL-4 诱导产生 Th2 细胞，进而分泌 IL-4、IL-5 和 IL-13 来降低真菌清除。

研究结果表明，不同阴道感染状态下，阴道内 IFN-γ、IL-5、IL-2、IL-13、IL-8 等水平有不同程度的升高或降低，说明在阴道感染状态下，阴道局部细胞免疫功能也发生了一定变化。

2. **体液免疫应答**　外来抗原进入机体后诱导抗原特异性抗体产生的过程，称体液免疫应答，主要由 B 淋巴细胞介导。体液免疫应答是机体免疫防御体系中的重要组成部分，在机体抵御病原微生物感染过程中起着重要作用。

体液免疫应答的主要组织部位是淋巴结、脾和黏膜下淋巴组织等外周免疫器官。抗体又称免疫球蛋白（immunoglobulin, Ig），根据其结构中重链 C 区抗原特异性的不同，分为 IgG、IgM、IgA、IgD、IgE 5 类。IgG 是血清和细胞外液中的主要抗体成分，约占血清免疫球蛋白的 80%，是再次体液免疫应答产生的抗体，体内分布广泛，是机体抗感染的力量。IgM 虽然只占血清免疫球蛋白的 5%～10%，但却是个体发育中最早出现的抗体，同时也是体液免疫应答中最早出现的抗体，是抗感染的先头部队。初次体液免疫应答的延迟相（从抗原免疫到抗体水平达到高峰的时间）为 6～10 天，最初几天血清中的抗原特异性抗体主要为亲和力较低的 IgM，后期以 IgG 为主。初次体液免疫应答过程中，血清中抗原特异性抗体的高峰浓度较低且维持时间较短。再次体液免疫应答的延迟相仅为 4～5 天,血清抗体以 IgG 为主,其高峰浓度较高且维持时间较长。IgA 可分血清型 IgA、分泌型 IgA(secretory IgA,sIgA)两种。SIgA 是阴道黏膜局部感染所产生的主要球蛋白,并且是抵御细菌和病毒入侵的第一道防线。女性生殖道含有丰富的浆细胞,可产生大量 sIgA,对生殖道黏膜的感染起到防御作用。

正常情况下,阴道内都可检测到 IgG、IgM、IgA 及 IgE,一般均处于正常水平,特别是 sIgA。国内外多项研究表明,阴道感染组的 sIgA 及 IgG 水平较正常对照组均明显升高,推测体液免疫应答在抗感染中可能有一定作用,但其确切作用机制还需进一步研究。在外阴阴道念珠菌病或细菌性阴道病(BV)中,sIgA 及 IgG 常作为观察指标之一,以衡量阴道局部免疫反应能力。健康妇女宫颈黏液栓中含大量 IgG 和 IgA,妊娠妇女明显高于非妊娠妇女,这都说明抗体在阴道中起免疫保护作用。

（陈　颐）

参 考 文 献

1. 吴文湘. 阴道局部免疫状态的概述 [J]. 实用妇产科杂志, 2010, 26(2): 91-94.

2. 谢幸, 苟文丽. 妇产科学 [M]. 8 版. 北京: 人民卫生出版社, 2014.

3. 张绍祥, 张雅芳. 局部解剖学 [M]. 3 版. 北京: 人民卫生出版社, 2015.

4. 李和, 李继承. 组织学与胚胎学 [M]. 3 版. 北京: 人民卫生出版社, 2015.

5. 刘朝晖, 廖秦平. 中国妇科生殖道感染诊治策略 [M]. 北京: 人民军医出版社, 2011.

6. 李康怡. 女性生殖道微生态评价的临床价值研究 [J]. 中国医药指南, 2020, 18(10): 151-152.

7. 何雲裳, 熊正爱. 妊娠期阴道微生态的研究进展 [J]. 科学咨询(科技·管理), 2017(3): 49-51.

8. 马麟娟, 兰义兵, 周坚红, 等. 阴道固有免疫因子 TLR4 和 HD5 与复发性外阴阴道假丝酵母菌病的相关性研究 [J]. 全科医学临床与教育, 2012, 10(2): 167-169.

9. 姚福强, 祁文瑾. 外阴阴道假丝酵母菌病与阴道局部免疫的研究进展 [J]. 医学信息, 2018, 31(10): 27-29, 33.

10. 荆方轶, 范瑞强, 陈信生. 外阴阴道念珠菌病的相关免疫机制研究进展 [J]. 广东医学, 2016, 37(z2): 249-251.

11. 何淑莹, 贾小文, 杨蕾. 下生殖道感染与阴道局部免疫的关系 [J]. 陕西医学杂志, 2016, 45(10): 1297-1298.

第三章　真菌学基础

第一节　真菌的分类

真菌是真核生物中一个多样化的类群，种属繁多，形态各异。真菌分类以真菌关联性为基础，真菌命名以鉴定、分类和交流为目的，二者密切相关，无法分开。真菌的分类和命名是一项浩大的生物工程，世界上真菌估计有100万~150万个种，有文字记录的真菌名称更多达40万个，其中包括大量的同物异名，此外，还有上百万种真菌有待于鉴定和分类。

真菌（fungus，fungi）一词来源于拉丁文的 sfungus，即蘑菇，同词源的希腊文为 sphongis，意思是海绵状物，中文早期称蕈，后称菌，又称真菌，属于真核生物，没有质体，营养方式为吸收，无吞噬作用。细胞壁含有甲壳质（chitin）和（1，3）-β-D- 葡聚糖。线粒体具有扁平突起，常有过氧化物体、高尔基体，有单细胞或菌丝体和多核细胞单倍体的菌丝体，有性生殖和无性生殖。双倍体存在时间很短。营腐生、寄生、共生和超寄生（即真菌寄生于其他真菌上）生活。

一、传统的真菌分类

真菌由于形态复杂，除少数形态简单的类群如念珠菌等酵母菌外，传统上都以形态学为主要分类依据。形态观察包括宏观、微观、超微观等，特别是微观形状的形态观察至关重要。真菌分类的研究，经过较长时间演变，逐渐形成了以"形态结构特征为主，生理生化、细胞化学和生态等特征为辅"的分类原则。以形态结构为依据是传统（或经典）分类法的基础。以生理生化特征为依据能从多方面研究真菌，但采用的指标较多。另外，不同真菌在形态、营养、繁殖等诸方面对生态因素都有特定的要求和耐受的界限，因此观察真菌时也须考虑到生态性状并将它作为真菌鉴定的辅助性状。在真菌分类领域中，具有进化概念的，有代表性的真菌分类系统主要有 De Bary（1884）系统、Gaumann（1926—1964）系统、Martin（1950）系统和 Whitaker（1969）系统等4个分类系统。

早期的分类将真菌界分为黏菌门和真菌门，真菌门分为接合菌亚门、鞭毛菌亚门、子囊菌亚门、担子菌亚门和半知菌亚门。半知菌，又称有丝分裂孢子真菌（mitosporic fungi），有性期多为子囊菌和担子菌。真菌的分类就是常说的界、门、纲、目、科、属、种。

Domain 域，超界

Kingdom 界

Subkingdom 亚界

Phylum, Division 门

Subphylum, Subdivision 亚门

Class 纲

Subclass 亚纲

Order 目

Suborder 亚目

Family 科

Subfamily 亚科

Tribe 族

Subtribe 亚族

Genus 属

Subgenus 亚属

Section 组

Subsection 亚组

Series 系

Subseries 亚系

Species 种

Subspecies 亚种

Variety 变种

Subvariety 亚变种

Form 型

Subform 亚型

Special form 特殊型

Physiologic race 生理学宗

Individual 个体

二、真菌种的概念

根据形态学特征可将真菌鉴定到种。其中包括一些概念：

多形性概念（polythetic concept）：需要合并真菌的各种特征。

生态学概念：根据真菌的特殊习性分类。

生物学概念：如交配试验，用于有性期；绘图方法，用于无性期。

种系发生概念：结合分子生物学技术，特别是核苷酸 DNA 的序列分析来分类种间、种内、种上、种下的各种分类群。

综合上述概念，种系统发生概念又有了发展，根据形态学、真菌细胞壁成分、细胞学试验、超微结构、细胞代谢、化石记录、分子生物学技术等来分类。

三、常见致病真菌的分类位置

真菌的分类复杂，且有些真菌的有性期与无性期分类位置变化较大。双相真菌的双相分类位置也可变化。致病菌以子囊菌最为多见，其次为有丝分裂孢子真菌。

（一）子囊菌门（Ascomycota）

子囊菌门包括 50% 已知真菌种，80% 致病菌和条件致病菌。有子囊、菌丝壁双层。有 6 个纲。致病菌有以下几种。

1. **不整囊菌纲（Plectomycetes）**　双相真菌中的球孢子菌、组织胞浆菌、伊蒙菌，皮肤癣菌有性期，青曲霉（烟曲、黄曲、土曲）有性期，还有裂殖酵母、肺孢子虫、部分暗色真菌等。青霉，其中马尔尼菲篮状菌为致病性，其他偶可致病。阿耶罗菌（Ajellomyces）的无性期有组织胞浆菌、小伊蒙菌、皮炎芽生菌、粗球孢子菌、副球孢子菌等。节皮菌（Arthroderma）中有毛癣菌、小孢子菌、表皮癣菌等。

2. **单囊壁核菌纲（Unitunicate Pyrenomycetes）**　如小囊菌无性期为帚霉（Scopulariopsis）、假性阿利什利菌（Pseudallescheria），无性期为赛多孢子菌（Scedosporium）、黏束孢（Graphium）。肉座菌目（Hypocreales）有镰刀菌、枝顶孢和木霉等。

3. **囊壁核菌纲（Bitunicate Pyrenomycetes）**　有学者把产孢酵母的有性型酵母目、裂殖酵母目归属于此纲。不产孢酵母属于半知菌门。其中常见的酵母目（Saccharomycetales）有 8 个科，75 个属，273 个种。念珠菌有 163 个无性期的种，有性期至少有 13 个属，如毕赤、德巴利等。念珠菌至少有 20 个种能致病。近年来发现，酿酒酵母也能引起免疫受损患者的感染，也可产生假菌丝。

（二）接合菌门（Zygomycota）

虫霉目中的两个菌，冠状耳霉和蛙粪霉可以致病。毛霉目中的根霉、毛霉、犁头霉、根毛霉属可以致病。现又有科克霉（Cokeromyces）、瓶霉（Saksenaea）、囊托霉（Apophysomyces）、厚壁孢子犁头霉（Chlamydoabsidia）可以致病。

（三）担子菌门（Basidiomycota）

与子囊菌区别，可有锁状联合，菌落用重氮蓝 B 染色可染成红色，尿素酶阳性，G+C 含量高，TEM 胞壁内壁板层状，也可见桶孔。如红酵母、掷孢酵母和隐球菌属于此门。隐球菌的有性期有线状黑粉菌（Filobasidium）、线状小黑粉菌（Filobasidiella）、囊线黑粉菌（Cystofilobasidium）。

1. **银耳目（Tremellales）** 毛孢子菌属于此目，与地霉属区别，后者尿素酶阴性，同化糖甚少。马拉色菌（糠秕孢子菌）也属此目。

2. **裂褶菌目（Schizophyllales）** 致病菌为普通裂褶菌（Schizophyllum commune）。

3. **蘑菇目（Agaricales）** 鬼伞（Copriums）致病，近来单枝小黏束孢（Hormographiella）也有致病报告。

4. **黑粉菌目（Ustilaginales）** 红酵母、掷孢酵母属于此目，有性期为红色孢子菌（Rhodosporidium）。

（四）半知菌

半知菌（deuteromycete）又称有丝分裂孢子真菌（mitosporic fungus），有许多名称，如不完全菌（fungi imperfecti）、无性型真菌（anamorphic fungi）、分生孢子真菌（conidial fungi）等。无性结构与子囊菌、担子菌相似，用交配法、分子生物学方法可以证实。种的数目仅次于子囊菌。主要致病菌在丝孢纲内。

属于本亚门的酵母菌不形成子囊孢子、冬孢子和掷孢子，其有性生殖已丧失或尚未发现，这类酵母属于芽孢菌纲、隐球酵母目、隐球酵母科，这些酵母菌如果一旦发现其有性阶段，应该按有性阶段的系统重新分类。在无孢子酵母菌中有许多种类是有重要经济意义的，如假丝酵母属（又称念珠菌属）、球拟酵母属、红酵母属和隐球酵母属。无性繁殖大多数为多边芽殖。

由于酵母菌分类复杂，以下专门针对酵母菌进行分类：

1. **子囊菌酵母** 芽殖（budding）：母细胞生小芽，逐渐膨大，与母细胞脱离。

裂殖（fission）：营养细胞变长，中间生一隔膜，一分为二，彼此分离。

有性繁殖：产生子囊和子囊孢子。子囊由两个同形或异形细胞交配形成，这两个细胞可以配子囊、子囊孢子或营养细胞。

（1）酵母目（Saccharomycetales）：菌丝体无或发育不良，若有菌丝其隔膜孔小而多，而不是简单的单孔，营养用芽殖或裂殖，细胞壁缺几丁质或仅在芽痕周围有几丁质，子囊单个或成串形成，有时形态上与营养细胞无区别。

1）头囊菌科：营养细胞略呈椭圆形，多边芽殖，子囊形成在二倍体、直立、无色或褐色的菌丝刚毛状的柄顶端，生于球果植物木头上或生于其他真菌，有时与昆虫相伴。分布在北温带，2 属 2 种。常见属为头囊菌属。

2）双足囊菌科：无性繁殖时菌丝断裂成单细胞的粉孢子。有性繁殖时为配囊交配；两个相邻细胞各自形成接合枝（配子囊），每一接合枝含 10～12 个细胞核，两个配子囊接触处胞壁分解，雄配囊的几个核进入雌配囊，雄雌核配对触合，减数分裂，经几次有丝分裂，最后形成数量大、数目不定的子囊孢子。

3）内孢霉科：菌丝体较发达或无。无性繁殖为营养细胞多边芽殖或菌丝分枝分裂成串珠式的节孢子或产生分生孢子，有性期多数以单性生殖方式直接从营养细胞形成子囊或配囊交配形成子囊，子囊单生或成不规则短链，辅酶系为 Q8。

4）油脂酵母科：菌丝体发育不良，营养细胞多边芽殖。少数种菌体裂成碎片繁殖，子囊直接从营养细胞芽生或通过体细胞配合产生，子囊孢子多数为圆柱形或囊形。

5）梅奇酵母科（Metschnikowiaceae）：菌丝体发育良好，隔膜稀疏，营养细胞常多边芽殖。子囊长，有时弯曲或呈棍棒状，常形成一个短侧枝。子囊孢子狭纺锤至线形，有时弯曲，有时具线状附属物，大多生活在海中或腐生在死亡植物体，少数寄生于植物，多产自热带。

6）酵母科（Saccharomycetaceae）：营养体多为单细胞，多边芽殖，无黏液，子囊与营养细胞同形，壁薄，子囊孢 1～4 个，通常球形，赤道部常有脊纹。

7）类酵母科（Saccharomycodaceae）：菌丝体发育不良，营养细胞多为柠檬状，两极芽殖，子囊直接从营养细胞形成或通过母细胞和芽细胞接合形成。子囊孢子形状多样，通常 4 个。有时褐色。常见属：拿氏酵母属、类酵母属。

8）复膜孢酵母科（Saccharomycopsidaceae）：菌丝体不发育或发育良好，营养细胞略呈椭圆形，多边芽殖，亦可菌丝断裂繁殖，子囊椭圆形或近球形，从营养细胞直接形成，子囊孢子 4 个，无色或淡褐色，赤道部具脊纹。常见属：复膜孢酵母属。

（2）裂殖酵母目（Schizosaccharomycetalesl）：其中，裂殖酵母科菌丝体无或发育不良，营养细胞圆柱形，两端圆，无性阶段裂殖，子囊由两个营养细胞结合而成，形状不规则，子囊孢子 4～8 个，球形或短柱形，碘液中呈蓝色，光滑。常见属：裂殖酵母属；另一属 Hasegawaea 仅 1 种，产于日本。

2. 担子菌酵母　属黑粉菌纲，营养细胞多边芽殖，有菌丝，菌丝有索状联合，有些种可产生冬孢子，异担子长，有掷孢子。

3. 半知菌酵母　不产生有性孢子的酵母，菌体为酵母状细胞，菌丝缺或不发达，或为假菌丝。有性生殖阶段属于子囊菌和担子菌。半知菌酵母的分类缺乏系统性。Ainsworth（1973）系统在半知菌亚门下设芽孢纲，再划分为隐球酵母目和掷孢酵母目。

重要属：①假丝酵母属：约 1 000 种。如白念珠菌为人和动物病原菌。

②隐球酵母属。③酒香酵母属，常见于啤酒酿造中。④红酵母属：34种，有性阶段为球红冬孢酵母属，属黑粉菌纲的锁掷酵母科。可产生长链脂肪酸混合物。⑤丝孢酵母属，由于菌丝隔膜为桶孔状，有性阶段被认为属于担子菌。本属若干种引起发酵和冷藏食品变质。

四、真菌新分类依据的演变

1. 真菌分子系统学的产生　传统的真菌分类学（taxonomy）主要依据真菌形态、生理生化特性及抗原构造等表型特征，对真菌进行系统分类。这种分类方法敏感性不高，耗时费力，对操作人员的专业水平要求较高；另外，由于真菌种类众多，个体多态性明显，经常造成分类系统不稳定，而某些真菌存在趋同进化现象，导致无亲缘关系的真菌在同一条件下出现相似结构，这就使传统分类法往往容易出现误判。

近30多年来，由于科学技术的迅速发展，特别是分子生物学的迅速发展，给真菌分类学以巨大推动力，其中核酸、蛋白质等分子生物学性状在探索真菌的种、属、科、目、纲、门等各级分类阶元的进化和亲缘关系方面的应用日趋广泛，弥补了传统分类的不足，使人们对真菌系统发育的认识更接近于客观实际，为真菌分类学的研究开辟了前景。随着生物化学、分子生物学、遗传学以及生物信息学等相关学科的发展，将分子生物学技术引入真菌分类中，结合系统学方法，是现代真菌分类学的发展趋势，即以分子生物学手段为核心，探索真菌类群间系统发育关系以及进化的过程和机制，进而对真菌进行分类，已形成新的学科——真菌分子系统学（fungal molecular systematic）。

2. 真菌分子系统学的理论基础　广义来说，真菌分子系统学可运用多种分子生物学技术识别真菌的分子性状以代替传统分类系统中的表型发现，更接近于真菌的本质特征。在方法学方面，主要包括聚合酶链反应（polymerase chain reaction, PCR）、单链构象多态性（single-strand conformation polymorphism, SSCP）、限制性片段长度多态性（restriction fragment length polymorphism, PCR-RFLP）、扩增片段长度多态性（amplified fragment length polymorphism, AFLP）、随机扩增多态性DNA（random amplified polymorphic DNA, RAPD）、脉冲场凝胶电泳（pulsed field gel electrophoresis, PFGE）以及多位点序列分型（multilocus sequence typing, MLST）等。

狭义来说，核酸序列分析是目前真菌分类和命名研究的热点方法和基本手段。核苷酸作为生物遗传信息的基本单位，能够提供大量的直接物种信息，如碱基的转换（transition）与颠换（transversion），核苷酸的变化趋势等。通过核酸序列构建真菌系统发育树，进行系统发育分析，可以快速检测到真菌演化过程中所出现的代表各种分类等级的大量单一支系（monophyletic clade），为建立各分类等级的新分类单元(taxon)提供有力证据。较之 DNA 杂交和 RFLP 等分析的结果,核酸序列更加准确稳定,具有广泛的可比性;由于特定基因以"分子钟"机制恒速变异,其序列差异程度能直接反映物种之间的亲缘关系。核酸序列分析需选用合适的靶序列,其必须存在于所有分类单元,并以适当的速率演化;同时,还可检测其碱基组成和密码子偏离。核糖体 RNA 和一部分管家基因序列广泛存在于所有生物细胞中,其转译产物具有至关重要的生理功能,并以稳定的速率进化。真菌的 rRNA 为核糖体组成的关键成分,其转录前 rDNA 在系统发育研究中发挥了重要作用。真菌 rDNA 包括 5S、5.8S、18S 和 28S rRNA 基因。它们在染色体上头尾相连,串联排列,相互之间由内转录间隔区(internal transcribed spacer, ITS)分隔,ITS 序列不加入成熟核糖体,受到较小的选择压力,进化速率很快,表现出极为广泛的序列多态性,其在种内极为保守和一致,种间差异比较明显,因此常用于属内种间和亚种间的分类鉴别。此外,一些相似不同源的蛋白编码基因也被用于真菌的分子系统学分类,如 *Gpd*、*β-tubulin*、*RPB*2、*EF*1-α 基因等,由于不同物种之间 DNA 进化速率不同、基因树冲突(conflicting gene tree)等原因,仅仅使用长度有限的单基因片段不能准确地对真菌分类。采用多基因位点序列分析,是研究真菌系统学的新趋势。

以下介绍一些常见新分类方法。

(1)DNA 中 G+C(mol%)的比较:研究资料表明,真菌 DNA 的 G+C(mol%)在酵母菌中可作为分类学的特征之一。酵母菌不同属之间 G+C(mol%)具有一定的频率分布和变化幅度,可以此作为分类指标,另外从 GC 值看,真菌的进化(卵菌纲除外)是由 GC 值递增表现出来的。

(2)DNA-DNA、DNA-RNA 分子杂交:核酸分子杂交技术是认识真菌系统发育和进化的有力工具和较有说服力的手段之一。核酸分子杂交技术可探讨真菌 DNA 分子中碱基序列的同源程度,以此来表明同一属内各种间和属间亲缘关系的远近。

(3)蛋白质凝胶电泳:用琼脂、淀粉或聚丙烯酰胺凝胶电泳分析测定蛋白质种类和含量,在不同真菌之间进行比较,据其异同,来探索它们之间的亲缘关系。实践证明,该法有助于曲霉属(*Aspegillus*)、镰孢属(*Fusarium*)、脉孢菌属(*Neurospora*)、腐霉属(*Pythium*)、青霉属(*Penicillium*)等种的鉴定。同工酶的电泳图谱分析可用于种和种下的分类。以真菌细胞中可溶性蛋白为抗原,利用精密的血清技术可测出物种之间亲缘关系的远近。

(4)脂肪酸的组分分析:真菌脂肪酸的组成在一定培养条件下是相当稳定的,但一些种类中尽管株间相似系数大于 96.5%,且其仍有一定的聚类层次,因此该成分的组分分析的差别有助于侧孢属、青霉属等的分类。

（5）真菌胞壁碳水化合物的组成分析：通过大量的真菌胞壁组分的研究，发现木糖、鼠李糖和岩藻糖等可作为某些真菌属分类的依据，甘露糖对葡萄糖的比例是区分不同类群的有用特征。

（6）辅酶系统：由于不同种类真菌特定的辅酶 Q（如接合菌纲和半子囊纲为 Q9，冬孢纲黑粉菌目为 Q10），酵母辅酶系统中辅酶 Q5～Q10 分布于不同属中，它和 GC 值及胞壁碳水化合物一起作为酵母分类的重要标志。

（7）真菌的数值分类：借助电子计算机的功能采用数值分类可更精密地作出种间的类比分析，并可作出某个新标本是否为新种或新属的决定。

（8）核酸杂交技术：是认知真菌系统发育和进化的有力工具和较有说服力的手段之一。一般在相同的菌种中，DNA/DNA 杂交的成功率高达 80% 以上，若低于 20% 基本可考虑为无关菌系，65%～80% 之间的菌有较多同源性，提示为同一属的不同种。但若结果在 20%～25% 范围时则难以作出判断，应再用其他方法分析确定。对属或属以上水平的分类则采用 DNA/rRNA 杂交，因为 rRNA 在进化过程中保守性更强。不同真菌的 DNA 序列是不同的，杂交时互补程度越高，则其亲缘关系越近。同种异株的真菌基因组 DNA 序列差异较小，一般认定在 35% 以内。核酸杂交技术的准确性高于 G+C（mol%）测定，鉴定范围可具体到种水平，对于某些亚种、变种也适合，但不能区别群间一级，而且对明显相关的种也不适用。

（9）限制性酶切片段长度多态性（RFLP）分析：在生物进化进程中，DNA 碱基序列发生插入、缺失或突变，从而改变了限制性核酸内切酶（RE）的识别位点。因此，同种生物不同个体的 DNA 分子用同一种 RE 酶切，会产生不同长度的片段，在凝胶电泳时呈现不同的带型。RFLP 的研究对象是基因组 DNA 和线粒体 DNA。原则上只要内切酶选择合适，对所有真菌均能显示任何分类水平上的多态性和特异性，常用于种以下的分类，一般适用于 2～3 种菌之间的比较。1987 年，Scherer 等首先将这种方法用于念珠菌的研究。RFLP 技术方法简便、影响因素少、稳定性高。这种方法存在的缺点是用 RE 消化整个基因组 DNA 产生的酶切图谱往往伴有浓重的背景，使特征性酶切条带在这一背景下较难辨认。另外，限制性酶切图谱中特征性条带主要是基因组 DNA 中具有高度重复序列的线粒体 DNA 或 rDNA 的酶解片段。无论 mtDNA 或 rDNA，在生物进化演变过程中均是保守序列。它们产生的 RFLP 有限，不能完全反映不同菌株间的差异。

（10）随机扩增多态性 DNA（RAPD）分析：RAPD 分析是一种利用随机合成的单个寡核苷酸引物通过 PCR 扩增靶细胞 DNA，扩增产物经凝胶电泳，分析 DNA 片段大小和数量多态性，从而比较靶基因差异的一种技术。RAPD 分析并不适合真菌种间的系统发育及其亲缘关系，而对种以下水平的分类学而言是较好的。RAPD 分析具有用量少、鉴定迅速等优点,在真菌分类中已得到广泛应用,主要用于种内的不同菌株。

(11)rDNA 序列分析:真菌基因组中编码核糖体的基因包括 4 种,分别为 28S rDNA、5S rDNA、18S rDNA 和 5.8S rDNA。它们在染色体上头尾相连、串联排列,相互之间由间隔区分隔。间隔区是位于核糖体大小亚基因之间的核苷酸序列。位于 28S rDNA 的 3′端与 18S rDNA 的 5′端之间的序列称核糖体内转录间隔区(internal transcribed spacer, ITS);位于 28S rDNA 的 5′端与 18S rDNA 的 3′端之间的序列称核糖体基因内间隔区(intergenic spacers, IGS)。真菌的核糖体基因及间隔区有不同的进化程度,有的序列比较保守,有的序列进化较快,5.8S rDNA、18S rDNA 和 28S rDNA 有极大的保守性,存在着广泛的异种同源性。其中,5.8S rDNA 片段较短,保守性较高,很少用于真菌的系统发育研究。18S rDNA 存在着保守区和可变区,设计不同的扩增引物,可用于真菌目、科、属等分类单元的研究。28S rDNA 同样存在着保守区和可变区,但是某些结构域比 18S rDNA 有更大变异,选择某一变异较大的结构域对真菌系统发育研究有非常重要的意义,如在酵母菌中 28S rDNA 中的 D1、D2 可变区就常常被用作分类鉴定研究,此种方法也被用在担子菌和部分丝状子囊菌分类鉴定中。ITS 不加入成熟的核糖体,受到的选择压力较小,进化速率很快,其保守性基本表现为种内一致、种间差异比较明显。因此,ITS 序列常用作属内种间和亚种间的分类鉴定研究。真菌 ITS 序列的通用引物为 ITS1、ITS2、ITS3 和 ITS4,引物 ITS1 和 ITS2 用于扩增 18S rDNA 和 5.8S rDNA 之间的 ITS1,引物 ITS3 和 ITS4 用于扩增 5.8S rDNA 和 28S rDNA 之间的 ITS2。IGS 进化速率最快,曾被用于识别亚种、变种和菌株,但与 ITS 相比,变异过高,不适宜真菌的种间鉴别。

除此之外,还有一些分子生物学技术应用于真菌的分类研究中,但需要指出的是,任何一种好的分类学技术指标仍不能单独用于物种分类,必须结合多个可靠的分类指标,如形态性状、生理性状、生化性状乃至基因水平的指标综合考虑,在此基础上才可能建立符合客观规律的自然分类系统。应正确处理表型研究和基因型研究间的关系,两者的关系应为表型鉴定、基因型证实,基因型是菌种之间存在差异的物质基础。

真菌分类是一个笼统的词,实际上包括了 3 个内容,即真菌鉴定、真菌分类和真菌系统发育,代表了 3 种认识水平。真菌鉴定是针对单个真菌个体的比较和分类,因此上述用于真菌分类的分子生物学技术大多可用于真菌的鉴定研究。真菌鉴定常用基因靶位见表 3-1。

表 3-1　真菌鉴定常用基因靶位

靶基因	应用
ITS	包括 ITS1、ITS2 和 5.8S rRNA，适用于大部分真菌的种属鉴定
D1-D2 *Region*	28S rRNA 5′端约 600bp 的高变区，适用于大部分真菌的种属鉴定
26S *rRNA*	鉴定镰刀菌和 *Scedosporium* 种
Actin	鉴定曲霉种
β-*tubulin*	鉴定曲霉和假性阿利什利菌种
Calmodulin	鉴定曲霉和假性阿利什利菌种
Chitin Synthase 2	鉴定 *Lacazia loboi*
Elongation Factor 1α（*EF*1-α）	鉴定镰刀菌种
Cytochrome b	鉴定曲霉，毛孢子菌和红酵母属下的各种

第二节　念珠菌的分类

念珠菌属（*Candida*）又叫假丝酵母属，但习惯上仍多称念珠菌属。念珠菌属归于真菌界、半知菌亚门、芽孢菌纲、隐球酵母目、隐球酵母科。念珠菌属包括大约 160 多种不产生芽孢的酵母菌种属，随着技术的进步，数目在不断增多。60% 以上念珠菌不能在 37℃ 以上生长，因而对人类没有致病性。常见对人类有致病作用的念珠菌有白念珠菌（*Candida albicans*）、热带念珠菌（*Candida tropicalis*）、近平滑念珠菌（*Candida parapsilosis*）、克柔念珠菌（*Candida krusei*）、乳酒念珠菌（*Candida kefyr*）、光滑念珠菌（*Candida glabrata*）、高里念珠菌（*Candida gulliermondi*）和季也蒙念珠菌（*Candida guilliermondii*）。白念珠菌、热带念珠菌和近平滑念珠菌是经常从临床病例标本中分离出来的 3 个菌种，这 3 个菌种几乎占临床医学标本分离的 80% 以上，其中又以白念珠菌致病性最强、也最常见。后来，还从白念珠菌中发现分离出都柏林念珠菌（*Candida dubliniensis*），近年还发现了强致病性的耳念珠菌。耳念珠菌（*Candida auris*），是日本人 2009 年发现的一种新病原真菌物种，因其具有多重耐药和致死率高的特征，也被称为 "超级真菌"；美国疾病控制和预防中心（CDC）已将其列入 "紧急威胁" 细菌名单。各种念珠菌感染中，以白念珠菌感染最多见，可占感染中的 75%。

白念珠菌（*Candida albicans*）也叫白粉孢（*Oidium albicans*）、白丛梗孢（*Monilia albicans*）、生殖器念珠菌（*Candida genitalis*）。从白念珠菌中区别出来的一种都柏林念珠菌，生长温度比白念珠菌低，分子生物学方法可以将两者区别开来；类星形念珠菌（*Candida stellatoidea*）被认为是白念珠菌的血清型B型，有的分类为白念珠菌类星型变种（*Candida albicans* rar.*stellatoidea*），现在认为它是白念珠菌的异名。

热带念珠菌（*Candida tropicalis*）的异名有热带粉孢（*Oidium tropicalis*）、热带内孢霉（*Endomyces tropicalis*）、热带丛梗孢（*Monilia tropicalis*）等。

近平滑念珠菌（*Candida parapsilosis*）的异名有近平滑丛梗孢（*Monilia parapsilosis*）、近平滑白色真菌（*Mycocandida parapsilosis*）、嗜甲白色真菌（*Mycocandida onyehophila*）。

克柔念珠菌（*Candida krusei*）的异名有克柔酵母菌（*Saccharomyces krusei*）、克柔内孢霉（*Endomyces krusei*）、克柔丛梗孢（*Monilia krusei*）、克柔芽生真菌（*Myceloblastanon krusei*）等。有性期：东方伊萨酵母（*Issatchenkia orientalis*）。

乳酒念珠菌（*Candida kefyr*）的异名有伪热带念珠菌（*Candida pseudotropicalis*）、伪热带内孢霉（*Endomyces pseudotropicalis*）、伪热带丛梗孢（*Monilia pseudotropicalis*）、诺里季丛梗孢（*Monilia norregeva Marti*）。有性期：马克思克鲁维酵母（*Kluyveromyces marxianus*）。

光滑念珠菌（*Candida glabrata*）的异名有光滑隐球菌（*Cryptococcus glabrata*）、光滑球拟酵母（*Torulopsis glabrata*）。

其他如季也蒙念珠菌（*Candida guilliermondii*）。

酵母科分属分种的主要依据：酵母科的分类与鉴定困难，除根据其形态特征外，还必须配合生理生化特征才能鉴定出某一种酵母菌。主要依据以下四方面进行鉴定：①菌落形态（培养特征）；②细胞形态；③子囊孢子及子囊的特征；④生理特征，包括发酵糖类，同化碳氮源、分解杨梅苷及脂肪、酯类和酸的产生及石乳牛奶反应等。

API 20C AUX 酵母菌鉴定系统，是目前临床上常用的念珠菌实验室分类鉴定方法。原理：API 20C AUX 试验条由含干燥底物的 20 个小杯组成，测定杯用半固体培养基接种，能进行 19 个同化反应测定，只有能够利用该底物作为唯一碳源的酵母菌才能够生长。反应的结果通过与生长对照判断，用鉴定软件得到鉴定结果。

第三节 念珠菌形态学

单细胞真菌呈圆形或卵圆形，以出芽方式繁殖，称酵母菌。念珠菌细胞膜初步组成是由碳水化合物和共价蛋白质联合而成的。细胞壁的主要物质为碳水化合物，先在质膜结构上形成，包括一些晶状物质，如 α- 葡聚糖、几丁质、β-1,3- 葡聚糖联合的 N- 乙酰糖胺聚合物。晶状物可使真菌细胞壁坚固、结实，其他多糖成分包括基质，如甘露糖蛋白，可使细胞壁有通透性。

真菌的孢子发生，菌丝顶端生长，产生孢子，有各种不同形态，还有各种色素、大小、形态、分隔等，可作为真菌鉴定的参考依据。念珠菌形态学在真菌鉴定方面起主要作用，真菌孢子和菌丝经大量生长繁殖后可形成真菌集团，叫菌落（colony）。

直接镜检就是根据病变部位收集不同标本，如刮取病变处鳞屑、分泌物或伪膜，留痰、尿、便、血、脑脊液等。标本可用氢氧化钾或生理盐水制片，镜下可见圆形或卵圆形芽生孢子，大小约（2～7）μm×（3～14）μm 不等。单个、成堆或呈短链排列，也可从孢子芽延长成假菌丝。也可制片染色，革兰氏染色显示菌丝、芽孢呈紫色，着色不均匀。过碘酸染色显示菌丝、芽孢染成红色；用 1∶1 000 吖啶橙染色，在荧光显微镜下，菌体呈亮绿色。如有大量假菌丝存在，说明念珠菌处于致病状态。临床标本直接镜检看不到厚壁孢子。

念珠菌培养最常用的培养基是沙氏琼脂培养基（又称沙堡培养基）。先将标本接种于此培养基上，25～30℃培养 24～48 小时，通常 24 小时即有菌落出现，48 小时菌落直径可在 1mm 以上。菌落白色、奶油样，软而光滑或有闪光；有的菌种菌落扁平、膜样，表面略显干涩。培养物镜检后再移种至玉米粉吐温 -80 琼脂（CMA）中，以便进一步鉴定菌种，还可接种在显色琼脂上，同时进行发酵或同化试验。

念珠菌为类酵母型菌落。类酵母型菌落（yeast-like type colony）的外观与酵母型菌落一样，菌落柔软，光滑，湿润，似奶样，并有假菌丝。在光镜下可见单细胞性的芽生孢子，可有假菌丝。酵母菌繁殖方式包括芽生和裂殖，酵母的芽生是从细胞壁的某一点发芽，母细胞进行核分裂，部分核进入子细胞，以后在母细胞和子细胞之间产生横隔，成熟后从母体分离，母体上遗留一鞭痕。

念珠菌的主要特征是细胞呈球形、椭圆形、圆筒形、长条形，有时为不规则形；通过发芽而繁殖，可形成假菌丝，少数形成厚膜孢子及真菌丝。

1. **白念珠菌**　白念珠菌细胞呈圆形或卵圆形，直径 3～6μm，革兰氏阳性着色不均匀，可形成芽生孢子和假菌丝，经培养假菌丝中间或顶端可形成厚膜孢子。芽生酵母在特定条件下转为菌丝后则致病力增强。具有侵袭性的菌株在体内易形成假菌丝。

念珠菌在普通琼脂、血琼脂和沙堡培养基上均生长良好。在沙堡培养基室温或 37℃ 培养 1~3 天长出菌落，呈奶油色或呈蜡状，柔软、光滑、湿润，有浓厚的酵母气味。陈旧培养基中菌落颜色变深、变硬或出现皱褶。培养稍久，有大量向下生长的营养假菌丝，无向上生长的气中菌丝，呈类酵母型菌落。白念珠菌在玉米粉吐温 -80 琼脂（CMA）培养基内室温培养可形成厚膜孢子。在血琼脂培养基上菌落中等大小、呈暗灰色。在动物血清中 37℃ 2~3 小时可形成芽管，是鉴定念珠菌的重要依据。电镜检查致病菌株表面粗糙，有发芽现象。

CHRO Magar 念珠菌显色培养基法：对于类酵母样菌落，CHRO Magar 平板 37℃ 温箱培养 48~72 小时，出现翠绿色菌落考虑为白念珠菌，出现蓝灰色到铁蓝色菌落考虑为热带念珠菌，出现紫色菌落考虑为光滑念珠菌，出现粉红色菌落考虑为克柔念珠菌，出现其他各种颜色菌落者需进一步鉴定。

白念珠菌正常情况下呈卵圆形，与机体处于共生状态，不引起疾病。当某些因素破坏这种平衡状态，白念珠菌由酵母相转为菌丝相，在局部大量生长繁殖，引起皮肤、黏膜甚至全身性念珠菌病。机体正常防御功能受损可导致内源性感染，如创伤、抗生素应用及细胞毒药物使用致菌群失调或黏膜屏障功能改变、皮质激素应用、营养失调、免疫功能缺陷等。念珠菌为双相菌，正常情况下一般为酵母相，致病时转化为菌丝相。因此，在细胞涂片或组织切片中发现假菌丝是念珠菌感染的重要证据。

念珠菌对热的抵抗力不强，加热至 60℃ 1 小时后即可死亡。但对干燥、日光、紫外线及化学制剂等抵抗力较强。

菌落特征：沙氏琼脂培养基（SDA）25℃ 中等速度生长，形成酵母样菌落，奶油样、光滑、闪光，老后有皱褶。显色琼脂基上呈蓝绿色菌落。显微镜特征：SDA 25℃，48 小时，有多数芽生孢子，有的稍长。CMA 25~30℃ 培养 48~72 小时，生长真菌丝和假菌丝，多数假菌丝，假菌丝连接处产生多数呈簇状、葡萄状小分生孢子，顶端或侧支产生厚壁孢子。血清芽管试验，在 37℃ 2~3 小时，可以产生芽管。API2OC 可鉴定本菌。

新近从白念珠菌中区分出一种都柏林念珠菌，生长温度比白念珠菌低，分子生物学方法可以将两者区别开来。再有，类星形念珠菌被认为是白念珠菌的血清型 B 型，有的分类为白念珠菌类星型变种，现在认为它是白念珠菌的异名。

厚壁孢子试验：采用玻片小培养法。吸取 200μl 玉米粉吐温 -80 琼脂培养基于载玻片上，挑取少许菌落接种于盖玻片上，十字画线，覆于培养基上，再移种于湿盒中,置于25℃培养24～48小时后,观察见到厚壁孢子生长者为白念珠菌。

血清芽管试验:取人新鲜血清100μl置于150μl的EP管中,以无菌接种环挑取少量分离菌落混悬加入,混匀,于37℃温箱中培养6～24小时,然后混匀,吸取20μl置于载玻片上,上覆盖玻片,立即镜检,镜下见芽管者为白念珠菌。

2. 热带念珠菌　菌落特征:SDA 25℃,中等速度生长,光滑、乳白色奶油样菌落,陈旧菌落后表面有皱褶。沙氏液基25℃,2天,液基表面和侧壁有幞状物。显色琼脂基产生暗蓝、蓝灰色菌落。显微镜特征:CMA 25℃,产生许多假菌丝,以及假菌丝间的芽生分生孢子,孢子稍长。API2OC可鉴定到种。

3. 近平滑念珠菌　菌落特征:SDA 25℃,表面光滑、柔软,陈旧菌落奶油样、白色、闪光、有时黄色,平滑或有皱褶。显色琼脂基上呈白色、淡粉色菌落。显微镜特征:SDA 25℃,酵母细胞,卵圆形或长倒卵形。CMA 25℃,细长假菌丝和小分生孢子。CMA 25℃,假菌丝大量分支,卵形和长倒卵形分生孢子。API20C可以鉴定到种。

4. 克柔念珠菌　菌落特征:SDA 25℃,扁平、柔软、光滑,老后污黄色,可有皱褶。显色琼脂基上呈淡粉色、紫色菌落。显微镜特征:SDA 25℃,镜下可见多数酵母孢子,有的呈卵圆形,有的较长。CMA 25℃,有大量假菌丝,少数分生孢子。API20C可以鉴定到种。

5. 乳酒念珠菌　菌落特征:SDA 25℃,光滑、柔软、奶油样,陈旧菌落变污黄色,有时有网状纹路。显色琼脂基上呈粉色、紫色菌落。

6. 光滑念珠菌　菌落特征:SDA 25℃,光滑、柔软、闪光、奶油样菌落。显色琼脂基上呈白色、粉紫色菌落。显微镜特征:SDA 25℃,有多数卵圆形母细胞,一般从细胞尖端发芽。CMA 25℃,无假菌丝,只有芽孢,有时可见酵母细胞联成串,或有分支。API2OC可鉴定到种。

7. 季也蒙念珠菌　菌落特征:SDA 25℃,菌落光滑、扁平、闪光、奶油样,陈旧菌落变成黄色至粉色菌落。显色琼脂基上呈淡粉色、紫色菌落。显微镜特征:SDA 25℃,多数卵形至倒卵形酵母孢子。CMA 25℃,多数假菌丝和分生孢子,孢子较长,有时呈链状,可分支,或呈轮状。

白念珠菌的形态发生与其致病性密切相关,在生长过程中,依据极性生长程度不同,可分为3种形态——酵母态、假菌丝和真菌丝(表3-2)。此外,它还可以在正常酵母形态(白色,white)和伸长的细胞形态(不透明色,opaque)之间转换,被称为white-opaque转换。白念珠菌能以酵母态(即芽生孢子)、真菌丝与假菌丝3种细胞形态存在。酵母态的白念珠菌与酿酒酵母(*Saccharomyces cerevisiae*)相似,为卵圆形细胞,并且彼此之间易分离。真菌丝是完全平行延伸的管状菌丝,并且在细胞间隔处没有缢缩。假菌丝是一串伸长的酵母态细胞,各个细胞之间没有分离,其细胞间有明显分界,形成缢缩。假菌丝易形成分支,这样可能有利于其汲取营养。不同形态的白念珠菌形成的菌落也不相同,主要差别为:①真菌丝和假菌丝形成的菌落会侵入琼脂下层;②真菌丝和假菌丝的存在使得菌落呈现小圆齿状,而酵母态形成的菌落是光滑的,不同形态的白念珠菌在菌落中所占比例的不同可导致菌落形状的差异;③含有真菌丝的菌落边缘经常延伸出羽毛状突出物。研究表明,基因毒性应激即当 DNA 受到损伤时,DNA 复制/损伤检验点被激活,也可调控白念珠菌丝状生长。如敲除 DNA 损伤修复的基因或加入抑制 DNA 复制的药物,可以诱发菌丝生长。许多环境诱因可影响白念珠菌的形态,培养基的 pH 在 6.0~7.0,且温度高于 35℃时有助于形成菌丝,血清因子能有效诱导菌丝生成,其他因素如 N-乙酰葡糖胺及一些特殊营养成分都会诱导细胞以使菌丝生长。此外,细胞密度也会影响白念珠菌细胞形态,由于群体感应,高细胞密度时倾向于酵母形态的生长,低细胞密度时更倾向于菌丝生长。

表 3-2 白念珠菌不同形态的转换

形态	酵母	假菌丝	真菌丝	丝状
诱导条件	细胞密度 > 10^6/ml 温度 30℃以下 pH 4.0	pH 6.0, 35℃ 固体培养基 上限氮生长	血清,温度 > 34℃ Lee 培养基, 37℃ pH 7.0, 37℃	Spider 培养基 被巨噬细胞吞噬 小鼠肾脏 在琼脂基质上生 长缺氧 N-乙酰葡糖胺

白念珠菌可自发地由正常的酵母形态细胞(白色,white)转变为伸长或豆子形状的细胞(不透明色,opaque)。白色状态的白念珠菌细胞呈卵圆形,在固体培养基上菌落形态呈奶油色,光亮、半圆形外观,其繁殖能力较不透明状态的白念珠菌弱。不透明细胞比白色细胞更大、更长,并且细胞壁有小突起,在固体培养基上菌落形态呈灰色扁平状;其繁殖效率大约是白色细胞的 100 万倍。与白色细胞相比,不透明细胞在体外多种生长条件下的存活率更低,基于此差异,这种不透明状态的白念珠菌细胞所形成的灰色菌落可被荧光桃红 B 特异性染成红色。这种 white-opaque 转换受基因和环境控制。

牛会侠等研究了黄连提取物(ECR)对固体平板上白念珠菌菌落形态的影响。①研究观察固体培养基上菌落形态,发现空白对照组菌落皱缩,边缘有褶皱,单菌落形态较大;64mg/L ECR 组有部分褶皱,但程度要小于空白对照组,单个菌落形态变小;而128mg/L、256mg/L ECR组则观察不到褶皱,边缘光滑,单个菌落形态明显变小。由此可见,随着ECR浓度增大,菌落趋于缩小、变圆。②黄连提取物对半固体培养基上白念珠菌菌丝生长的影响:在半固体培养基中,空白对照组菌丝能够侵入到培养基内部,且菌丝长而浓密;而ECR组随着浓度不断增加,其菌丝长度越来越短,256mg/L组菌丝则完消失。

第四节　念珠菌超微结构

白念珠菌是人体内重要的条件致病真菌,形态多样性是其重要的生物学特征,不同形态细胞之间可相互转换。酵母相-菌丝相形态转换是白念珠菌中典型形态转换系统,与白念珠菌的黏附、侵袭性等密切相关。

牛会侠等研究了黄连提取物对扫描电镜(SEM)下白念珠菌菌丝形态的影响,发现空白对照组白念珠菌形成了大量菌丝,相互交织,菌体粗长圆滑完整;64mg/L、128mg/L ECR组的菌体数量减少,且卵圆形酵母相细胞较多,菌丝相细胞显著减少,少数菌体呈现不规则形态;256mg/L ECR组几乎全是酵母相细胞,多数凹陷明显,甚至出现破裂。

黄连提取物对荧光显微镜下白念珠菌菌丝形态及活力的影响:药物作用6小时后,经FUN1荧光染料孵育0.5小时,荧光显微镜下观察发现,空白对照组大部分细胞由酵母相转化为菌丝相,且代谢旺盛(荧光产生红移),而随着ECR浓度不断升高,其菌丝相逐渐减少,且代谢缓慢(荧光产生蓝移),至256mg/L组只有少量酵母相细胞。

王娜等研究了白念珠菌入侵宿主组织的过程:首先,细胞表达黏附素黏附到宿主上皮细胞表面。当与宿主细胞接触后,引发白念珠菌细胞从酵母形态转换为菌丝形态,并且通过向触性定向生长。黏附、物理压力和真菌水解酶的分泌有助于菌丝入侵。随后,白念珠菌在血管内传播,在内皮细胞中不断繁殖和渗透。

吴秀珍等将黄芩苷作用12小时、24小时、48小时后的白念珠菌制成超薄切片,置透射电镜下观察黄芩苷对白念珠菌超微结构的影响。结果发现,作用12小时透射电镜下可见细胞壁和细胞膜开始出现皱缩;24小时可见细胞壁有缺损,胞质内有空泡状结构及斑片状低电子密度区形成;48小时细胞壁界限模糊,部分溶解,细胞器及细胞核消失,整个细胞坏死、溶解。透射电镜下所见,黄芩苷作用白念珠菌后先是细胞壁和细胞膜的变化,再出现细胞器、细胞核损伤,直至细胞坏死崩裂性变化。研究证实,黄芩苷通过破坏白念珠菌的细胞壁使其超微结构发生明显变化。

孙淑娟等用电镜观察白念珠菌与多酚类化合物作用后形态和超微结构的改变,将临床新分离的白念珠菌与多酚类化合物共同培养 24 小时后,分离菌体,按常规方法进行样品处理,在扫描电镜与透射电镜下观察其细胞表面形态结构变化与细胞内超微结构变化。结果发现,扫描电镜下可见酚类化合物作用后的白念珠菌细胞表面皱缩不平,细胞壁膜有严重皱褶、变薄、剥脱等现象,且质地变脆,有裂纹形成。透射电镜下可见细胞壁不完整,局部有缺损,质地疏松,厚薄不均;细胞膜轮廓不清,不连续,有凸起;胞质不均匀,细胞内成分聚集固缩成电子密度较高的团块,且形成大量电子密度高的光亮区,间或有电子光点和空胞状物。

(谢 婷)

参 考 文 献

1. 范瑞强. 浅部真菌病中西医结合诊治 [M]. 北京:人民卫生出版社,2015.

2. 王娜,韩琦,桑建利. 白色念珠菌的形态类型及致病性 [J]. 生物学通报,2015,50(10):3-8.

3. 牛会侠,段强军,施高翔,等. 黄连提取物体外对白念珠菌丝侵袭的抑制作用 [J]. 中国中药杂志,2019,44(1):125-130.

4. 于荣利,曹辉,朱丽娜,等. 科技论文中真菌拉丁学名的正确表述 [J]. 编辑学报,2010,22(5):399-401.

5. 刘维达. 医学真菌新分类及其与临床诊治关联的思考 [J]. 皮肤性病诊疗学杂志,2013,20(3):145-146.

6. 朱研研,王耀耀,付美红,等. 真菌分类鉴定研究进展 [J]. 河北化工,2010,33(4):37-39.

7. 柳朔怡. 分子系统学在真菌分类命名中的应用与进展 [J]. 微生物学免疫学进展,2015,43(1):48-53.

8. 孙淑娟,娄红祥,李宏建,等. 多酚类化合物对白色念珠菌超微结构的影响 [J]. 中国药科大学学报,2005,36(1):52-55.

9. 吴秀珍,傅颖媛,李剑平,等. 黄芩苷对白色念珠菌超微结构的影响 [J]. 江西医学院学报,2007,47(4):89-90.

第四章　外阴阴道念珠菌病的流行病学

第一节　外阴阴道念珠菌病的发病概况

外阴阴道念珠菌病（vulvovaginal candidiasis，VVC）是女性常见的由念珠菌引起的真菌感染性疾病，仅次于细菌性阴道病，有较高的发病率和复发率。

一、外阴阴道念珠菌病的发病率

近年来，随着抗生素和皮质类固醇药物的广泛应用及人群中性行为的变化，外阴阴道念珠菌病的发病率呈明显上升趋势。现有研究发现，70%～75%的女性一生中至少患 VVC 1 次，40%～50% 的女性会经历过 1 次以上复发，约 5%～10% 则可能演变为复发性外阴阴道念珠菌病（RVVC）。我国不同地区妇科患者中 VVC 的患病率为 10%～40%，平均为 20.3%。2005 年，全国62 家医院的 11 853 例妇科门诊阴道炎患者流行病学调查数据显示，VVC 占阴道炎症疾病的 39.3%，其中单纯性 VVC 占 53.2%，SVVC 占 20.8%，妊娠期 VVC 占 6.6%，RVVC 占 12.3%；在美国，VVC 发病率为 39%。

二、外阴阴道念珠菌病的菌种情况

VVC 的主要致病菌是白念珠菌，还包括非白念珠菌中的光滑念珠菌、热带念珠菌、近平滑念珠菌、克柔念珠菌、季也蒙念珠菌、光滑念珠菌等，其中光滑念珠菌占比较高。

国外文献报道，VVC 中白念珠菌占 80% 左右；非白念珠菌中以光滑念珠菌为主、可占 5%～10%，克柔念珠菌、热带念珠菌、近平滑念珠菌较常见。Corsello 等对 909 例培养阳性的 VVC 进行研究，发现白念珠菌占 77.1%，非白念珠菌占 22.9%，其中光滑念珠菌占 14.6%，克柔念珠菌占 4.0%，热带念珠菌占 2.3%，近平滑念珠菌占 0.6%；Trama 等对美国六大州 / 地区的 3 987 例妇女的阴道分泌物进行检测，发现 1 316 例为念珠菌阳性，其中白念珠菌占 80.2%，光滑念珠菌占 14.3%，近平滑念珠菌占 5.9%，热带念珠菌占 8.0%。

我国研究亦显示,白念珠菌是引起 VVC 的主要病原体,绝大部分地区白念珠菌分布的比例在 70%～90% 左右,最低是山东(单县)61%,最高是广东(佛山)95.99%。刘小平等研究发现,白念珠菌占 91.3%,光滑念珠菌占 6.3%,克柔念珠菌占 0.8%,热带念珠菌各占 1.6%;非白念珠菌感染的 VVC 中,绝大部分地区以光滑念珠菌为主要致病菌种、占 4%～20%,克柔念珠菌均集中在 4% 以内,少数报道超过 4%,最高为 11.7%(天津);热带念珠菌集中占比在 1%～10%;近平滑念珠菌比例均在 5% 以内。目前,国内 VVC 菌种未发现明显变化,最新研究分离到的病原菌种中白念珠菌占 89.5%,非白念珠菌中光滑念珠菌仍然最多、占 8%,与前者研究结果基本一致。

RVVC 的致病菌种也以白念珠菌为主,但非白念珠菌致病率高于 VVC 中的非白念珠菌致病率;部分研究显示,RVVC 致病菌种中,克柔念珠菌比例较高(高于 4%,最高 23.8%)。

近 20 年来,由非白念珠菌引起的感染在不断增加,与既往研究结果相比,非白念珠菌引起的 VVC 和 RVVC 发病率明显升高。尼日利亚的 Okungbowa 等通过研究 VVC 致病菌种,发现光滑念珠菌占 33.7%,白念珠菌占 20.1%,热带念珠菌占 18%;Buchta 等报道,RVVC 中,白念珠菌占 88.5%,光滑念珠菌占 4.9%,克柔念珠菌占 3.1%。

三、外阴阴道念珠菌病的危险因素

目前研究发现,VVC 的危险因素有妊娠、未控制的糖尿病、滥用抗生素、服用雌激素、人类免疫缺陷病毒(HIV)感染、性行为及心理因素。我国学者廉翠红等发现,性伴侣患生殖器念珠菌病、宫内节育器、人工流产史、穿紧身裤、洗盆浴亦是 VVC 的危险因素,其中性伴侣患生殖器念珠菌病、人工流产史、经期性生活、口服避孕药、合并其他性传播疾病、性伴侣不固定是外阴阴道念珠菌病发病的主要危险因素(OR=2.01～9.77),另外某些性行为会造成 VVC 反复发作,如经期性行为、肛交经历,初次性交年龄与 VVC 的发生有显著相关性。

1. VVC 的影响　妊娠期女性更易患 VVC,特别是在妊娠的第 2 个月和第 3 个月临床发病率显著增高。尼日利亚的一项研究显示,妊娠期和非妊娠期 VVC 的发病率分别为 47.7% 和 20.3%;Sangaré 发现,妊娠期 VVC 由非白念珠菌感染的机会增多,可达 59.61%,主要是光滑念珠菌(32.69%)、热带念珠菌(15.38%)和克柔念珠菌(11.54%)。

一般认为,妊娠期 VVC 发病率高的原因包括:①雌激素刺激下,阴道上皮糖原含量增高,阴道偏酸性,阴道黏膜充血、水肿、通透性增强,同时子宫颈腺体分泌明显增加,为念珠菌生长、出芽、黏附提供了有利条件;②雌激素水平升高,使得机体免疫系统发生较大变化,与健康非妊娠期女性相比,妊娠期女性的自然杀伤细胞和 T 淋巴细胞显著减少,免疫屏障功能相对削弱,对念珠菌的抑制减弱,使得念珠菌繁殖能力增强,容易诱发 VVC。

2. 疾病对 VVC 的影响

(1)获得性免疫缺陷综合征(艾滋病)对 VVC 的影响:艾滋病患者常同时并发 VVC,其机制可能是 HIV 破坏机体的免疫系统,免疫系统对念珠菌的防御功能明显下降,使得念珠菌过度繁殖而导致发病。

(2)糖尿病对 VVC 的影响:糖尿病患者更容易发生 VVC。大量临床数据显示,糖尿病与念珠菌外阴阴道炎的相关系数高达 2.45,患有糖尿病的妇女合并念珠菌外阴阴道炎的高达 34.9%,Ⅰ 型糖尿病患者的念珠菌分离率是 Ⅱ 型的 3 倍。此外,其主要致病菌种为白念珠菌。De Leon 等认为,糖尿病患者 VVC 患病率高的原因主要基于以下几点:①糖尿病患者血糖升高使得阴道局部糖原含量增高,为念珠菌大量繁殖提供了丰富的碳源;②糖尿病患者雌激素水平比正常人高,使得机体抗念珠菌免疫功能相对下降,增强了念珠菌毒力,从而有利于念珠菌生长繁殖;③高血糖可能诱发念珠菌同类表面蛋白移至补体受体(CD11b)抗原决定簇 α 链,有助于白念珠菌黏附阴道上皮,加之白细胞趋化活动和吞噬功能减弱,使阴道内寄生的念珠菌得以迅速生长繁殖而引起感染。

3. 性激素对 VVC 的影响

(1)雌激素对 VVC 的影响:关于雌激素与白念珠菌感染关系的研究很多,普遍认为雌激素主要通过以下几方面影响 VVC 的发生:改变机体免疫状态,影响细菌毒力,改变阴道内环境。

1)雌激素对机体抗念珠菌免疫的影响:雌激素对机体抗念珠菌免疫的影响主要通过系统免疫中的细胞介导免疫(CMI)、非特异性细胞免疫和阴道局部免疫实现。①细胞介导免疫(CMI):雌激素可抑制非特异性或特异性免疫,包括念珠菌特异性外周血淋巴细胞(PBL)反应。研究发现,在月经周期的黄体期,血清白念珠菌的升高常伴有念珠菌特异性外周血淋巴细胞(PBL)下降。②非特异性细胞免疫:有人观察了生理水平的雌激素对人外周血中性粒细胞抗念珠菌活性的影响,结果表明,雌三醇可抑制中性粒细胞的杀念珠菌作用,其有效作用浓度与怀孕后期孕妇体内激素水平相当,提示妊娠期外阴阴道念珠菌病与妊娠期间内分泌的变化有关。雌激素还可改变巨噬细胞功能,如溶菌酶活性、IL-1 和 IL-6 分泌量在生理剂量雌激素作用时增加,而在超生理剂量时 IL-1 和过氧化阴离子的生成受抑制,且实验室研究发现生理剂量的雌激素可增加鼠腹膜巨噬细胞生成 TNF-α 的能力。③阴道局部免疫对念珠菌的影响:阴道局部抗念珠菌作为机体防御作用的重要机制之一,主要通过调节阴道上皮细胞分泌免疫球蛋白发挥作用，这为机体提供了天然的抗念珠菌机制，且免疫球蛋白的活性不随月经周期发生改变。研究发现，这种防御机制的减弱可能导致 VVC 反复发生。

2）雌激素对念珠菌毒力的影响：雌激素对念珠菌毒力的影响机制可能是通过增强念珠菌的存活力，且直接刺激白念珠菌从酵母相转变为菌丝相，改变真菌细胞的疏水性以减少或抑制吞噬，使其对宿主上皮细胞的黏附性和侵袭性增强而增加其毒力。

3）雌激素对阴道内环境的影响：局部阴道上皮细胞是宿主抗念珠菌防御机制的重要组成部分，这与成熟阴道上皮能够产生糖原相关。雌激素可刺激阴道上皮成熟，使糖原生成量增加，为某些念珠菌的生长、繁殖提供营养。妊娠期葡萄糖筛查异常的妇女念珠菌病明显增多证实了这一机制的存在。

（2）孕激素对 VVC 的影响：关于孕激素对外阴阴道念珠菌病发病影响的研究较少。目前，孕激素对 VVC 易感性的影响观点不一。Beigi 等对 1 248 例无症状年轻妇女为期 1 年的纵向调查提示，近 4 个月内使用醋酸甲孕酮避孕使患 VVC 的相对风险增加 1.4 倍；Fidel 在进行实验性小鼠白念珠菌阴道感染时，发现若不给小鼠以雌激素假发情处理，而单独加用各种浓度的孕激素，则无法诱导产生实验性阴道炎，而若提前用雌激素处理小鼠，比较加与不加孕激素两组小鼠的阴道荷菌量和感染持续时间，发现两组亦无差别，说明孕激素在念珠菌感染的发生中并未起促进作用；实验室研究则发现，在小鼠外阴阴道念珠菌病模型中，单用孕激素不能有效诱导小鼠阴道白念珠菌感染，但联用雌激素可起促进或协同作用。

4. 药物对 VVC 的影响

（1）抗生素对 VVC 的影响：抗生素的长期及不规范使用与 VVC、RVVC 的发生发展密切相关，尤其广谱抗生素如四环素、氨苄青霉素、头孢菌素（先锋霉素）类最易导致 VVC。有研究表明，VVC 患者中使用抗生素者占 8.2%，正常对照组仅为 0.7%，两者比较有显著统计学意义（$P=0.001$）。这是因为长期不规范使用抗生素可抑制细胞对糖的利用，改变阴道内菌群比例，使微生物之间的相互制约关系失调，使念珠菌缺乏有效的拮抗而过度繁殖，引起感染。

（2）其他药物对 VVC 的影响：免疫抑制剂的使用是影响 VVC 发生与转归的重要因素之一。免疫抑制剂通过降低人体免疫力、增强念珠菌的抗原性促进 VVC 发生。Sobel 等报道，绝经期乳腺癌妇女长期口服他莫昔芬平均 3.5 年后，会合并 VVC。

5. 年龄对 VVC 的影响　VVC 有年龄好发阶段，幼女或绝经期妇女不易患病，育龄妊娠妇女患病率可高达 30%～40%。Okungbowa 等研究发现，

21~35岁年龄组VVC患者占85%，而40岁以上仅占2%。这是由于排卵期雌激素水平增高，使阴道黏膜糖原含量增加，为念珠菌提供了碳源，以及阴道pH降低为念珠菌的生长繁殖提供了适宜环境，增加了VVC的易感性。幼女由于卵巢功能不完善，阴道上皮亦处于低雌激素影响状态，且其pH在7.2~8.0，阴道内环境不利于念珠菌生长繁殖，因而不容易发生VVC。

　　6. 宫内节育器对VVC的影响　　使用宫内节育器（IUD）是VVC的一个危险因素，研究分析可能与IUD设备表面上的念珠菌黏附和生物膜形成有关。既往研究提示，患有VVC和RVVC的妇女宫内节育器使用率较高（分别为13.1%~43.8%和28.1%~71.4%），高于健康妇女（2.9%~37.6%）。

　　7. 阴道冲洗对VVC的影响　　研究发现，阴道冲洗是导致VVC的危险因素之一。阴道冲洗在VVC和RVVC患者中比在健康女性中更常见。一方面反复阴道冲洗破坏阴道内环境，影响自净作用，改变阴道pH；另一方面阴道冲洗尤其使用含抗菌剂的灌洗液对阴道所有的微生物包括乳杆菌均有抑制作用，使正常阴道微生态环境受到破坏，成为VVC的一个发病因素。

　　8. 阴道微生态环境对VVC的影响　　女性阴道是一个复杂的微生态系统，它由阴道的解剖结构、微生态菌群、局部免疫及机体的内分泌调节功能共同组成。健康妇女阴道中寄生着50多种微生物，包括乳杆菌、双歧杆菌、拟杆菌、肠球菌、表皮葡萄球菌、链球菌、棒状杆菌、大肠杆菌、韦荣球菌、消化链球菌、加德纳菌，以及除了细菌以外的原虫、病毒、支原体和白念珠菌等，其中以专性和兼性厌氧菌为主，形成了阴道独有的微生态菌群。这些微生物主要寄居于阴道四周的侧壁黏膜上，它们之间相互制约、相互作用，有层次、有秩序地定植于阴道黏膜上皮，共同形成生物膜（biofilm，BF），为阴道微生态环境的平衡保驾护航。健康育龄女性阴道内占优势地位的是乳杆菌，它在维持阴道微生态健康、预防阴道感染上发挥了重要作用。乳杆菌通过以下途径维护阴道微生态平衡、抑制念珠菌的生长繁殖：①黏附在阴道黏膜上，分解阴道内的糖原形成乳酸，使阴道内pH降低，形成阴道酸性环境，抑制其他细菌生长；②通过竞争受体位点，阻止念珠菌生长，产生脂酸抑制念珠菌合成假菌丝阻止其获取营养；③产生生物表面活性剂降低致病菌的黏附数量，以及产生多种抗菌物质起抗菌作用，并且刺激免疫系统维持阴道微生态平衡。

　　当阴道内糖原增加、酸度增强、局部细胞免疫力下降，优势菌群对其他菌群的抑制作用降低，阴道微生物之间的相互制约关系失衡时，有利于定植在阴道内的念珠菌大量繁殖而引起感染。

　　9. 心理因素对VVC的影响　　近年来，心理因素与VVC的关系引起了注意。研究发现，抑郁情绪是VVC的危险因素。Irving等通过心理测试发现，

VVC 患者缺乏自尊,更易心情抑郁,同时 VVC 也困扰着她们的情感和性生活。国内学者认为,VVC 和心理情感因素是互为因果的关系,VVC 患者存在心理障碍和精神症状,婚姻质量欠佳,心情抑郁,身体免疫力下降,为 VVC 的发生提供了身体基础;而反复 VVC 的发生带来的外阴瘙痒、灼痛感及白带增多等不适症状,多使患者精神烦躁、情绪改变,增加了心理因素对人体免疫系统的影响。

10. 紧身裤对 VVC 的影响　长期穿紧身裤是 VVC 的危险因素,这可能是因为紧身裤促进局部摩擦,对外阴部位黏膜有一定刺激作用,并且阴部局部皮肤的温度和湿度相对升高,更有利于念珠菌的定植和繁殖。穿着通气性能好的衣服以及棉质内衣,有助于预防感染。

第二节　正常人群阴道念珠菌定植状况

一、正常人群阴道念珠菌定植的状况

1. 正常人群阴道念珠菌定植率　念珠菌有较高的阴道内定植率,并且不同年龄段和人群的定植率有所不同。国外研究发现,近 20 年来非妊娠的正常人群外阴阴道念珠菌定植率基本稳定在 10%～22%。

我国近 20 年的相关文献报道,正常人群阴道念珠菌定植率在 9.67%～40%,但根据文献研究发现阴道念珠菌定植率有下降趋势。1997 年,吴绍熙报道非孕育龄无症状女性生殖道带菌率为 25%～40%;2005 年,吴绍熙报道健康妇女阴道念珠菌定植率为 20% 左右,这与 2005 年王端礼报道的健康非孕女性阴道念珠菌定植率为 20%～30% 相近;2008 年,我国有学者报道健康非孕女性阴道念珠菌定植率约为 10%;2019 年,广州地区无症状育龄女性阴道念珠菌定植率的研究发现,阴道念珠菌定植率仅为 9.67%。对比数据,我们发现阴道念珠菌定植率较前下降,我们认为主要是随着社会经济的发展,女性受教育程度和个人卫生意识提高,她们在外阴阴道卫生防护能力方面的增强,不利于念珠菌定植。

2. 正常人群阴道念珠菌定植菌种　我国正常人群阴道念珠菌定植菌种以白念珠菌为主。2005 年,吴绍熙报道健康妇女阴道念珠菌以白念珠菌占 80%～90%;2007 年,贾玉玺在其关于糖尿病患者阴道念珠菌定植及流行状况课题研究中报道,由 150 名 23～64 岁健康体检者构成的对照组中,正常人群阴道念珠菌定植菌以白念珠菌为主,光滑念珠菌次之;2012 年,曾俊报道,正常人群阴道分泌物培养菌株 29 株,其中白念珠菌 13 株(44.8%)、光滑念珠菌

13株(44.8%)、热带念珠菌株1株(3.4%)、近平滑念珠菌株2珠(6.9%),指出白念珠菌仍为主要致病菌,但非白念珠菌比例有所增高;2019年,刘婵柯报道广州地区无症状育龄女性阴道念珠菌定植菌种以白念珠菌为主,占53.3%。

国外研究亦发现外阴阴道优势定植菌仍为白念珠菌,报道正常人群中阴道念珠菌定植菌种47%为白念珠菌,26%为克柔念珠菌,21%为光滑念珠菌,15%为热带念珠菌。

二、影响正常人群外阴阴道念珠菌定植的因素

目前研究普遍认识到性行为、年龄、避孕方式、妊娠、VVC病史是影响外阴阴道念珠菌定植的主要因素。

1. 性行为对正常人群外阴阴道念珠菌定植的影响　性行为是影响阴道念珠菌定植的重要因素之一,性活跃人群定植率较高(可达24%)。目前推测主要包括以下因素:①精液(pH 7~8.5)可以瞬时增加阴道内pH,破坏阴道内微生态平衡;②存在于精液中的含氮化合物,即白蛋白、氨基酸和N-乙酰葡糖胺(GlcNAc),对菌丝有直接诱导作用;③不排除女性肛周、男性龟头包皮等部位念珠菌被带到阴道,而黏膜屏障功能受损使外阴阴道不能抵抗外来念珠菌的侵入。

2. 年龄对正常人群外阴阴道念珠菌定植的影响　年龄是正常人群的独立危险因素,青春期前念珠菌定植和感染是罕见的,健康青年阴道念珠菌相对高、定植率可达22%,绝经后定植率则随之下降。

3. VVC病史对正常人群外阴阴道念珠菌定植的影响　关于既往罹患阴道念珠菌病与无症状念珠菌定植相关性的一项观察性研究报道:1年前罹患外阴阴道念珠菌病的、已治愈的18~50岁无症状女性,其阴道念珠菌定植率为37%,经过统计分析(P=0.03),既往复发性外阴阴道念珠菌病病史为阴道念珠菌定植率的3个危险因素之一,具有统计学意义。复发性外阴阴道念珠菌病(RVVC)发病率约5%~10%,因其在临床上的高发病率和危害性,阴道念珠菌来源于哪里引起了广泛的关注和研究,相关文献支持阴道念珠菌定植是外阴阴道念珠菌病复燃的基础,这说明RVVC与阴道念珠菌定植具有一定的关联性。

4. 避孕方式对正常人群外阴阴道念珠菌定植的影响　避孕方式对阴道念珠菌定植有一定影响。Donders报道,口服激素和非激素宫内节育器使用者都有增加念珠菌阴道定植的倾向,可能原因是这两种避孕方式通过增加营养素的可用性或雌激素刺激来促进酵母黏附和生长。皮下植入避孕器的女性阴道萎缩率增加,但相对于左炔诺孕酮宫内缓释节育系统(LNG-IUS)和带铜宫内节育器,念珠菌携带率较低。样本量为1 004名、14~80岁无症状妇女的

研究表明,使用 IUD(宫内节育器)的妇女的白念珠菌感染率显著高于使用口服避孕药的妇女(13% 对 6.8%,$P=0.03$),某种程度上说明了 IUD 有利于念珠菌的定植和繁殖。

5. **阴道微生态环境对正常人群外阴阴道念珠菌定植的影响**　近年关于阴道微生态的研究成为女性下生殖系统感染性疾病的热门,阴道微生态的破坏是引起下生殖道感染的重要因素,乳杆菌是阴道微生物的主要部分,通过多种机制维持阴道微生态平衡而抵抗感染。大量定植于阴道的乳杆菌处于竞争优势,利用阴道上皮细胞中的糖原,减少其他菌群的碳源供应,通过竞争营养物而干扰一些厌氧菌如白念珠菌的生长,在维护阴道微生态稳定上起到重要作用。文献报道,乳杆菌可以竞争营养素或相同的黏附位点,通过类似短链脂肪酸(SCFA)的发酵产物产生代谢,包括乳酸、乙酸、丙酸或丁酸,从而产生低 pH 环境来限制白念珠菌成丝,进而抑制念珠菌入侵。

6. **妊娠对正常人群外阴阴道念珠菌定植的影响**　妊娠是影响阴道念珠菌定植的主要因素之一。女性具有明显的生理变化,不同时期(青春期、非青春期、妊娠期、围绝经期、绝经期)其机体激素水平有不同程度的变动,这对阴道内环境影响较大,尤其是妊娠期,雌孕激素水平的升高对外阴阴道念珠菌的定植影响较大。

Aguin 研究发现,孕期女性阴道内念珠菌的定植率高于非孕期女性,念珠菌的定植率可以达到 30%;Leli 也曾报道,相对于非怀孕女性,怀孕女性念珠菌定植率更高(19.9%~31.4%)。Tarry 等指出,既往无外阴阴道念珠菌定植或外阴阴道念珠菌病的女性,在妊娠期,念珠菌定植率升高,主要是因为妊娠期女性机体激素水平变动明显,妊娠女性在孕激素刺激下,阴道分泌物增加、阴道 pH 升高,更有利于念珠菌的定植,并且高浓度孕激素增加了阴道内糖原的含量,为念珠菌提供了碳源,另外雌二醇具有增强念珠菌对阴道上皮细胞黏附的能力。邓庆珊指出,妊娠期高糖水平使白细胞内糖代谢紊乱,中性粒细胞的趋化活动和吞噬功能减弱,机体防御能力下降,再加上妊娠期阴道酸性增强,妊娠期女性念珠菌定植率、感染率因而升高。此外,相关研究表明,念珠菌具有雌激素和孕激素受体,当受到刺激时,真菌增殖增加。

不管是正常人群的阴道念珠菌定植,还是 VVC 或 RVVC 的发生,白念珠菌仍然是主要菌种,虽然近年来非白念珠菌有增加趋势。影响 VVC、RVVC 发生和阴道念珠菌定植的因素具有高度一致性,其中性行为、年龄、妊娠、阴道微生态环境、避孕方式是核心影响因素。

(刘婵柯)

参 考 文 献

1. Aguin TJ, Sobel JD. Vulvovaginal candidiasis in pregnancy[J]. Curr Infect Dis Rep, 2015, 17(6): 462.

2. Zhang JY, Liu JH, Liu FD, et al. Vulvovaginal candidiasis: species distribution, fluconazole resistance and drug efflux pump gene overexpression[J]. Mycoses, 2014, 57(10): 584-591.

3. Foxman Betsy, Muraglia Ryan, Dietz Jean-Paul, et al. Prevalence of recurrent vulvovaginal candidiasis in 5 European countries and the United States: results from an internet panel survey[J]. J Low Genit Tract Dis, 2013, 17(3): 340-345.

4. Donders G, Bellen G, Janssens D, et al. Influence of contraceptive choice on vaginal bacterial and fungal microflora[J]. Eur J Clin Microbiol Infect Dis, 2017, 36(1): 43-48.

5. Sobel JD. Genital candidiasis[J]. Medicine, 2010, 33(10): 62-65.

6. 晏亮. 外阴阴道念珠菌病致病菌的菌种分布、体外药敏分析以及 Candida Africana 的分子鉴定[D]. 上海: 中国人民解放军海军军医大学, 2018.

7. 吴文湘, 冯佳, 廖秦平. 重度外阴阴道假丝酵母菌病阴道微生态分析[J]. 中国实用妇科与产科杂志, 2012, 28(2): 134-136.

8. Gonçalves B, Ferreira C, Alves CT, et al. Vulvovaginal candidiasis: Epidemiology, microbiology and risk factors[J]. Crit Rev Microbiol, 2016, 42(6): 905-927.

9. Achkar JM, Fries BC. Candida infections of the genitourinary tract[J]. Clin Microbiol Rev, 2010, 23(2): 253-273.

10. 郭爱芹. 抗真菌药物治疗外阴阴道念珠菌病敏感性的临床研究[J]. 医学综述, 2012, 18(19): 3291-3292.

11. Jie-Yu Zhang, Jin-Hui Liu, Fa-Di Liu, et al. Vulvovaginal candidiasis: species distribution, fluconazole resistance and drug efflux pump gene overexpression[J]. Mycoses, 2014, 57(10): 584-591.

12. Xiao-Yu Shi, Yan-Ping Yang, Ying Zhang, et al. Molecular identification and antifungal susceptibility of 186 Candida isolates from vulvovaginal candidiasis in southern China[J]. J Med Microbiol, 2015, 64(Pt 4): 390-393.

13. 刘媛媛. 念珠菌性阴道炎菌种分布及耐药性分析[J]. 罕少疾病杂志, 2012, 19(4): 43-44, 55.

14. 阚思玥. 中国 10 城市外阴阴道念珠菌病临床流行病学及其病原菌药物敏感性检测的研究[D]. 北京: 北京协和医学院, 2018.

15. 周玲, 刘正飞, 朱波. 复发性外阴阴道念珠菌病 63 例菌种鉴定及药敏试验分析[J]. 实用医院临床杂志, 2012, 9(4): 174-175.

16. Watson CJ, Fairley CK, Grando D, et al. Associations with asymptomatic colonization with Candida in women reporting past vaginal candidiasis: an observational study[J]. Eur J Obstet Gynecol Reprod Biol, 2013, 169(2): 376-379.

17. Khan M, Ahmed J, Gul A, et al. Antifungal susceptibility testing of vulvovaginal *Candida* species among women attending antenatal clinic in tertiary care hospitals of Peshawar[J]. Infect Drug Resist, 2018, 11: 447-456.

18. Kamath P, Pais M, Nayak MG. Risk of vaginal candidiasis among pregnant women[J]. Int J Curr Microbiol App Sci, 2013, 2(9): 141-146.

19. Sangaré I, Sirima C, Bamba S, et al. Prevalence of vulvovaginal candidiasis in pregnancy at three health centers in Burkina Faso[J]. J Mycol Med, 2018, 28(1): 186-192.

20. 柴建华, 常洪美, 李炼. 乳酸菌阴道胶囊辅助治疗外阴阴道念珠菌病的中文文献 Meta 分析[J]. 中国微生态学杂志, 2016, 28(1): 94-97.

21. Alvarez FJ, Ryman K, Hooijmaijers C, et al. Diverse nitrogen sources in seminal fluid act in synergy to induce filamentous growth of Candida albicans[J]. Appl Environ Microbiol, 2015, 81(8): 2770-2780.

22. 高涛, 陈嵘祎, 李文, 等. 孕激素在小鼠外阴阴道念珠菌病模型中的作用[J]. 中国皮肤性病学杂志, 2011, 25(4): 268-270, 295.

23. Solís-Arias MP, Moreno-Morales M, Dávalos-Tanaka M, et al. Vaginal colonization by Candida spp Frequency and description of the species isolated in asymptomatic women[J]. Ginecol Obstet Mex, 2014, 82(1): 1-8.

24. Alves CT, Silva S, Pereira L, et al. Effect of progesterone on Candida albicans vaginal pathogenicity[J]. Int J Med Microbiol, 2014, 304(8): 1011-1017.

25. 高飞, 杨稳莉, 梁抒雯, 等. 云南省石屏县汉族彝族外阴阴道念珠菌病危险因素分析[J]. 皮肤病与性病, 2019, 41(4): 489-491.

26. Amouri I, Sellami H, Borji N, et al. Epidemiological survey of vulvovaginal candidiasis in Sfax, Tunisia[J]. Mycoses, 2011, 54(5): e499-e505.

27. Guzel AB, Ilkit M, Akar T, et al. Evaluation of risk factors in patients with vulvovaginal candidiasis and the value of chromID Candida agar versus CHROMagar Candida for recovery and presumptive identification of vaginal yeast species[J]. Med Mycol, 2011, 49(1): 16-25.

28. 胡晨, 吴小丽, 魏善荣, 等. 外阴阴道念珠菌病危险因素研究[J]. 中国误诊学杂志, 2010, 10(19): 4537-4539.

29. 廖秦平. 女性阴道微生态及阴道微生态评价[J]. 实用妇产科杂志, 2010, 26(2): 81-83.

30. 曾俊. 复发性外阴阴道假丝酵母菌病复发途径及菌株基因型分析[D]. 广州: 南方医科大学, 2012.

31. Leli C, Menaccit A, Meucci M, et al. Association of pregnancy and candida vaginal colonization in women with or without symptoms of vulvovaginitis[J]. Minerva Ginecol, 2013, 65(3): 303-309.

32. 刘婵柯. 育龄女性阴道念珠菌定植与中医体质辨识研究 [D]. 广州：广州中医药大学，2019.

33. Gunther LS, Martins HP, Gimenes F, et al. Prevalence of Candida albicans and non-albicans isolates from vaginal secretions: comparative evaluation of colonization, vaginal candidiasis and recurrent vaginal candidiasis in diabetic and non-diabetic women[J]. Sao Paulo Med J, 2014, 132(2): 116-120.

34. 刘小平, 樊尚荣, 李健武. 妇科门诊患者外阴阴道念珠菌病的检出率和抗真菌药物敏感性研究 [J]. 中华妇产科临床杂志, 2004, 5(2): 95-98, 112.

35. Okungbowa FL, Isikhuemhen OS, Dede AP. The distribution frequency of Candida species in the genitourinary tract among symptomatic individuals in Nigerian cities[J]. Rev Iberoam Micol, 2003, 20(2): 60-63.

36. Corsello S, Spinillo A, Osnengo G, et al. An epidemiological survey of vulvovaginal candidiasis in Italy[J]. Eur J Obstet Gynecol Reprod Biol, 2003, 110(1): 66-72.

37. Trama JP, Adelson ME, Raphaelli I, et al. Detection of Candida species in vaginal samples in a clinical laboratory setting[J]. Infect Dis Obstet Gynecol, 2005, 13(2): 63-67.

38. 贾玉玺, 姜日花, 张旗. 糖尿病患者阴道念珠菌定植状况分析 [J]. 吉林大学学报：医学版, 2009, 35(4): 706-707.

39. Tarry W, Fishe M, She S, et al. Candida albicans: the estrogen target for vaginal colonization[J]. J Surg Res, 2005, 129(2): 278-282.

40. 邓庆珊, 杨慧霞. 妊娠期外阴阴道念珠菌病的发病分析 [J]. 实用妇科学杂志, 2006, 22(12)736-738.

41. Buchta V, Spacek J. Microbiological findings in patients with recurrent vulvovaginal candidiasis in the Hradec Kralove Faculty Hospital 1995-2002[J]. Ceska Gynekol, 2004, 69(1): 7-14.

42. de Leon EM, Jacober SJ, Sobel JD, et al. Prevalence and risk factors for vaginal Candida colonization in women with type 1 and type 2 diabetes[J]. BMC Infect Dis, 2002, 2: 1.

43. Beigi RH, Meyn LA, Moore DM, et al. Vaginal yeast colonization in nonpregnant women: a longitudinal study[J]. Obstet Gynecol, 2004, 104(5 Pt 1): 926-930.

44. Fidel PL Jr, Cutright J, Steele C. Effects of reproductive hormones on experimental vaginal candidiasis[J]. Infect Immun, 2000, 68(2): 651-657.

第五章　外阴阴道念珠菌病的
发病机制

第一节　致病菌及来源

　　念珠菌属有 163 种，常见的致病菌种为白念珠菌(*Candida albicans*)、光滑念珠菌(*Candida glabrata*)、热带念珠菌(*Candida tropicalis*)、克柔念珠菌(*Candida krusei*)、近平滑念珠菌(*Candida parapsilosis*)、都柏林念珠菌(*Candida dubliniensis*)、季也蒙念珠菌(*Candida guilliermondii*)、乳酒念珠菌(*Candida kefyr*)等。其中，白念珠菌为主要致病菌。

　　一项澳大利亚的研究显示，在 5 802 名常规体检者中，外阴阴道念珠菌病(VVC)的患病率为 21%，而在这些患者中，有 11% 为非白念珠菌感染引起的。印度学者对 350 名 16～45 岁、主诉具有阴道分泌物增多或阴道瘙痒等症状的女性患者进行研究，发现其中有 82 人念珠菌培养呈阳性，约占 23.4%。其中白念珠菌占全部念珠菌感染的 74.4%，而非白念珠菌感染为 23.4%。非白念珠菌感染又以光滑念珠菌(9.11%)居多，其次依次为热带念珠菌(5.6%)、克柔念珠菌(3.6%)、近平滑念珠菌及季也蒙念珠菌(2.43%)。我国学者研究了 VVC 的病原菌的致病性，致病菌为白念珠菌占 74.41%、克柔念珠菌占 12.79%、光滑念珠菌占 6.98%、热带念珠菌占 5.81%。在调查女性生殖道念珠菌感染的菌群分布时发现，非白念珠菌的比例呈上升趋势，除了光滑念珠菌、热带念珠菌、克柔念珠菌以外，还分离到了葡萄牙念珠菌(*Candida lusitaniae*)、近平滑念珠菌、酿酒念珠菌(*Candida vini*)、挪威念珠菌(*Candida norvegensis*)。近年来，有些调查发现，在复发性外阴阴道念珠菌病(RVVC)患者中，非白念珠菌的发生率可达 20%～30%；对 84 例 RVVC 患者阴道分泌物的培养结果显示，非白念珠菌高达 4%，而同期收集的 VVC 患者中该比率为 20%。

　　目前，多数学者通过 DNA 指纹图谱技术研究 RVVC 连续发作的感染菌株间的相似性，发现存在 3 种病原菌的突变情况：①菌株基因稳定不变；②同一菌株，基因发生细微变化(亚株漂移)；③菌种发生替代。"亚株漂移"改变了细胞的可塑性,增加了对抗真菌因子的抵抗力及对组织的穿透力,并逃避机体的免疫系统,基因的替代导致了耐药菌株的产生。

在 RVVC 的研究中,发现每例复发感染的念珠菌菌株的基因型基本稳定不变,其中 56% 的菌株发生部分遗传变异,但这些变异并非呈渐进式变化,而是在反复感染中已建立克隆的菌株亚种发生了重组。为探讨 VVC 发病与念珠菌的关系,有学者应用表型分型的方法对分离自 VVC 和健康带菌者的白念珠菌进行了菌株相似性分析,发现 VVC 和健康带菌者分离的白念珠菌分属不同的群。

从 71 例 RVVC 和 VVC 患者阴道内分离出 87 株念珠菌,经鉴定发现 RVVC 的混合感染率明显高于 VVC。另外,通过 RAPD 分析,发现从 RVVC 患者分离的白念珠菌基因多态的相似性低于 VVC,提示引起 RVVC 的白念珠菌存在菌株保守、微进化及漂移等不同情况,其中主要是在菌株保守基础上的微进化,使这些菌可能为毒力较强的亚型。RVVC 既可由同一菌株反复感染,也可出现致病菌的多样性。采用多位点序列分型(MLST)法,对从上海市嘉定区中心医院 VVC 患者白带样本中分离的对唑类抗菌药物耐药的白念珠菌进行分子流行病学调查,发现临床分离的白念珠菌为多克隆性,唑类药物耐药菌株的基因型分布较敏感菌株更为集中。耐药菌株各基因型间的亲缘性要近于敏感菌株,且其种群分类的基因型呈明显聚类分布。

VVC 临床严重程度与感染菌种的类型有关,非白念珠菌种更容易导致重度 VVC;白念珠菌基因型与临床症状严重程度亦相关,优势基因型菌株易导致严重的临床症状。患者阴道来源的白念珠菌基因型集中分布和呈现出优势基因型分布特点,说明白念珠菌基因型与 VVC 发病有关。同一多次急性复发 VVC 存在感染相同菌种的趋势,部分患者甚至是感染相同基因型的菌株,而大部分为优势基因型菌株,说明复发的感染源是来源于阴道内的残留致病菌,而且白念珠菌基因型与复发相关。

正常人皮肤、口腔、肠道、肛门等部位都有念珠菌寄居,以消化道带菌率最高,约占 50%,其次为阴道、占 20%～30%,其他部位较少。这说明正常人可以带菌但不发病。VVC 患者感染念珠菌的可能来源有以下几点:

一、腔道存储

念珠菌作为条件致病菌寄生于口腔、胃肠道及阴道等部位的黏膜皱褶。研究者提出,肛门可以成为阴道念珠菌定植的最初来源,并且通过对直肠分离的念珠菌和阴道分离的念珠菌进行比较,发现两处来源菌株具有一致性的特点,提出肠道是 VVC 患者感染致病菌的持久存储器。也有人发现,RVVC 患者肠道带菌率并不高于正常对照组;另有资料表明,经酮康唑加强治疗后,肛周取材培养阴性者，VVC 仍复发，因此不支持肠道存储学说。关于这一学说，有待于大样本的流行病学资料进一步阐明。

二、性传播

有报道显示，10% 的 VVC 的发生是通过性生活传播的，VVC 患者的丈夫 10% 以上有龟头、包皮炎，5%～15% 的男性为阴茎念珠菌携带者，15% 的男性精液中念珠菌阳性，当男性包皮、阴囊、精液有念珠菌存在时，可通过性生活使妇女反复发病。研究显示，VVC 患者性伴侣的口腔、精液及阴茎冠状沟内，念珠菌的阳性率分别为 23.20%、16%、14.4%，且性伴侣同时治疗组的复发率明显低于未治疗组，对 VVC 患者及其有龟头炎或包皮过长的性伴侣同时进行抗真菌治疗是减少复发的重要方法。

三、阴道念珠菌的寄居

随访发现，RVVC 患者反复感染的致病菌为相同的菌株和同一基因型。念珠菌作为阴道微环境的常见菌群之一，无症状正常人群带菌率为 5%～10%。对分离自健康人群同一个体的不同解剖部位和不同个体同一解剖部位的白念珠菌进行基因型分析，研究结果发现，同一个体不同解剖部位的菌株基因型明显不同，而不同个体同一解剖部位的菌株基因型相同或相似。美国艾奥瓦州（爱荷华地区）甚至发现了一株阴道专性定植的菌株。我国学者从分子遗传学方面解释了白念珠菌基因型与菌株的定植部位有关，定植部位的微环境对定植其中的菌株有选择性，阴道来源菌株具有阴道特异性。RVVC 患者无症状时，阴道念珠菌携带率高于正常人群，菌落密度亦明显增高，表明经抗真菌治疗后，部分患者阴道中仍有念珠菌寄居，在条件适当时引起复发。这些残留的低浓度菌株很有可能导致下一次继续复发。针对正常无症状带菌人群与阴道炎患者阴道来源的白念珠菌基因型分析发现，两组菌群基因型分布具有相似性，提示发生的主要是阴道内源性感染。

（荆方轶）

第二节　诱　发　因　素

白念珠菌为条件致病菌，在全身及阴道局部免疫能力下降，尤其是局部细胞免疫力下降，念珠菌大量繁殖，并转变为菌丝相时，才引发阴道炎症状。已发现与其发病相关的因素有以下几点：

一、雌、孕激素

雌、孕激素可影响阴道 pH，还能影响念珠菌的寄居、发芽、蛋白酶、菌落转换而导致发病。

雌激素水平上升为阴道局部念珠菌生长提供了高浓度糖原，念珠菌阴道上皮细胞结合受体基因表达增加，从而促进菌体与黏膜的黏附，使念珠菌的致病性增强。这一过程与雌激素促进 $HWP1$ 基因的表达有关。菌丝壁蛋白 1（hyphal wall protein 1，Hwp1）是一个具有显著的抗原和菌丝特异性的菌丝壁蛋白，是一种重要的发育调节黏附素。Hwp1 可能作为重要的黏附因子以及菌丝形成因子，介导了致病菌株菌丝形成以及对阴道上皮细胞的黏附、嵌入过程；该因子在 VVC 的发病过程中起重要作用。

体内雌激素水平增高能引发白念珠菌感染，与雌二醇能诱导白念珠菌的 $CDR1$、$CDR2$ 的基因调控有关。Cdr1p 能特异性引起白念珠菌对磺胺类耐药，而 Cdr2p 能特异性引起白念珠菌对甲紫耐药；Cdr1p 和 Cdr2p 都具有药物外排泵作用，如唑酮类抗真菌药等。有报道，使用口服避孕药时间＞1 年的妇女比不吃或吃药不到 1 年的妇女患 VVC 更常见。近来发现，口服避孕药与 RVVC 有关，口服避孕药组真菌培养阳性明显高于对照组。

孕激素可降低阴道和子宫颈上皮的成熟指数、角化指数、嗜伊红细胞指数，减少阴道内乳杆菌的数量和清洁度，减少子宫颈黏液的分泌量。黄体酮降低了白念珠菌菌株形成生物膜的能力，进而促进白念珠菌定居和侵入重建的人阴道上皮；BCR1 和 HWP1 是白念珠菌重要的毒力决定因子，黄体酮能降低 BCR1 和 HWP1 的表达。月经前后易复发 VVC，除了月经期乳杆菌生长也是周期性形成阴道菌群的不稳定外，还有可能是由于排卵后黄体发育不健全或卵泡发育缺陷导致黄体功能不足或过早退化，使黄体期孕激素分泌不足，而诱发 VVC。孕激素的作用往往需要雌激素的先驱作用或协同作用。

二、阴道菌群失调

健康女性阴道分泌物中可分离到 20 多种微生物。其中最重要的是乳杆菌，分离率达 50%～80%，在阴道自净中起主要作用。乳杆菌通过糖酵解功能会引起乳酸大量积聚，使阴道处于酸性微环境中，从而有效抑制病原微生物。另外，乳酸分子自身也是一种抗微生物成分，具有保护宿主的作用。

在正常育龄女性，阴道微生物群落乳杆菌占绝对优势，并形成阴道 pH ＜ 4.5 的环境。而在 RVVC 患者中，研究显示，阴道群落特性无法形成集中的共性，既有乳杆菌优势的群落（55.56%），又有 23.02% 类似细菌性阴道病的群落（即乳杆菌失去优势，阴道加特纳菌 / 普雷沃菌居优势）存在，还有 17.46% 的群落为革兰氏阳性球菌占优势,另 3.97% 为其他细菌占据群落优势。乳杆菌广泛且大量存在于正常妇女阴道内,形成优势种群,而局部乳杆菌的大量聚集且彼此功能相近,形成一种功能性冗余,这对于维持阴道整个微生物群落的稳定性起到至关重要的作用,同时也对宿主念珠菌入侵和过度生长起到有益的生物缓冲作用。

经常应用抗菌药(全身或阴道放置)和反复阴道冲洗,导致正常菌群失调,是 RVVC 发生的重要因素。抗生素的滥用可以破坏阴道正常菌群,尤其是破坏乳杆菌提供的保护屏障,使微生物之间相互制约的关系失调,也使念珠菌更容易侵入和繁殖。抗生素使用的时间越长,患 VVC 的机会就越多。有报道显示,使用抗生素的人群较未使用者患 VVC 的概率高 2 倍,当使用广谱抗生素 10～14 天以后,则患 VVC 的机会提高 3 倍。

三、未经控制的糖尿病

高血糖可使阴道上皮细胞内糖原增加,同时糖尿病患者存在上皮细胞功能的多种缺陷,对念珠菌感染的防御功能下降。糖尿病患者血糖含量增高,导致阴道局部糖原含量也增高,酸度增强(pH 降低),而 pH 降低有促进白念珠菌繁殖的作用,因而为念珠菌生长提供营养和有利内环境,增加了念珠菌在阴道定植的机会。糖尿病患者除糖代谢异常外,雌激素水平比正常人高,使阴道上皮细胞内糖原增多,阴道酸度增加。加之糖尿病患者白细胞趋化活动和吞噬功能减弱,使阴道内寄生的念珠菌得以迅速生长繁殖而引起感染。

四、长期应用糖皮质激素和免疫抑制剂

长期应用糖皮质激素和免疫抑制剂,可对机体细胞和体液免疫产生抑制,使念珠菌的繁殖和黏附力增强,导致机体发病。

五、心理因素

研究发现,RVVC 患者较正常对照组有更多负面情绪,如压抑、沮丧、对生活不满、自我评价低等,这些因素可能影响其自身免疫功能。通过心理测试发现,患 RVVC 的妇女常缺乏自尊,更易心情抑郁,对生活不满意,压力感较重。同时,RVVC 也困扰着她们的情感和性生活。另有研究发现,感染白念珠菌和克柔念珠菌的患者通常好忧郁、爱抱怨,而感染光滑念珠菌的患者则很少有这些问题。已有研究从多方面证明心理因素与 RVVC 的发病密切相关,期待已久的心理治疗随之起步。

六、生活方式

患者个人的卫生状况不佳、穿不透气的紧身内衣、卫生巾使用不当等，均会引起 VVC 的发生。穿化纤内裤和尼龙袜，也是导致 VVC 的一个原因，因化纤内裤透气性差，使外阴温度及湿度均增高，念珠菌在适宜环意中生长速度增快。月经期使用干爽网面卫生巾的妇女患 VVC 的概率最高，其次是棉质卫生巾。由于干爽网面卫生巾的面是用胶质物质做成的，透气性和吸水性都比棉质卫生巾差，容易使会阴局部的温度及湿度增加，因此念珠菌得以繁殖而引起感染。

七、性生活

外阴阴道念珠菌病（VVC）与性生活有密切关系。当女性患病后，在男方的生殖器、口腔、肠道内可能隐藏着此种致病菌，但多无症状，致使病菌得以长期潜伏，性交后，可进入女性生殖器，引起 VVC。另外，一些不良的性行为，如口交、肛交等，成为复发的重要根源。丈夫没有同时接受治疗，也可通过性生活再次传染给妻子，引起复发。

八、合并其他疾病

外阴阴道存在基础性疾病如湿疹、扁平苔藓，以及在含氯消毒剂处理过的泳池中游泳等，均可增加患病率。过去医学文献报道，RVVC 常是艾滋病患者的首发症状，故被列为艾滋病相关疾病。有人研究了 RVVC 患者对吸入过敏原和白念珠菌皮肤试验的阳性率以及有过敏疾患家族史的发生率，统计学数据说明长期患过敏性鼻炎的患者对念珠菌有特异反应性。

（荆方轶）

第三节　免 疫 因 素

真菌感染的宿主免疫机制包括非特异性免疫与特异性免疫。目前，外阴阴道念珠菌病（VVC）的免疫机制尚不明确，有学者认为非特异性免疫在其中起了更加重要的作用，也有学者认为辅助性 T 细胞（Th 细胞）的调节在其发病机制中占了主导作用。

局部 sIgA 具有保护性作用。有报道发现，RVVC 发病时 sIgA 明显减少。另有报道，VVC 尤其是 RVVC 患者，血清和阴道中 IgE 水平增高，增加了机体对念珠菌抗原的变态反应性，促进炎症发展。

一、非特异性免疫在外阴阴道念珠菌病发病中的相关机制

非特异性免疫是机体抵抗病原体的第一道防线,其免疫应答包括对病原微生物的抵抗、对损伤细胞的清除、对感染组织的识别,是由病原体相关分子模式(pathogen associated molecular pattern, PAMP)与模式识别受体(pattern recognition receptor, PRR)相互作用所诱导。研究表明,阴道中的黏液蛋白可以通过多聚糖直接作用于微生物,包括念珠菌。

PRR 可与念珠菌结合,对其进行识别,进而启动相关免疫应答。目前已知的识别念珠菌的模式识别受体有 Toll 样受体(Toll-like receptor, TLR)、C型凝集素受体(C-type lectin receptor, CLR)和甘露糖结合凝集素(mannose-binding lectin, MBL)等。

TLR 是进化上高度保守的胚系编码的 I 型跨膜蛋白,可分为胞外区、跨膜区和胞内区三部分。胞外区由富含亮氨酸的重复序列组成;跨膜区是富含半胱氨酸的结构域;胞内区含有 Toll/IL-1 受体同源结构域(Toll/IL1R homology domain, TIR domain),是起始下游信号转导的核心元件。TLR 家族的信号机制与 IL-1R 家族的信号机制具有较高同源性,其特征之一是依赖于胞浆区的接头蛋白分子、蛋白激酶和转录因子进行信号传导。除 TLR3 外的其他 TLR 家族成员的信号通路均依赖于髓样分化基础应答蛋白 88(myeloid differentiation 88, MyD88)向下传导信号,激活核因子 κB(nuclear factor-κB, NF-κB)和丝裂原活化蛋白激酶(mitogen-activated protein kinase, MAPK),从而控制炎症反应。

TLR2、TLR4 是识别念珠菌的主要 TLR,其中 TLR4 识别 O- 链甘露糖,TLR2 与 Dectin-1 合作识别 β- 葡聚糖。TLR2、TLR4 会随 VVC 不同阶段的发展产生变化,这些因子可能参与了机体对抗念珠菌的局部免疫。研究表明,TLR2 基因敲除小鼠表达 IL-10 水平降低,同时 Th 细胞的表达较正常小鼠降低 50%。蛋白酶激活受体(protease-activated receptor, PAR)是一个 G 蛋白耦合受体家族。研究显示,在抗真菌感染的免疫过程中,PAR 和 TLR 之间存在相互应答。在小鼠相关黏膜念珠菌感染模型中,PAR1 和 PAR2 作为 TLR2 的下游信号通路刺激小鼠的免疫反应。白念珠菌作用于人血中性粒细胞时,PAR1、PAR2 对细胞因子未产生明显诱导作用。PAR 已被看作宿主免疫系统抗感染能力的一部分。

白念珠菌感染模型中的中性粒细胞(neutrophil)量增多,可以上调 TLR4 并保护上皮细胞抵御真菌入侵。当中性粒细胞未被白念珠菌感染时,TLR4 表达量无变化。在中性粒细胞存在时,通过抑制 TLR4 的表达,可以中断念珠菌感染和细胞损伤。这表明,尽管在初次对念珠菌的免疫反应中,上皮细胞

TLR4 可能未显示相关作用，但在第二阶段抗念珠菌感染，当中性粒细胞存在时，起到了一定的调节保护作用。

CLR 主要包括 Dectin-1、Dectin-2、树突状细胞特异性黏附分子和甘露糖受体等，识别甘露糖和 β- 葡聚糖，其在免疫反应中的作用仍有很多方面未被发现。Dectin-1 是细胞表面可诱导表达的分子受体，能与念珠菌细胞壁的 β- 葡聚糖结合，诱导树突状细胞（DC）产生 IL-10、IL-2 细胞因子及 IL-12 家族。Dectin-1 主要依赖调节 Th1 和 Th17 细胞来调控免疫反应。Dectin-1 在黏膜抗真菌的免疫反应作用强度依赖于宿主的遗传背景，它可以影响 IL-17A、IL-17F、IL-22 的表达，同时调整特异性免疫中 Th1/Th17/Treg 的平衡。人类 Dectin-1 缺陷可导致念珠菌的易感性，从而发生慢性黏膜性念珠菌病和 RVVC。Dectin-1 缺陷小鼠对白念珠菌存在易感性，其易感程度依赖于菌株。在 Dectin-1 基因敲除小鼠中，增强了白念珠菌的胃肠道的易感性和菌株形态的转化性。

MBL 是一种钙依赖性调节蛋白，可识别和结合真菌表面的甘露糖和海藻糖等糖类，结合后可诱导宿主细胞 C3、C4 激活，发挥调理素作用或吞噬作用。MBL 在炎症反应中存在 Ca^{2+} 依赖。MBL 可以直接与 TLR4 胞外结构域结合，进而减少了脂多糖（LPS）与细胞表面的结合作用。因此，推测 MBL 可通过调控 LPS/TLR 信号途径来影响免疫因子的表达。

二、特异性免疫在外阴阴道念珠菌病发病中的相关机制

特异性免疫通过 PRR 和念珠菌 PAMP 结合，激活信号转导途径，通过细胞因子诱导相关 T 淋巴细胞、B 淋巴细胞等。T 淋巴细胞包括 $CD4^+$、$CD8^+$，其中 $CD4^+$ 为辅助 T 淋巴细胞，分为 Th0、Th1、Th2 和 Th17 细胞。Th0 细胞是成熟未致敏细胞，可在树突状细胞（DC）分泌的细胞因子诱导下分化为 Th1、Th2 和 Th17 细胞，进而调节免疫过程。

目前普遍认为，Th1、Th17 细胞可促进相关免疫对念珠菌的清除，Th2 细胞则对病原菌清除起相反作用。Th1 细胞由 IL-12 和 IFN-γ 诱导产生，表达 Th1 转录因子 T-bet 并产生 IFN-γ，促进念珠菌的清除。研究显示，IL-12 在系统性念珠菌病和黏膜性念珠菌病中，是主要的免疫应答，在 Th17 细胞及其相关免疫因子存在时，往往掩盖一部分 IL-12 的重要性，因而在关注 IL-23 因子的作用时，IL-12 的功能应被重新评估。细胞因子 IL-1β、TGF-β、IL-6、IL-22 可诱导辅助 T 细胞分化为 Th17 细胞，分泌 IL-17 和 IL-22 招募中性粒细胞。Th17 细胞通过 TGF-β 诱导可以产生 IL-17 和 IL-10。研究显示，Th17 细胞在 VVC 中有强烈反应，IL-17 可以诱导上皮细胞产生抗菌肽，这在抗念珠菌感染中起到了重要作用。IL-10、IL-4 诱导产生 Th2 细胞，进而分泌 IL-4、IL-5 和

IL-13。正常人的细胞及其分泌的细胞因子在体内处于动态平衡状态,这种平衡对维持机体的免疫自稳起着重要作用。Th1 型和 Th2 型免疫应答之间存在着交互的负反馈作用,维持着正常的免疫平衡。其负反馈调节通常就是靠产生的细胞因子起作用的,如 Th1 型细胞因子 IFN-γ 可以抑制 Th2 型细胞因子的功能,而 Th2 型细胞因子 IL-10、IL-4 则可以下调 Th1 型细胞因子的功能。两者相互影响、相互作用,形成细胞因子网络平衡,在机体的免疫应答中起重要调节作用。一旦平衡被打破,出现 Th1 型或 Th2 型反应优势,则可引起异常的免疫应答,出现病理状态。Th1 细胞可以在念珠菌感染部位激活巨噬细胞和中性粒细胞,发挥抵御感染的作用,而 Th2 细胞通过抑制应答,使巨噬细胞失活、增加易感性。RVVC 患者外周血中经白念珠菌活化的单核细胞产生的 IFN-γ,明显减少或消失;RVVC 患者外周血单核细胞增殖指数明显减少,IFN-γ、IL-6 的水平明显降低,而病情缓解后其水平可恢复。

非特异性免疫和特异性免疫通过多种细胞因子连接。研究发现,核转录因子红系 2 相关因子 2(Nrf2)通路可从多方面增强机体对念珠菌的免疫防御,抑制 RVVC 的发生发展。Nrf2 通路是一条重要的抗氧化应激和免疫调节通路,可通过诱导宿主特异性免疫和固有免疫的应答以及抗氧化应激两方面来抑制念珠菌感染。

Nrf2 可激活 Th17、Treg 等细胞介导的特异性免疫,分泌 IL-17A、IL-17F、IL-22 等细胞因子和趋化因子,从而抑制念珠菌感染;另一方面,Nrf2 可促进树突状细胞的成熟,树突状细胞表面的模式识别受体包括 Toll 样受体、甘露糖受体、C 型凝集素受体等,可识别念珠菌细胞壁的病原体相关分子模式,如β-1,3- 葡聚糖,与局部淋巴结连接后,将处理的真菌抗原呈递给 T 细胞,启动 CD^4T 免疫细胞介导的特异性免疫。

(荆方轶)

第四节　致病过程

正常情况下,念珠菌可作为阴道内正常寄居菌,在维持菌群的生态平衡及阴道自净过程中起一定作用,在一定条件下特别是宿主免疫功能低下时可发生机会感染导致 VVC,进而诱发 RVVC。念珠菌致病通过黏附、菌丝相转化、分泌侵袭酶等引发免疫反应。

念珠菌黏附到宿主细胞表面是其致病的首要条件。白念珠菌能附着在阴道上皮表面是依靠具有黏附作用的表面成分,这种成分是白念珠菌细胞壁的主要成分——甘露聚糖。白念珠菌的黏附主要通过细胞壁上的甘露糖蛋白与宿主细胞表面的受体分子相互作用而实现,而且它可以影响和干扰与炎症密切相关的细胞活素。黏附作用是念珠菌附着和入侵的重要环节,没有黏附能力的念珠菌是不致病的。白念珠菌表达一系列特异性蛋白,即黏附素。这些黏附素介导念珠菌之间相互黏附、念珠菌与其他微生物的黏附,以及念珠菌与宿主细胞之间的黏附。目前研究比较深入的黏附素是凝集素样序列(agglutinin-like sequence,ALS)蛋白家族;这个蛋白家族包括8种蛋白(ALS1~7和ALS9),其中ALS1、ALS3和ALS5介导念珠菌黏附各种宿主细胞(包括阴道上皮细胞)。在这8种蛋白中,菌丝相黏附素ALS3对黏附起决定性作用。研究发现,ALS3在口腔念珠菌病和外阴阴道念珠菌病中表达增加,证实ALS3在念珠菌黏附宿主细胞的过程中起重要作用。菌丝壁蛋白1(Hwp1)是另外一种重要的白念珠菌黏附素。Hwp1将白念珠菌菌丝与宿主细胞进行共价连接,使念珠菌黏附在宿主细胞上,从而引起念珠菌感染。

白念珠菌的生长形态有真菌丝(芽孢)、假菌丝和酵母。白念珠菌形态可以在酵母相和菌丝相间进行相互转换,称之为表型转换,以此入侵组织和逃避宿主的攻击。念珠菌由酵母相转化为菌丝相,菌丝沿皮肤黏膜的沟隙生长,借机械力穿过表皮或上皮细胞,因此,菌丝形成是念珠菌感染皮肤黏膜的重要步骤。菌丝的生长是念珠菌有效获取营养的方式,只有在营养充足,尤其是在低氧时才能形成;菌丝的形成与发病机制有一定的联系。目前认为,白念珠菌是以芽管和菌丝状态存在于感染部位,并引起侵袭性感染,而酵母相是一种上皮移生方式。研究发现,形态学变化影响发病特征,酵母和菌丝在开始都可以引起组织损伤但只有菌丝在入侵时起决定性作用;对于入侵组织来说,菌丝形式是必须的。研究表明,从酵母相转换到菌丝相的这一变化是白念珠菌感染的转变过程,菌丝多则感染率高。

白念珠菌在宿主细胞表面黏附后,菌丝形成,并产生胞外水解酶。念珠菌能分泌多种蛋白水解酶,包括碱性磷酸酶、磷脂酶、分泌型天冬氨酸蛋白酶(Sap)等,可增强白念珠菌对细胞外营养物质获取的能力,促其主动对宿主细胞构成侵袭,对宿主免疫反应产生损害,引发宿主细胞感染。磷脂酶B在白念珠菌入侵宿主的早期发挥作用,包括对上皮细胞的黏附、入侵和损伤;磷脂酶C和磷脂酶D与白念珠菌的表型转换和信息传递有关,间接促进了白念珠菌对上皮细胞的黏附。分泌型天冬氨酸蛋白酶包括Sap1~Sap10,可以降解细胞外基质、纤维粘连蛋白及免疫球蛋白,为白念珠菌提供营养。在白念珠菌不同病程中,Sap均起着较为重要的作用,对念珠菌的免疫逃避、黏附、上皮损伤、浸润等均有影响。有报道指出,对编码Sap2破坏的基因,会使白念珠菌对口腔、阴道上皮细胞损伤的能力显著降低,进而对宿主感染具有防范作用。研究证实,在体外培养的念珠菌感染阴道上皮细胞均有Sap1~Sap6的分泌,而采用抑制 Sap 的抑肽素 A 可以显著减少白念珠菌造成的阴道上皮破坏,说明 Sap 在念珠菌的致病作用中占重要地位。抑制及中和念珠菌菌体分泌的侵袭性酶可能是治疗念珠菌感染的重要手段。

白念珠菌在引起黏膜疾病时可以产生霉菌毒素、胶酶毒素,已经证实这些成分可激活补体旁路途径,产生补体趋化因子和过敏毒素,导致局部水肿和炎症细胞浸润,而炎症反应的发生诱导巨噬细胞聚集,其释放的溶酶体酶类则导致阴道局部组织损伤。

（荆方轶）

参 考 文 献

1. 王咏梅,曾丽明. 念珠菌性阴道炎的菌种分布及耐药性情况分析 [J]. 齐齐哈尔医学院学报,2013,34(3): 378-379.

2. 徐炜新,孙杰. 多位点序列分析法在白念珠菌性阴道炎唑类耐药菌株分子流行病学研究中的运用 [J]. 检验医学,2018,33(3): 233-238.

3. 高飞,曹萍,吴颖,等. 外阴阴道念珠菌病复发与阴道及肛管白念珠菌定植关系的研究 [J]. 皮肤病与性病,2014,36(3): 129-130, 142.

4. 范娟,沈健,蒋建华,等. 复发性外阴阴道念珠菌病的阴道微生态特征分析 [J]. 中国真菌学杂志,2015,10(4): 210-215.

5. De Bernardis F, Arancia S, Sandini S, et al. Studies of immune responses in Candida vaginitis[J]. Pathogens, 2015, 4(4): 697-707.

6. 王蕾. 糖尿病合并念珠菌外阴阴道炎分析 [J]. 糖尿病新世界,2019,22(10): 28-29.

7. Alves CT, Silva S, Pereira L, et al. Effect of progesterone on Candida albicans vaginal pathogenicity[J]. Int J Med Microbiol, 2014, 304(8): 1011-1017.

8. 罗南玲. 阴道微生物群落结构与复发型外阴阴道念珠菌病的相关性研究 [J]. 中国医学工程,2016,24(6): 14-16.

9. 高涛,陈嵘祎,李文,等. 孕激素在小鼠外阴阴道念珠菌病模型中的作用 [J]. 中国皮肤性病学杂志,2011,25(4): 268-270, 295.

10. 佘晓东,沈永年,吕雪莲,等. 念珠菌性阴道炎阴道分泌物天然免疫成分的表达 [J]. 中国麻风皮肤病杂志,2011,27(6), 379-383.

11. Cheng SC, Chai LY, Joosten LA, et al. Candida albicans releases soluble factors that potentiate cytokine production by human cells through a protease-activated receptor 1-and 2-independent pathway[J]. Infect Immun, 2010, 78(1): 393-399.

12. Naglik JR, Moyes D. Epithelial cell innate response to Candida albicans[J]. Adv Dent Res, 2011, 23(1): 50-55.

13. Carvalho A, Giovannini G, De Luca A, et al. Dectin-1 isoforms contribute to distinct Th1/Th17 cell activation in mucosal candidiasis[J]. Cell Mol Immunol, 2012, 9(3): 276-286.

14. Vautier S, Drummond RA, Redelinghuys P, et al. Dectin-1 is not required for controlling Candida albicans colonization of the gastrointestinal tract[J]. Infect Immun, 2012, 80(12): 4216-4222.

15. Huppler AR, Bishu S, Gaffen SL. Mucocutaneous candidiasis: the IL-17 pathway and implications for targeted immunotherapy[J]. Arthritis Res Ther, 2012, 14(4): 217.

16. Wang M, Chen Y, Zhang Y, et al. Mannan-binding lectin directly interacts with Toll-like receptor 4 and suppresses lipopolysaccharide-induced inflammatory cytokine secretion from THP-1 cells[J]. Cell Mol Immunol, 2011, 8(3): 265-275.

17. del Fresno C, Soulat D, Roth S, et al. Interferon-b production via Dectin-1-Syk-IRF5 signaling in dendritic cells is crucial for immunity to C. albicans[J]. Immunity, 2013, 38(6): 1176-1186.

18. Shi D, Li D, Yin Q, et al. Silenced suppressor of cytokine signaling 1(SOCS1)enhances the maturation and antifungal immunity of dendritic cells in response to Candida albicans in vitro[J]. Immunol Res, 2015, 61(3): 206-218.

19. Hernández-Santos N, Huppler AR, Peterson AC, et al. Th17 cells confer long-term adaptive immunity to oral mucosal Candida albicans in fections[J]. Mucosal Immunol, 2013, 6(5): 900-910.

20. Katt J, Schwinge D, Schoknecht T, et al. Increased T helper type 17 response to pathogen stimulation in patients with primary sclerosing cholangitis[J]. Hepatology, 2013, 58(3): 1084-1093.

21. Ashman RB, Vijayan D, Wells C A. IL-12 and related cytokines: function and regulatory implications in Candida albicans infection[J]. Clin Dev Immunol, 2011, 2011: 686597.

22. Hernández-Santos N, Gaffen SL. Th17 cells in immunity to Candida albicans[J]. Cell Host Microbe, 2012, 11(5): 425-435.

23. Evans HG, Roostalu U, Walter GJ, et al. TNF-α blockade induces IL-10 expression in human CD$_4^+$ T cells[J]. Nat Commun, 2014, 5: 3199.

24. Pietrella D, Rachini A, Pines M, et al. Th17 cells and IL-17 in protective immunity to vaginal Candidiasis[J]. PloS One, 2011, 6(7): e22770.

25. Romani L. Immunity to fungal infections[J]. Nat Rev Immunol, 2011, 11(4): 275-288.

26. 代歆悦, 莫子茵, 江娜, 等. Nrf2 信号通路在复发性外阴阴道念珠菌病发病机制中的作用[J]. 中国真菌学杂志, 2017, 12(4): 240-243, 232.

27. 刘长平. 念珠菌性阴道炎病机及耐药机制研究进展[J]. 中国处方药, 2019, 17(2): 33-34.

28. 张思思, 夏维婷, 周志阳, 等. 念珠菌性阴道炎发病机制及耐药机制的研究进展 [J]. 中华全科医学, 2017, 15(11): 1952-1955.

29. 单莹莹, 李健玲, 黎婷, 等. 外阴阴道念珠菌病白念珠菌交配型基因分析及其致病性研究 [J]. 现代妇产科进展, 2015(7): 481-486.

30. Richardson JP, Ho J, Naglik JR. Candida–Epithelial Interactions[J]. J Fungi(Basel), 2018, 4(1): 22.

31. Peters BM, Palmer GE, Nash AK, et al. Fungal morphogenetic pathways are required for the hallmark inflammatory response during Candida albicans vaginitis[J]. Infect Immun, 2014, 82(2): 532-543.

32. Fan Y, He H, Dong Y, et al. Hyphae-specific genes HGC1, ALS3, HWP1, and ECE1 and relevant signaling pathways in Candida albicans[J]. Mycopathologia, 2013, 176(5-6): 329-335.

33. Polvi EJ, Li X, O' Meara TR, et al. Opportunistic yeast pathogens: reservoirs, virulence mechanisms, and therapeutic strategies[J]. Cell Mol Life Sci, 2015, 72(12): 2261-2287.

34. Sun Y, Cao C, Jia W, et al. pH regulates-white opaque switching and sexual mating in Candida albicans[J]. Eukaryot Cell, 2015, 14(11): 1127-1134.

第六章　中医对外阴阴道念珠菌病的认识

外阴阴道念珠菌病（VVC）是由念珠菌引起的外阴阴道炎症性疾病，在中医古籍中无这一病名的记载，根据本病症状体征特点，可归为中医"阴痒""带下病"等范畴，但并非所有的"阴痒""带下病"都特指外阴阴道念珠菌病。历代医家对本病的论述众多，其中有不少是具有代表性的观点，最早文献记载以《黄帝内经》《金匮要略》为起点，历经晋唐、宋金元、明清及近现代医家的学术争鸣，对本病的认识不断发展，医论医著不断增多，学术观点颇为丰富。本章将从病因病机、证候证型、治法方药三方面进行总结归纳论述。

一、病因病机

中医对外阴阴道念珠菌病病因病机的认识是不断完善的。随着时代变迁发展，尽管由于地域和学术观点不同，对本病的认识还存在一定差异，但至近现代已逐步形成比较明确且相对一致的认识，即认为外阴阴道念珠菌病（阴痒、带下病）主要的致病因素为湿、热、虫三邪，涉及脏腑主要为肝、脾、肾三脏。

中医因"虫"致病的理论，与现代西医认为念珠菌感染致病是一致的。由于历史的原因，古代还没有发明显微镜，但古代医家已经知道"虫"在本病发生中的重要性，认为"虫"是发病过程的先决条件。在中医古籍中可以查阅到大量关于"阴痒""带下病"涉及"虫"的文献。如《景岳全书·妇人规》："妇人阴痒者，必有阴虫，微则痒，甚则痛，或为脓水淋沥，多由湿热所化。"《诸病源候论·妇人杂病诸候》："妇人阴痒，是虫食所为。三虫九虫在肠胃之间，因脏虚，虫动作，食于阴，其虫作势，微则痒，重者乃痛。"《医宗金鉴·妇科心法要诀》："妇人阴痒，多因湿热生虫，甚则肢体倦怠，小便淋漓。"《济阴纲目》："妇人阴痒者，是虫蚀所为。"《简明医彀》："始因湿热生虫，蚀于阴中，痛痒不已。"《疡医大全》："阴痒三虫作祟。"《女科经纶》："妇人阴痒，多属虫蚀所为，始因湿热不已。"

肝脉络阴器，肾开窍于二阴，脾主运化水湿，故湿、热、虫三邪多滋扰肝、脾、肾三脏致病。主要病机有虚、实两个方面。实证者多因肝经湿热下注，湿热蕴结阴器；或湿热生虫，病虫扰于阴部（如《外科正宗·杂疮毒门》："一妇人肝经风湿下流阴器，浮肿痒甚，至抓出血不痛。"《医学准绳六要·治法汇》："阴中痒，亦是肝家湿热，泻肝汤妙。"）；或肝郁气滞，疏泄失调，气血失和，阴络受阻；或脾虚湿盛，蕴久化热，湿热之邪客于阴部，使血络瘀阻，则为痒。《医宗金鉴》："五色带下，皆从湿化。"虚证者多因肝肾阴虚，精血不足，化燥生风；或脾虚化源不足，或心血不足，阴器失于濡养；或脾肾阳虚，阴部肌肤失于温煦，发为痒。如《诸病源候论·妇人杂病诸候》："肾荣于阴器，肾气虚……为风邪所乘，邪客腠理，而正气不泄，邪正相干，在于皮肤，故痒。"《医学准绳六要·治法汇》："瘦人燥痒属阴虚。"《景岳全书·妇人规》："五脏之伤，穷必及肾。此源流之必然，即治疗之要着。"

在中医古籍中也可见从心认识"痒"和"阴痒"的理论。如《素问·至真要大论》"诸痛痒疮，皆属于心"的论述，概括了瘙痒性疾病总的病机；《济阴纲目》又曰："阴痒总是心肝二火游行"。关于复发性外阴阴道念珠菌病（RVVC），中医古籍记载少见，仅在《济阴纲目》中见一相关描述："有带疾愈后一二月，或再发，半年一发。"

现代中医学家融汇中医古籍精华和现代中西医学研究结果，传承创新，在本病的病因病机上提出一些具有代表性的学术思想。如国医大师班秀文认为本病与湿邪关系最大，且湿瘀互结是致带下病缠绵难愈的首要病因病机。岭南著名妇科专家罗元恺认为，本病由内外因两种因素所致，外因是寒湿外袭、阻滞带脉、带脉失约、流注下焦；内因是脾肾两虚，运化失职，湿浊内留，下注会阴，蕴而生菌。

二、证候证型

对于本病的证候证型，早期中医古籍中大多是零散记载，缺乏系统、全面论述。如《诸病源候论·妇人杂病诸候》："妇人阴痒……微则痒，重者乃痛。"《医宗金鉴·妇科心法要诀》："妇人阴痒……甚则肢体倦怠，小便淋漓。"《简明医彀》："始因湿热生虫，蚀于阴中，痛痒不已。"《外科正宗·杂疮毒门》："一妇人肝经风湿下流阴器，浮肿痒甚，至抓出血不痛。"《医学准绳六要·治法汇》："阴中痒，亦是肝家湿热。"《诸病源候论》则根据白带颜色分成"五色带"，此后医家亦将白带的颜色及性状作为辨证要点。

直至明清时期，有关本病证候证型的脉络逐渐清晰，如薛己总结论述妇人阴痒归肝经所化，有肝脾郁怒、肝脾气虚、湿热下注等证候；叶桂将带下病分为5个证型——阴血亏虚、湿热下注、脾虚湿盛、肝肾亏虚、命门火衰。《傅青主女科》归纳总结"五色带"，并给出相应的病机及治疗：青带下主要起因为肝经湿热；赤带下是因肝经火炽，以致下克脾土，脾不运化，最后导致湿热之气陷于带脉之间而为病；黄带下为任脉中有湿热而为病；白带下主要是肝郁乘脾、脾精不守，以致不能化荣血为经水，最后湿土之气下陷而致病；黑带下是受到胃火太旺所影响，进而与命门、膀胱、三焦之火共同煎熬，最后热干形成炭色。

现代中医名家根据临床经验及地域特色不同，也对本病证候提出不同的证候分型。如李丽芸认为，湿邪与带下病发病密切相关，湿邪单独致病者为湿浊带下，若与其他病邪合并致病，又有湿热、湿毒、寒湿、痰湿及湿瘀等证型，另外还有脾阳虚、肾阳虚所致带下，临床应详细辨别，按证施治。中西医结合妇科学专家披沙拣金，凝练总结外阴阴道念珠菌病的辨证分型主要为：①脾虚湿盛：白带增多，色白如凝乳块或豆渣样，外阴瘙痒，舌苔薄白，脉细濡；②肾虚湿阻：带下增多，色白如豆渣样，腰脊酸楚，面色㿠白，神疲乏力，外阴瘙痒，舌淡苔薄白，脉细数。

三、治法方药

中医很早就有对阴痒、带下病治疗的记载，主要包括辨证内服和外治法。

1. 辨证内服　历代医家治疗阴痒、带下病（外阴阴道念珠菌病）各有千秋，与各个时代对本病的病因病机认识是一致的。如《医学准绳六要·治法汇》："阴中痒，亦是肝家湿热，泻肝汤妙。"《外科正宗·杂疮毒门》："一妇人肝经风湿下流阴器，浮肿痒甚，至抓出血不痛。以消风散加苦参、胆草、泽泻、木通、山栀，外以蛇床子汤熏洗，搽擦银杏散，十余日痒止肿消而愈。"《医宗金鉴》："妇人阴痒，多因湿热生虫，甚则肢体倦息，小便淋漓，宜服逍遥散、龙胆泻肝汤。"薛己认为，妇人阴痒属肝经所化，有肝脾郁怒、肝脾气虚、湿热下注等证候，分别以龙胆泻肝汤、逍遥散、归脾汤、小柴胡汤等加减治疗，外以桃仁膏、雄黄等杀虫；《傅青主女科》在赤白带下病的治疗上坚持清肝热、燥脾湿的原则，白带下者治以完带汤，赤带下者治以清肝止淋汤。

现代医家根据中医理论结合自己的临床经验，提出许多治疗外阴阴道念珠菌病的系统且独到的见解。如岭南罗氏妇科擅长运用中医药治疗本病，认为本病反复发作，多虚实夹杂，正虚湿伏是主要病机，治疗上注重祛湿，还主张在缓解期根据患者素体情况调理肝脾肾，适当选用活血化瘀药；强调治疗上要从虚实着眼，把辨证落实到具体的脏腑；用药方面强调三因治宜、药食结合、注重调护等理念，以期脾健、肝疏、肾藏、任通、带固，有针对性地用于本病的巩固治疗，调和阴阳，使之阴平阳秘、预防复发。

现代中医也通过数据挖掘技术，分析名医治疗外阴阴道念珠菌病内服中药方剂特点，发现以下规律：①治疗本病的中药药性以"寒"为主，"温"次之，说明本病的病机有热亦有寒,但热占大多数。②五味以"苦"为主,因苦能泄、能燥,温性的苦味药如苍术、厚朴,寒性的苦味药如黄连、黄柏。③药物归经处于前3位的依次是胃经、肝经、膀胱经,因胃经热,脾气虚,影响了脾运化水湿的功能;肝经走行于阴器,湿热下注,故引起阴道分泌物增多臭秽,外阴瘙痒;膀胱气化功能失司,引起带下增多。④对用药频次进行分析,排名前5位的中药依次是苦参、黄柏、蛇床子、白鲜皮、地肤子。苦参有清热燥湿,杀虫之功,尤擅除下焦湿热。现代药理研究证实,苦参中的主要成分苦参碱对白念珠菌生物膜具有抑制作用。黄柏苦寒,清热解毒力宏,擅长清泄下焦湿热。白鲜皮、蛇床子、地肤子均有清热燥湿之功,其中地肤子可止痒、蛇床子可杀虫止痒,均是治疗本病的良药。

中西医结合妇科大多将本病辨证论治归纳为:①脾虚湿盛:治宜健脾燥湿,杀虫止痒,方选完带汤;②肾虚湿阻:治宜补肾燥湿,固涩止血,方选内补丸。若痒甚者,加苦参、黄柏、蛇床子、白鲜皮以杀虫止痒。

2. **外治法**　外治法是中医治疗阴痒的优势,操作简单、见效快,故临床上应用比较广泛。中医古籍记载的外治法包括熏洗法、纳药法等。如《外科正宗》中记载塌痒汤(换算成现代剂量:鹤虱 30g,苦参、威灵仙、当归尾、蛇床子、狼毒各 15g)水煎熏洗。《古今医统大全》载椒茱汤 [换算成现代剂量:花椒、吴茱萸各 30g,蛇床子、藜芦(剂量原缺),陈茶一撮,煨盐 60g] 水煎外洗,治疗妇人阴户痒不可忍。用杏仁膏(杏仁、麝香)研末,用旧帛裹之,缚定,火上炙热,纳阴中,用于治疗妇人阴痒不可忍。《肘后备急方·治卒阴肿痛颓卵方》:"阴痒汁出,嚼生大豆黄,涂之。"对中医古籍中使用的药物进行粗略统计发现,蛇床子、花椒、白矾、荆芥、吴茱萸、苦参、艾叶、杏仁、白芷、防风是出现频次最高的。

中医外治法治疗外阴阴道念珠菌病,疗效显著,且安全性高,具有特色和优势,因此,外治法在本病的治疗中得到了很好的传承和延续。现代关于外阴阴道念珠菌病中医外治的研究报道文献很多,如王和权自拟苦参百部黄柏汤进行阴道冲洗、坐浴治疗滴虫阴道炎和 VVC 380 例,取得满意效果;孙光荣自制孙氏清带汤坐浴治疗带下病取得良好疗效。广东省中医院范瑞强带领的中医药防治皮肤真菌病研究创新团队承担国家科技支撑计划项目,采用前瞻性、双盲双模拟、多中心、随机对照研究方法,评价中药香莲栓外用治疗 235 例 RVVC 的疗效及安全性;结果显示,香莲栓治疗 RVVC 的治愈率、有效率、真菌转阴率、主要症状体征评分、生活质量评分,与对照组比较差异无统计学意义($P > 0.05$),均未出现严重不良反应。也有报道应用苦参凝胶、妇宁栓等中药制剂治疗外阴阴道念珠菌病取得较好疗效。对众多此类研究文献进行不完全的二次分析发现,苦参、白矾、白鲜皮、蛇床子、黄柏、土荆皮、醋、百部、地肤子、花椒、大黄、藿香、黄精、黄连、大风子是使用频次最高的药物,且苦参与白鲜皮、蛇床子、白矾、黄柏、百部等常常呈组合形式出现。

综上所述,中医学从古至今对外阴阴道念珠菌病的认识从零碎记载至系统全面论述,经历了一个不断发展和完善的过程。迄今为止,中医学对外阴阴道念珠菌病在病因病机、证候证型、治法方药等方面的认识已经比较清晰,并且日趋全面、系统和完善。但与本病相关的研究仍然在不断进行中,其中不乏新发现和新观点,需要我们定期更新知识,纠正偏颇,以便进一步提高临床疗效,服务于广大患者。

(袁娟娜)

参 考 文 献

1. 赵华,曹岩,王洪彬,等. 古代医籍中阴痒外洗方用药浅析 [J]. 中医外治杂志,2018,27(3):58-59.

2. 班胜. 国医大师班秀文教授治疗带下病常用药对浅析 [J]. 光明中医,2018,33(8):1086-1087.

3. 唐丽燕,张春梅,刘晶晶,等. 基于数据挖掘的中医无名方治疗带下病用药规律研究 [J]. 四川中医,2020,38(1):218-221.

4. 杨利林,郜洁,丘维钰,等. 基于中医传承辅助平台的念珠菌性阴道炎外用治疗方剂组方规律分析 [J]. 时珍国医国药,2018,29(5):1251-1253.

5. 阮丽君,朱玲,郜洁,等. 岭南罗氏妇科论治复发性外阴阴道假丝酵母菌病发微 [J]. 中华中医药杂志,2019,34(12):5713-5716.

6. 阮丽君,朱玲. 岭南妇科带下病论治特色 [J]. 湖南中医药大学学报,2016,36(1):52-54.

7. 曾婧纯. 中医外治为主治疗外阴阴道念珠菌病文献的系统评价 [D]. 广州:广州中医药大学,2012.

8. 王和权. 苦参百部黄柏汤冲洗坐浴治疗滴虫性与念珠菌性阴道炎 380 例 [J]. 光明中医,2010,25(4):698.

9. 薛武更,张红宇,段锦绣,等. 孙氏清带汤坐浴治疗带下病湿热蕴结证 48 例临床观察 [J]. 湖南中医杂志,2018,34(2):10-12.

10. 范瑞强,陈信生,杨洁,等. 香莲栓治疗复发性外阴阴道念珠菌病的前瞻双盲多中心随机对照研究 [J]. 中华中医药杂志,2016,31(2):696-700.

第七章　外阴阴道念珠菌病的分类

明确外阴阴道念珠菌的分类,对临床治疗方案的选择有重要指导意义。目前,国内外指南中对于 VVC 的分类基本上是一致的,只是在个别细节上存在一定差异。根据目前可以查阅到的最新指南,本篇汇总分析了中国、美国、欧洲最新的诊治规范或指南内容。

关于 VVC 分类的主要区别点:①《2018 欧洲国际性病控制联盟 / 世界卫生组织关于阴道分泌物(阴道炎症)管理指南》未将 VVC 分为单纯性 VVC 和复杂性 VVC。②《2015 年美国疾病控制和预防中心关于阴道炎症的诊治规范》将 VVC 分成单纯性和复杂性,其中单纯性 VVC 必须同时满足 "散发或非经常发作""轻至中度""白念珠菌引起" 及 "非免疫受损宿主" 4 个条件,而复杂性 VVC 为满足 "复发性""重度""非白念珠菌引起" 或 "糖尿病患者、免疫力低下(如 HIV 感染)者、身体衰弱者或免疫抑制剂治疗者等宿主" 4 种情况中的任一种即可。③ 2012 年,中国《外阴阴道假丝酵母菌病(VVC)诊治规范修订稿》中将单纯性 VVC 定义为满足 "以下单种或多种情况时",包括 "散发、白念珠菌引起、轻 / 中度、正常宿主",并非 4 种情况同时满足;复杂性 VVC 定义为 "以下单种或多种情况时",包括 "RVVC、非白念珠菌、重度,特殊宿主如妊娠期、未控制的糖尿病、免疫缺陷者、免疫抑制治疗者",与 2015 年美国指南基本相符。且 2012 年中国诊治规范中有明确的 VVC 评分分度标准,在 2004 年的基础上有了进一步改进,从患者症状、体征的 5 个方面对其进行评分,如评分 ≥ 7 分者定义为重度 VVC,评分 < 7 分者定义为轻、中度 VVC。

2017 年,由中国中西医结合学会皮肤性病专业委员会性病学组起草撰写的《复发性外阴阴道念珠菌病中西医结合治疗专家共识》,通过对比分析国内外最新的指南 / 诊治规范,结合临床实际情况,将 VVC 分为单纯性 VVC(uncomplicated VVC)及复杂性 VVC(complicated VVC)两大类(表 7-1)。单纯性 VVC 是指正常非孕宿主发生的、散发、由白念珠菌引起的轻度或中度 VVC(同时满足 4 个条件)。复杂性 VVC 包括多种情况(满足任意 1 个条件),如 RVVC、重度 VVC、非白念珠菌引起的 VVC 或宿主为妊娠期、未控制的糖尿病、免疫缺陷者(如 HIV 感染)、免疫抑制治疗者(如糖皮质激素)。

表 7-1 VVC 的分类

单纯性 VVC	复杂性 VVC
散发 VVC	RVVC
白念珠菌	非白念珠菌
轻、中度 VVC	重度 VVC
正常宿主	特殊宿主：如妊娠期、未控制的糖尿病、免疫缺陷者、免疫抑制治疗者

（袁娟娜）

第八章 外阴阴道念珠菌病的临床表现

第一节 症状和体征

一、症状

外阴阴道念珠菌病的临床症状主要表现为外阴阴道瘙痒、分泌物增多。外阴阴道瘙痒轻重不一，严重者症状明显，持续时间长，坐立不安，以夜晚更加明显。部分患者有外阴部灼热痛、性交痛以及排尿痛；尿痛是排尿时尿液刺激水肿的外阴所致。急性期阴道分泌物增多，典型的阴道分泌物特征为白色稠厚，呈凝乳状或豆腐渣状。

症状的严重程度取决于感染菌属及菌株，以及患者的易感性和反应性。症状轻者可仅有轻度外阴瘙痒而没有其他表现。

外阴阴道念珠菌病常发生在排卵周期的黄体期，即月经来潮前的 1 周内。外阴阴道念珠菌病与其他细菌感染不同，念珠菌不会沿子宫颈管上升，因此不会引起念珠菌移行相关的继发病症。但念珠菌感染易合并其他病原体感染，形成混合感染。

二、体征

急性期妇科检查可见外阴红斑、水肿，可伴有抓痕，严重者可见皮肤皲裂、表皮脱落。阴道黏膜红肿、小阴唇内侧及阴道黏膜附有白色块状物，擦除后露出红肿黏膜面，严重者还可见到糜烂及浅表溃疡。

外阴炎：感染主要发生在大阴唇、小阴唇、阴蒂、阴道口及前庭黏膜，有的蔓延至会阴及肛周。损害表现为黏膜潮红、浸渍、轻度弥漫性肿胀，感染较重时，浸渍的黏膜表面有灰白色薄膜或乳酪样斑片，并可发生糜烂或浅溃疡。如果累及大阴唇外侧、会阴、腹股沟及肛周皮肤，可呈湿疹样改变。有时会阴、腹股沟皮肤炎症的边缘外围会出现卫星状红色丘疹、水疱和鳞屑，临床上称外阴念珠菌性皮炎。当病程较长时，可见局部皮肤浸润肥厚、色素沉着和苔藓化外观。

阴道炎：阴道黏膜潮红或猩红色，可见水肿、红斑，以阴道前半部分更明显，红斑亦可延续至子宫颈外口。阴道内有较多白色分泌物，分泌物呈小块或小片凝乳状或豆腐渣样，也可呈不均匀的糊状或粥样，部分白色分泌物呈膜状或菌落样贴附于炎性阴道壁上，不易剥下，强行剥离后，基底易出血。阴道壁可见散在小片糜烂及浅溃疡，部分患者可见子宫颈充血、肿胀。

临床上，外阴阴道念珠菌病（vulvovaginal candidiasis，VVC）分为单纯性VVC和复杂性VVC，后者占10%~20%。单纯性VVC包括非妊娠期妇女发生的散在性、白念珠菌所致的轻度或中度VVC；复杂性VVC包括非白念珠菌所致VVC、重度VVC、RVVC、妊娠期VVC，或其他特殊患者如未控制的糖尿病、免疫力低下者所患VVC。VVC的临床评分标准见表8-1。评分<7分为轻、中度VVC，评分≥7分为重度VVC。

表8-1　VVC临床评分标准

评分项目	0分	1分	2分	3分
瘙痒	无	偶有发作，可被忽略	能引起重视	持续发作，坐立不安
疼痛	无	轻	中	重
阴道黏膜充血、水肿	无	轻	中	重
外阴抓痕、皲裂、糜烂	无	/	/	有
分泌物量	无	较正常稍多	量多，无溢出	量多，有溢出

三、特殊人群临床表现

1. **糖尿病合并外阴阴道念珠菌病**　以外阴瘙痒、烧灼感为主要症状，阴道分泌物增多。外阴阴道瘙痒症状明显，持续时间长，严重者坐立不安，以夜晚更加明显。部分患者有外阴灼热痛、性交痛以及排尿痛等相关症状。其症状的严重程度与患者血糖控制程度有一定关系，血糖控制不良者，症状较重。在一些未加控制的糖尿病患者，丙酮、β羟丁酸盐及尿液中的尿素等代谢产物可导致念珠菌感染恶化。体征检查可见外阴皮肤明显抓痕、红肿、皮肤增厚，甚至出现慢性苔藓样皮炎。

2. **妊娠期合并外阴阴道念珠菌病**　妊娠期容易发生外阴阴道念珠菌病，主要临床症状表现为阴道分泌物增多，典型的分泌物为乳酪液样，或豆渣状，量多者溢出外阴。几乎所有病例均有严重的外阴瘙痒，且常伴有外阴烧灼感、外阴肿胀不适，甚至出现阴道疼痛及刺激感。体征检查可见外阴充血，小阴唇多有水肿、红斑，阴道充血明显，常有水肿，阴道黏膜常附有白色膜状物，剥去白膜，可露出红肿黏膜面。急性期能见到糜烂面或浅表溃疡。妊娠期合并外阴阴道念珠菌病患者的阴道清洁度主要为Ⅲ度、Ⅳ度。

3. 儿童外阴阴道念珠菌病　儿童外阴阴道念珠菌病主要临床表现为外阴瘙痒和阴道分泌物增多；阴道分泌物有臭味，呈凝乳状或豆渣状。检查可见外阴皮肤黏膜红肿，更甚者阴道黏膜被白色假膜所覆盖，假膜脱落后，则形成易出血的灶状糜烂和溃疡，严重病例可出现急性、色红、有渗出液的潮湿性皮炎或伴有卫星状脓疱。

第二节　组织病理学表现

急性外阴阴道念珠菌病引起的阴道黏膜组织变化并不显著，有的细胞内会水肿和出现固有膜充血。有的固有膜表面可见主要由淋巴细胞、少量浆细胞和偶见嗜中性粒细胞共同构成的炎症浸润。上皮组织表面可见变性的鳞状上皮细胞、嗜中性粒细胞，更多见到的是念珠菌的无性孢子和菌丝。在慢性念珠菌病患者，阴道黏膜的活检呈现相对较轻的炎症反应，通常伴有轻、中度淋巴细胞浸润。

（黄晋琰）

参 考 文 献

1. Raymond H. Kaufman, Sebastian Faro, Dale Brown. 外阴阴道良性疾病 [M]. 吴瑞芳, 主译. 5 版. 北京：人民军医出版社, 2010：46, 338-339, 349-350.

2. 谢幸, 孔北华, 段涛. 妇产科学 [M]. 9 版. 北京：人民卫生出版社, 2018：241-243.

3. 邱晓媛, 岳天孚. 妊娠合并外阴阴道假丝酵母菌病临床特征及相关的危险因素 [J]. 天津医科大学学报, 2014, 20（6）：452-455.

4. 中华医学会妇产科分会感染协作组. 外阴阴道假丝酵母菌病（VVC）诊治规范修订稿 [J]. 中国实用妇科与产科杂志, 2012, 28（6）：401-402.

第九章 念珠菌的实验室检查

第一节 样本收集和送检

阴道分泌物采集

1. **阴道分泌物的理化特性** 阴道分泌物是女性生殖系统分泌的液体,俗称"白带"(leucorrhea),主要由阴道黏膜、宫颈腺体及前庭大腺分泌,部分由子宫内膜、输卵管等分泌,其中混杂着阴道寄生菌群。正常阴道分泌物为白色稀糊状,一般无气味,量多少不等,与雌激素水平高低及生殖器官充血情况有关。近排卵期白带量多,清澈透明、稀薄似鸡蛋清,排卵期2~3日后白带混浊黏稠、量少、行经前量又增加。妊娠期白带量较多。

阴道壁被覆非角化型复层扁平上皮。在卵巢分泌的雌激素作用下,上皮细胞内聚集大量糖原。正常健康女性的阴道本身有自净作用,阴道分泌物pH为4.0~4.5,形成自然防御功能。阴道菌群较复杂,乳杆菌是健康阴道中的主要菌种,一般不致病,处于微生态平衡状态。浅层细胞脱落后,糖原在阴道杆菌作用下转变为乳酸能防止病菌侵入子宫。如果这种平衡被破坏,互相制约作用消失,酸碱平衡失调,致病菌得以繁殖则产生相应的炎症和临床症候群,此时分泌物的性状、酸碱度、内容、菌群均发生病理性变化。外阴阴道念珠菌病(VVC)患者阴道分泌物呈现典型的白色豆腐渣样或凝乳状小碎块。

2. **阴道分泌物的采集** 标本采集前24小时内,禁止性交、盆浴、阴道检查、阴道灌洗和局部上药等,以免影响检查结果。取材所用消毒的刮板、吸管或棉拭子必须清洁干燥,不粘有任何化学药品或润滑剂。高质量标本采集的重要原则之一是避免感染部位周围以及感染部位附近皮肤或黏膜定植菌群的污染。采集阴道分泌物时应注意不要触及非感染部位的表面或黏膜,避免定植细菌污染。

标本采集方法:使用一次性无菌阴道窥器充分暴露阴道及子宫颈,用无菌拭子或吸管采集阴道壁黏膜或阴道后穹窿处分泌物,将拭子稍用力旋转或擦拭以最大程度刮取病原菌,于含1ml生理盐水的EP(Eppendorf)管搅拌后,连同拭子或弃拭子,将含分泌物的 EP 管送检。若需做真菌培养检查,应用无菌拭子再采集 1 份标本。

3. 阴道分泌物的送检　采集的标本于室温下 2 小时内送检,若延迟送检,室温储存不超过 24 小时。关于阴道分泌物的采集与处理,可参考美国传染病学会(Infections Diseases Society of America, IDSA)和美国微生物学会(American Society for Microbiology, ASM)的标准。

第二节　直 接 镜 检

念珠菌为条件致病菌,10%～20% 非孕妇及 30%～40% 孕妇阴道内寄居念珠菌,但菌量极少,呈酵母相,并不引起症状。当全身及阴道局部免疫能力下降或局部环境改变时,念珠菌大量繁殖并转变为菌丝相时,容易引起外阴阴道念珠菌病(VVC),其中 85% 为白念珠菌。显微镜检查是诊断 VVC 强烈推荐的检测项目。目前,临床常用的形态学检查方法包括盐水法、10%KOH 溶液法、革兰氏染色法和真菌免疫荧光法。现以白念珠菌为例描述各检查方法显微镜下的形态。

1. **盐水法**　取外阴阴道分泌物少许涂于载物玻片上加 1～2 滴生理盐水混匀,加盖玻片分别在低倍视野和高倍视野观察,可见真菌孢子呈卵圆形,有芽生孢子和假菌丝,假菌丝与出芽细胞连接成链状或分枝状,假菌丝中隔部伴有成簇圆形分生孢子,顶端有厚壁的厚膜孢子。用生理盐水做涂片法镜检时,阳性率仅为 30%～50%;资料显示,高达 50% 的培养阳性的、有症状的患者,镜检为阴性。

2. **10%KOH 溶液法**　取少许凝乳状分泌物涂于 10%KOH 溶液混匀,加盖玻片后放置数秒,在显微镜下观察芽生孢子和假菌丝。由于 10%KOH 溶液可溶解其他细胞成分,念珠菌检出率高于生理盐水,检查无症状感染者的阳性率为 10%,而有症状的阴道炎阳性患者检出率为 70%～80%。

3. **革兰氏染色法**　取分泌物涂片、固定后,革兰氏染色,置显微镜下观察。涂片可见成群革兰氏染色阳性的卵圆形芽生孢子和假菌丝,镜检发现真菌,是 VVC 的诊断依据。革兰氏染色法阳性检出率可达 80% 或更高,故临床上推荐用 10%KOH 溶液法或革兰氏染色法。

4. **真菌免疫荧光法**　利用真菌细胞壁上具有某些特定的多聚物抗原,可与试剂盒中的碱性几丁质酶结合,通过酶联高纯度荧光素结合形成复合物,在特定激发波长下发射强荧光。取分泌物涂片,将载有样本的载玻片置于操作台面,滴加真菌荧光染色液 1 滴,静置 1 分钟,盖上盖玻片,用棉拭子吸去多余染液,在荧光显微镜下观察菌丝和孢子等结构。该方法操作简单快速,检测结果准确率高,极大地提高了真菌检出阳性率,有利于准确诊断和及时有效的治疗。

其他几种常见念珠菌镜下形态:①热带念珠菌,显微镜下可见圆形或卵圆形菌体或孢子及假菌丝,菌体比白念珠菌稍大;②克柔念珠菌,显微镜下可见假菌丝呈对称分枝,有细长的芽生孢子;③光滑念珠菌,显微镜下可见卵圆形芽生孢子,细胞尖端单芽,无真假菌丝不产生厚壁孢子;④近光滑念珠菌,显微镜下可见卵圆形或长倒卵形分生孢子和细长假菌丝。

与培养法检测念珠菌相比,显微镜检查的敏感性仅约 50%,加之镜检受检验人员经验的主观影响,可能导致假阴性结果。直接镜检阴性又高度怀疑为念珠菌感染时,应反复取可疑标本送检直至确认。涂片镜检未发现假菌丝不能排除 VVC,应进行阴道分泌物培养念珠菌。

第三节 真菌培养

一、常用真菌培养基

念珠菌能在多种培养基中生长,最常用是沙氏培养基,培养基中加入氯霉素抑制细菌生长,广泛用于深浅部真菌的常规培养。念珠菌最适生长温度为 22～28℃,所有阴道分离标本培养阴性应至少孵育 5 天。

二、培养特性

1. **白念珠菌** 白念珠菌在沙氏培养基和血琼脂平板上均生长良好。沙氏培养基 25～30℃培养 1 天可见菌落,为灰白或奶油色、表面光滑、带有浓厚酵母菌气味的典型的类酵母样菌落。培养稍久,菌落增大,颜色变深,质地变硬或有皱褶。血琼脂平板 35℃培养 2 天,可形成中等大小灰白色、瓷白色菌落。在玉米粉吐温 -80 琼脂培养基 25℃培养 2～3 天,可见丰富的假菌丝,顶端有典型的单个、最多不超过两个厚膜孢子。在 30℃以上,不产生厚膜孢子。

2. **热带念珠菌** 沙氏培养基上可见奶油样、灰白色、柔软、光环菌落,边缘或有皱褶。取菌落做氯化三苯基四氮唑(TZC)反应。TZC 反应即在葡萄糖蛋白胨琼脂内加入 0.05g/L TZC,热带念珠菌在此培养基上生长后使培养基变为深红色或紫色,而白念珠菌不使培养基变色(淡红),其他念珠菌使培养基变为红色。在玉米粉吐温 -80 琼脂培养基上有大量菌丝,上附芽生孢子。在血清中不产生典型的芽管,沙氏肉汤管呈膜样生长。

3. **克柔念珠菌** 培养在沙氏培养基上,生长菌落呈奶油样至灰黄色、扁平、干燥或有皱褶。在玉米粉吐温 -80 琼脂培养基上有粗壮的假菌丝,芽生孢子卵圆形、圆筒形,游离或沿假菌丝主轴平行排列。沙氏肉汤中呈表面生长。

4. **光滑念珠菌**　在沙氏培养基上生长较慢,2~3 天有小菌落出现,灰白色,表面光滑。在玉米粉吐温 -80 琼脂培养基上不产真、假菌丝,不产厚膜孢子。沙氏培养基中无膜样生长。

5. **近平滑念珠菌**　培养在沙氏培养基上,生长菌落呈奶油样至淡黄色、光滑、柔软或有皱褶。在玉米粉吐温 -80 琼脂培养基上有丰富的假菌丝,分枝链状,附着芽生孢子,不产厚膜孢子。沙氏培养基中无膜样生长。

念珠菌属在部分培养基上的生长特性见表 9-1。

表 9-1　常见念珠菌在部分培养基上的生长特性

培养基	白念珠菌	热带念珠菌	克柔念珠菌	光滑念珠菌	近平滑念珠菌
沙氏培养基	乳酪样	奶油样	扁平、干燥	乳酪样	奶油样
血琼脂平板	中、暗灰	大、灰白	扁平、无规则	小、灰白	大、灰白
巧克力琼脂平板	大、灰白	大、灰白	大、扁平	中、灰白	大、灰白
科玛嘉显色培养基	翠绿色	蓝灰色	粉红色	白色或紫红色	白色或淡粉色
葡萄糖蛋白胨琼脂	管底生长	表面薄层有气泡	表面薄层粘连管底	管底生长	无膜样生长
玉米粉吐温 -80 琼脂培养基	菌丝分枝,有厚壁孢子,假菌丝连接处簇状小分生孢子	芽生孢子轮生,极少数菌丝可产生泪滴形厚壁孢子	菌丝交叉分枝,分生孢子细长	芽生孢子单芽型,无真假菌丝	细长假菌丝,分枝链状,附着芽生孢子

第四节　念珠菌鉴定

念珠菌的鉴定对难治性 VVC、RVVC、非白念珠菌所致 VVC 有很好的诊断价值,对协助处理难治性 VVC,特别是在应用抗真菌药物常规剂量治疗失败或唑类抗真菌药物或其他类别药物的有效性不确定时,有重要的指导意义。临床上常用的念珠菌鉴定方法包括生化反应及鉴别、药物敏感性、质谱分析和分子生物学技术。

一、生化反应及鉴别

1. 芽管形成试验 将念珠菌接种于 0.5～1.0ml 人或动物血清中,菌量 10^6/ml。37℃孵育 2～3 小时,镜检观察有无典型手镜状芽管生成。白念珠菌孢子伸长,能形成芽管,芽管较细,为孢子直径的 1/3～1/2。其他念珠菌一般不形成芽管,借此鉴定白念珠菌。注:试验时应设立阳性对照和阴性对照。孵育时间不得超过 4 小时,不然其他产假菌丝的酵母菌也将发芽而与芽管相混淆。如果使用热带念珠菌作为阴性对照,应注意孵育时间,因为热带念珠菌在血清中孵育 6 小时或更久也可形成芽管。

2. 厚膜孢子形成试验 玉米粉吐温 -80 琼脂可以降低培养基表面张力,很适宜酵母菌样真菌的菌丝和芽生孢子的生长。白念珠菌在此培养基上能产生厚膜孢子,借此可鉴定白念珠菌。显微镜下看到假菌丝中隔部伴有成簇的圆形分生孢子,绝大部分菌株在菌丝顶端有 1 个或 2 个厚膜孢子。

3. 糖同化或发酵试验 糖同化试验是检测真菌对糖类中碳源利用能力的一种极有价值的试验。其原理是,某些真菌在不含碳源而仅含氮源的合成固体培养基上不生长。当培养基中加入该菌能利用的碳水化合物时,则该菌生长。一般对双糖类发酵的真菌,都能同化或利用糖类或碳源;主要用于鉴定酵母菌。利用酵母菌对各种糖类、醇类及醇苷类的发酵能力,借以鉴定菌种。

(1)白念珠菌:能同化葡萄糖、麦芽糖、蔗糖(少数例外)、半乳糖、木糖、海藻糖,不能利用硝酸盐。

(2)热带念珠菌:除能同化葡萄糖、麦芽糖、蔗糖、半乳糖、木糖、海藻糖外,尚能同化纤维二糖。不能同化 L-阿拉伯糖和鼠李糖,不利用硝酸盐。

(3)克柔念珠菌:能同化葡萄糖,对多种常用糖、醇不能同化。不利用硝酸盐。

(4)光滑念珠菌:能同化葡萄糖、麦芽糖和海藻糖,发酵葡萄糖和海藻糖,不利用硝酸盐。

(5)近光滑念珠菌:生化反应与热带念珠菌相似,但本菌能同化 L-阿拉伯糖,不能同化纤维二糖,热带念珠菌刚好相反。

念珠菌属常见的生化及发酵试验见表 9-2。

4. 显色培养基鉴定法 在科玛嘉显色培养基上可快速鉴定白念珠菌和其他念珠菌。显色基上生长翠绿色菌落为白念珠菌,蓝灰色菌落为热带念珠菌,白色或淡粉色菌落为近平滑念珠菌;粉红色边缘微毛为克柔念珠菌,整个菌落显白色或紫红色为光滑念珠菌。有足够的敏感性和特异性来分离目前临床上 95% 以上的 3～4 种致病性念珠菌。通过菌落形态特性可准确地将培养物鉴定到种的水平,且价格适中,操作简单。

表 9-2　念珠菌属常见的生化及发酵试验

菌种	同化试验				发酵试验			
	葡萄糖	麦芽糖	蔗糖	乳糖	葡萄糖	麦芽糖	蔗糖	乳糖
白念珠菌	+	+	+	−	+	+		
热带念珠菌	+	+	+	−	+	+	+	−
克柔念珠菌	+	−	−	−	+	−	−	−
光滑念珠菌	+	+	−	−	+	−		
近平滑念珠菌	+	+	+	−	+	−	−	−

5. 生化反应系统

（1）AP 20C AUX 是用于准确鉴定临床上最常见酵母菌的鉴定系统。API 20C AUX 试验条由 20 个同化测定的干粉底物的 20 个小杯所组成。小杯内含半固体微量培养基供接种，只有能以该底物为唯一碳源的酵母菌才能生长。挑取菌落于无菌盐水制成 2 个麦氏比浊度的菌悬液，加入 100μl 至 C 培养基安瓿混匀，依次注入杯内，30℃培养 2～3 天。大多数念珠菌在 48 小时内可以鉴定。菌体生长时菌悬液的浊度不断变化，通过与系统的阴性对照相比，配合鉴别图表和电脑辅助系统来鉴定菌种，鉴定结果参考分析图谱索引或鉴定软件。该系统可鉴定 16 种念珠菌，但所需时间较长。

（2）VITEK 2 Yeast Identification Card（VITEK 2 YST Test Kit）酵母菌鉴定卡也可鉴定临床绝大多数酵母菌和酵母样真菌。酵母菌鉴定卡基于已建立的生化反应方法及新开发的底物，共有 46 种生化试验，以检测碳源利用、氮源利用和酶活性。挑取菌落于 3ml 无菌盐水制成 2 个麦氏比浊度的菌悬液，将菌悬液试管和酵母菌鉴定卡放入卡架中，上机检测。本系统根据所分析酵母菌和反应数据鉴定酵母菌，获得最终结果大约需要 18 小时。

二、质谱分析技术

VITEK MS（VITEK Mass Spectrometry，VITEK 质谱仪）采用 MALDI-TOF 技术（matrix-assisted laser desorption/ionization-time of flight，基质辅助激光解吸电离飞行时间），用于临床分离的细菌、厌氧菌、苛养菌、酵母样真菌、丝状真菌、分枝杆菌的快速鉴定。MALDI-TOF 技术是近年发展起来的一种新型软电离质谱技术，基本原理是用激光照射微生物标本与基质形成的共结晶体，基质吸收激光能量并传递给微生物所含生物分子（主要是蛋白质），同时将 H（质子）转移到生物分子而发生电离。带电荷离子在电场作用下离开微生物 - 基质表面进入一定长的真空管。在真空管飞行过程中没有外力作用，电离后的生物分子到达真空管顶端的离子检测器时间与其质量有关,也就是质量越大、飞行速度越慢,到达检测器的时间越长,从而鉴别不同质量蛋白并获得微生物蛋白质量指纹图。通过软件对这些指纹图谱进行处理,并和数据库中各种已知微生物的标准指纹图谱进行比对,从而完成对微生物的鉴定。MALD-TOF MS 鉴定真菌的主要原理是通过检测获得微生物的蛋白质谱图,并将所得谱图与数据库中的真菌参考谱图比对后得出鉴定结果。与传统的鉴定方法相比,MALD-TOF MS 技术检测时间短、结果准确、试剂和耗材成本较低,并能准确将念珠菌鉴定到种的水平,为临床对念珠菌感染的早期、快速诊断提供了新的技术方向。另外,MALDI-TOF MS 已经能够成功地应用于部分微生物亚种水平的鉴定和耐药机制的检测。

　　MALD-TOF MS 一般工作流程:涂靶板,加 1μl CHCA 基质液,靶板自然晾干上机检测,样本准备工作站输入标本信息并发送至获取质谱工作站,Myla 查看结果。MALD-TOF MS 能准确鉴定真菌(包括 81 种丝状真菌)164种。建库共收集菌株 15 572 株,获取质谱图 38 428 个。

三、分子生物学技术

　　1. 聚合酶链反应(PCR)　以特异性引物进行 PCR,目标菌种的靶 DNA片段会被放大,其他菌种则没有 PCR 产物。此方法的关键在于引物的设计,引物必须具有种的特异性。也有研究报告用短肽噬菌体展示技术与 ELSA 结合,高分辨率熔解曲线与真菌通用引物 PCR 结合鉴定白念珠菌及其他念珠菌。

　　2. DNA 测序法　把特定基因以 PCR 扩增之后再进行 DNA 测序,将序列在基因数据库(如 GenBank)中进行比对,以鉴定真菌的种名或属名。只要有少量菌体进行 PCR 后即可测序。测序法的优点在于不需要有繁殖构造出现,若选定适当基因,或同时测序 1 个以上基因,通常能得到不错的鉴定结果。常用基因为核糖体核酸内转录间隔区(internal transcribed spacer, ITS)、28SrRNA、延伸因子(elongation factor)、微管蛋白(bulin)、钙调蛋白(calmodulin)等,不同种属所选基因不同。所得序列需要与 2 个或 2 个以上真菌基因数据库比对,以得到可靠鉴定结果。

　　传统微生物鉴定方法除了耗时、费力外,有时难以区分某些细菌或细菌群。过去 10 年间,人们通过分子生物学方法对传统种属鉴定、分类提出质疑,并且对大量细菌进行属、种重新分类,同时发现了许多新的菌种。此外,分子生物学研究还揭示了传统方法的局限性和寻找一种更可靠的鉴定方法。

　　目前已在临床开展病原体宏基因组学检测技术,又称二代测序技术(metagenomic next generation sequence, mNGS)。该技术不需要培养,可以直接检测临床标本(尤其是对一些病因不明的感染,或已使用抗感染药物治疗后，仍有一定检测阳性率），为疑难、少见感染病的病原学诊断提供依据，然其结果解释及诊断价值评估需结合临床谨慎进行。

3. **多重聚合酶链反应（multiplex PCR）** 以多对引物加入同一个 PCR 中，可以同时鉴定数种不同的菌种。

4. **实时 PCR（RT-PCR）** PCR 中另外加入杂交探针，探针上通常含有一发射荧光的分子及 1 个会猝灭的分子。此方法能够实时检测 PCR 过程中的产物，其敏感度也高。

5. **PCR-ELSA** 在 ELSA 盘中，黏附上链霉抗生物素蛋白（streptavidin），经通用引物扩增的 PCR 产物，先与标记毛地黄素和生物素的探针反应，再与固定在微孔的链霉抗生物素蛋白结合，接着和联结酶素抗毛地黄素抗体反应，最后使用呈色法反应监测 PCR 产物，从而鉴定菌种。

6. **核酸杂交检测技术** 即用已知特定序列的标记探针与待检测核酸片段杂交，以检验其是否与已知探针具有同源序列。核酸杂交的敏感度和特异性均高于传统检测方法，与金标准检测方法具有较好一致性。

四、药物敏感性

1. **酵母样真菌药敏试剂盒（微量稀释法）** 即 ATB FUNGUS3，广泛应用于测定念珠菌属对于抗真菌剂的敏感性。酵母样真菌药敏试剂盒（微量稀释法）的试条包括 16 对杯状凹。第 1 对不含任何抗真菌剂，用作阳性生长对照。另外 15 对包含不同稀释度的 5 种抗真菌剂，在与微量稀释（根据 EUCAST68 及 CLS126 建议的参考方法）相似的条件下，在半固体培养基中测定真菌的最低抑菌浓度。操作规程：从沙氏培养基挑取菌落制成约 2 个麦氏比浊度的悬浮液，取 20μl 加入到 ATB F2 培养基安瓶中混匀，依次取 135μl ATB F2 培养基接种至 ATB 真菌药敏板各杯凹中（大约 3×10^4 酵母菌 /ml 或 4×10^3 酵母菌 / 杯凹），33～37℃培养 1～2 天，通过肉眼判读或应用 ATB 仪器或 mini API 自动判读杯状凹中液体的生长情况，获得 MIC[两性霉素 B（AMB）、氟康唑（FCA）、伊曲康唑（ITR）、伏立康唑（VRC）、5- 氟胞嘧啶（5-FC）]，将细菌分为敏感、中介或耐药。

2. **常见念珠菌的耐药特征**

（1）白念珠菌：对两性霉素 B 及其脂质体、三唑类（如氟康唑、伊曲康唑、伏立康唑、泊沙康唑等）、棘白菌素类（如卡泊芬净、阿尼芬净、米卡芬净等）及 5- 氟胞嘧啶（5-FC）等药物敏感，但对 5-FC 极易产生耐药性，临床治疗时常两种药物联合使用。

（2）热带念珠菌：对两性霉素 B 敏感，对唑类药物（氟康唑、伊曲康唑等）较敏感。

（3）克柔念珠菌：对两性霉素 B 敏感，对氟康唑天然耐药。

（4）光滑念珠菌：对两性霉素 B 敏感，对氟康唑等有较高耐药性。

（5）近平滑念珠菌：对两性霉素和唑类药物敏感。

目前，念珠菌的鉴定仍以形态和生长特性为主，根据其菌丝及孢子形态、生长特性（如温度、速度）、菌落颜色和形态及生化试验等，形态的观察需要训练良好且有丰富经验的专业技术人员。念珠菌的诊断与鉴定还可应用质谱分析技术和分子生物学技术等实现快速鉴定，这些新技术由于其敏感性、特异性和简便性，大大提高了念珠菌的诊断水平和效率，有利于疾病的治疗和预防。

（张伟铮）

参 考 文 献

1. 朱庆义，朱镭，李新燕，等. 妇产科感染与病原学诊断 [M]. 北京：科学出版社，2017：452-457.

2. James H. Jorgensen, Michael A. Pfaller. 临床微生物学手册 [M]. 王辉，马筱玲，钱渊，等译. 11 版. 北京：中华医学电子音像出版社，2017：2543-2548.

3. 卢洪洲，钱雪琴，徐和平. 医学真菌检验与图解 [M]. 上海：上海科学技术出版社，2017：49-71.

4. 陈东科，孙长贵. 实用临床微生物学检验与图谱 [M]. 北京：人民卫生出版社，2010：577-593.

5. 费樱. 临床微生物学检验实验指导 [M]. 北京：科学出版社，2012：96-99.

6. 李明远，徐志凯. 医学微生物学 [M]. 3 版. 北京：人民卫生出版社，2015：453-486.

7. 刘运德，楼永良. 临床微生物学检验技术 [M]. 北京：人民卫生出版社，2015：276-280.

8. 王辉，任健康，王明贵. 临床微生物学检验 [M]. 北京：人民卫生出版社，2015：472-480.

9. 尚红，王毓三，申子瑜. 全国临床检验操作规程 [M]. 4 版. 北京：人民卫生出版社，2014.

10. 王辉，马筱玲，宁永忠，等. 细菌与真菌涂片镜检和培养结果报告规范专家共识 [J]. 中华检验医学杂志，2017，40（1）：17-30.

11. 徐英春，李若瑜，王瑶，等. 侵袭性真菌病临床实验室诊断操作指南（WS/T497—2017）[S]. 北京：中国标准出版社，2017.

12. 周庭银，倪语星，胡继红，等. 临床微生物检验标准化操作 [M]. 3 版. 上海：上海科学技术出版社，2015：514-526.

13. Yi-Wei Tang, Charles W. Stratton. 诊断微生物学新技术 [M]. 吴尚为，黄彬，陈茶，等主译. 北京：科学出版社，2015：542-55.

14. 饶贤才，胡福泉. 分子微生物学前沿 [M]. 北京：科学出版社，2013.

第十章 外阴阴道念珠菌病的诊断与鉴别诊断

第一节 诊 断

一、临床表现

1. **病史** 长期大量服用抗生素、大量应用免疫抑制剂、接受大量雌激素治疗；性生活频繁、多个性伴侣；个人卫生习惯不良，如长期穿着紧身衣裤、长期使用卫生护垫、经常冲洗阴道等；在未经氯化消毒过的游泳池游泳；偏嗜甜食和奶制品；妊娠、糖尿病、肥胖等均易引起本病的发生。此外，营养过度、营养不良、植入导管、恶性肿瘤、酗酒、吸毒、腹部手术等也是导致本病发生的因素。

2. **症状** 主要表现为外阴阴道瘙痒、分泌物增多。轻者可无明显临床症状，重者外阴阴道瘙痒症状明显，持续时间长，严重者坐立不安，以夜晚更加明显。部分患者有外阴部灼热痛、性交痛以及排尿痛。尿痛是排尿时尿液刺激水肿的外阴所致。阴道分泌物的特征为白色稠厚，呈凝乳状或豆腐渣状。

3. **体征** 妇科检查可见外阴红斑、水肿，可伴有抓痕，严重者可见皮肤皲裂、表皮脱落。阴道黏膜红肿、小阴唇内侧及阴道黏膜附有白色块状物，擦除后露出红肿黏膜面，严重者还可见糜烂及浅表溃疡。

二、实验室检查

1. **悬滴法** 采用 10% 氢氧化钾溶液镜检，可溶解其他细胞成分，菌丝阳性率 70%～80%，可提高念珠菌的检出率。生理盐水法阳性率低，不推荐使用。

2. **涂片法** 革兰氏染色法镜检，菌丝阳性率可达 80% 或更高。

3. **培养法** 对于复发性念珠菌病或有症状但多次镜检阴性者，应采用培养法进行诊断，并进行药物敏感试验。

典型病例不难诊断。根据有关病史、诱发因素、症状、体征和实验室检查进行诊断。在临床诊断中，实际患者的诊断可分为临床诊断、实验室诊断和临床结合实验室诊断这几种情况。

对有阴道炎症状或体征的妇女，若在阴道分泌物中找到念珠菌的芽管或假菌丝，即可确诊。

对于无症状的阴道念珠菌寄居者，若分泌物中找到芽孢，可进一步通过培养法协助诊断。

临床上，VVC 合并细菌性阴道病、滴虫阴道炎是常见的阴道混合性感染的类型，实验室检查可见到 2 种或 2 种以上致病微生物。pH 测定具有鉴别意义。若 VVC 患者阴道分泌物 pH > 4.5，需要特别注意存在混合感染的可能性，尤其是合并细菌性阴道病的混合感染。

我们可以通过以下流程图（图 10-1）进行外阴阴道念珠菌病的诊断。

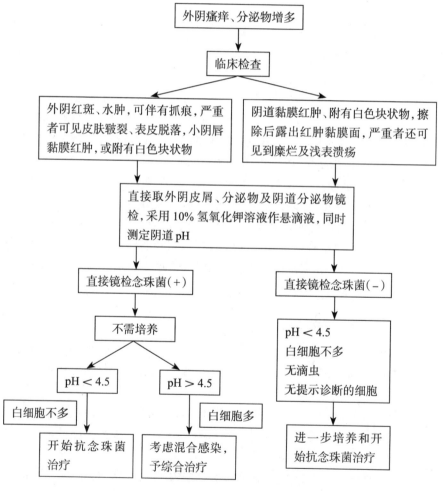

图 10-1 外阴阴道念珠菌病的诊断流程图

第二节　鉴 别 诊 断

一、滴虫阴道炎

滴虫阴道炎(trichomonal vaginitis,TV)是由阴道毛滴虫引起的阴道炎症。临床表现同样存在阴道分泌物增多,外阴瘙痒,间或出现灼热、疼痛、性交痛等。但其分泌物常呈稀薄脓性或泡沫状,有腐臭味;检查可见阴道黏膜充血,严重者有散在出血点,甚至子宫颈有出血斑点,形成"草莓样"子宫颈。镜检阴道分泌物找到阴道毛滴虫,即可确诊。

二、细菌性阴道病

细菌性阴道病(bacterial vaginosis,BV)是由阴道内正常菌群失调所致的以带有鱼腥臭味的稀薄阴道分泌物增多为主要表现的混合感染。可伴有轻度外阴瘙痒或烧灼感,性交后症状加重。检查阴道黏膜无明显充血等炎症表现,分泌物呈灰白色、均匀一致、稀薄状,常黏附于阴道壁,但容易从阴道壁拭去。临床上下列 4 项具备 3 项,即可诊断为细菌性阴道病:①线索细胞阳性;②均匀、稀薄、灰白色分泌物,常黏附于阴道壁;③阴道分泌物 pH > 4.5;④产氨试验阳性。

三、细胞溶解性阴道病

细胞溶解性阴道病(cytolytic vaginosis,CV)主要是由乳杆菌过度繁殖,pH 过低,导致阴道鳞状上皮细胞溶解破裂而引起相应临床症状的一种疾病。常见临床表现为外阴瘙痒、阴道烧灼不适,阴道分泌物性质为黏稠或稀薄的白色干酪样。两者主要通过实验室检查鉴别,VVC 镜下可见芽生孢子及假菌丝,而 CV 可见大量乳杆菌和上皮溶解后细胞裸核。

四、其他外阴瘙痒性皮肤病和性病

1. **湿疹**　女性外阴湿疹是发生在女性外阴皮肤与黏膜的变态反应性皮肤病。病因复杂,可能与外界的物理、化学性刺激有关,也与个人的过敏性体质相关。任何年龄都可发生,可首发于外阴,伴随全身其他部位皮损,也可仅发生于外阴大小阴唇。初期表现为红斑,可伴有丘疹、水疱,多融合成片,时间长者可浸润肥厚、苔藓化,或搔抓引起糜烂、抓痕,皮损边界不清。慢性病程,常反复发作。月经期可加重。常伴有剧烈瘙痒。

根据外阴的多形性皮损和反复发作、剧烈瘙痒，可作出诊断。无外阴白带增加。

该病与外阴阴道念珠菌病的重要区别是白带不多，主要表现为大小阴唇处皮损伴剧烈瘙痒，白带真菌镜检及真菌培养结果正常。

外阴湿疹在去除病因，避免过度搔抓、刺激，抗组胺药物口服及外用皮质类固醇激素药膏、钙调磷酸酶抑制剂、丹皮酚等中药膏后，可较快缓解。

2. 瘙痒症　常见。女性外阴瘙痒症是发生于女性外阴皮肤、黏膜的瘙痒，多与精神因素有关。可由其他感染继发，也可由于内分泌失调、性激素功能低下等引起。主要发生于大小阴唇，而阴蒂、阴阜及阴道口黏膜也可出现。一般无原发皮损，可伴有抓痕。瘙痒可局限于外阴，也可伴有全身瘙痒。

根据病史，无原发皮损而有剧烈瘙痒，可作出诊断。一般白带检查结果正常。

治疗上，瘙痒症主要是去除病因，保持宽松的精神状态，可以使用抗组胺药物，外用温和润肤剂。

3. 单纯性女阴炎　单纯性女阴炎是由于机械性刺激、摩擦和化学性刺激等因素引起的女性外阴非感染性炎症性疾病。任何年龄均可发生，青少年多见。表现为阴道、阴阜、大小阴唇及周围皮肤轻度潮红，表面有灰白色分泌物，小阴唇、阴道口轻度肿胀，有时可伴轻度糜烂和渗液，伴瘙痒。由于皮肤黏膜损伤严重，容易继发念珠菌或细菌感染。病原学检查阴性。

本病在去除病因，保持外阴清洁，外用氧化锌油或炉甘石洗剂后，可较快缓解。

4. 淋病　淋病是由革兰氏阴性双球菌 - 淋病奈瑟菌引起的细菌感染，人类是唯一的自然宿主，主要通过性传播。主要表现为宫颈炎。

当健康女性暴露于感染的男性，超过半数可感染淋病，感染后可在几天到几周内发生淋球菌性宫颈内膜炎的特异性或非特异性症状和体征，如排尿困难、阴道分泌物增加，或不正常的阴道流血。80% 的女性淋病患者症状轻微或无症状，她们可以成为长期病原携带者，继续传播感染。

盆腔炎是淋球菌感染最重要的并发症。盆腔炎是由宫颈内膜感染上行蔓延引起的，导致子宫内膜炎、输卵管炎或盆腔腹膜炎。临床表现有轻压腹痛到严重发热的腹痛，有附件团块的剧烈压痛。

实验室检查：①直接涂片检查，可快速诊断。女性宫颈分泌物涂片阳性率为 50%～60%。②淋球菌培养：诊断淋病的重要依据，主要用于临床症状轻或不明显的男女患者；临床表现可疑，涂片检查不典型（包括细菌在细胞外）或阴性的病例；临床诊断符合，需要测定药物敏感情况以便治疗的患者。淋球菌培养是目前诊断淋病的金标准，也是目前临床应用的敏感性和特异性最高的诊断方法。

诊断淋病时,需结合病史、临床表现及实验室检查结果,包括性生活史、性伴侣人数、潜伏期等等。淋病的治疗,主要是加强宣传教育,提倡洁身自爱,早期发现,及早治疗。推荐使用头孢曲松 250mg,肌内注射,单次给药;或大观霉素 2g,肌内注射,单次给药。

5. 支原体性阴道炎 / 宫颈炎　支原体性阴道炎 / 宫颈炎属于非淋菌性阴道炎最常见的类型,主要表现为白带增多,阴道及外阴刺激瘙痒,子宫颈充血、水肿,宫颈口可见黏液脓性分泌物,一般女性患者尿道炎症状不明显,可表现为尿急、尿频、排尿困难,尿痛不明显。也有很多患者无任何临床表现或症状。

本病诊断主要靠支原体培养,主要为人型支原体和解脲支原体,还有少见的生殖支原体。治疗上,主要根据药物敏感试验给药。常用多西环素或米诺环素,剂量均为 0.1g 口服,每日 2 次,首剂加倍。疗程 10～14 天。

6. 衣原体性宫颈炎　衣原体性宫颈炎属于非淋菌性阴道炎的常见类型。衣原体是一种细胞内寄生微生物,属革兰氏阴性菌;主要感染阴道、子宫颈的是沙眼衣原体,入侵口为子宫颈管。70%～90% 患者的子宫颈感染无症状,可持续数月到数年。症状主要表现为阴道分泌物异常,非月经期或性交后出血。妇科检查可发现子宫颈接触性出血,子宫颈管见脓性分泌物,子宫颈红肿、异位。衣原体性宫颈炎如不治疗,可向上感染,发展为盆腔炎,表现为下腹痛、性交痛、阴道异常流血、阴道分泌物异常等。病程常常慢性迁延。

本病诊断主要根据实验室检查,包括临床最常用的标本涂片直接染色镜检,或商品化试剂盒直接免疫荧光试验,也有细胞培养等方法。

治疗上,推荐阿奇霉素 1g,顿服;或多西环素 0.1g,每天 2 次,疗程 7 天。也有患者需要适当延长疗程。

(黄晋琰　谢　婷)

参 考 文 献

1. 谢幸,孔北华,段涛. 妇产科学 [M]. 9 版. 北京:人民卫生出版社,2018:241-243.

2. 中华医学会妇产科分会感染协作组. 外阴阴道假丝酵母菌病(VVC)诊治规范修订稿 [J]. 中国实用妇科与产科杂志,2012,28(6):401-402.

3. 赵辨. 中国临床皮肤病学 [M]. 2 版. 南京:江苏凤凰科学技术出版社,2017:2003-2011,2045-2047.

第十一章　外阴阴道念珠菌病的治疗

治疗原则：

1. 积极去除 VVC 的诱因。

2. 规范化应用抗真菌药物，首次发作或首次就诊是规范化治疗的关键时期。

3. 性伴侣无须常规治疗，RVVC 患者的性伴侣必要时给予检查治疗。

4. 不常规进行阴道冲洗，急性期阴道分泌物多可进行必要冲洗。

5. VVC 急性期间避免性生活或性交时使用安全套。

6. 同时治疗其他性传播感染。

7. 强调治疗的个体化，RVVC 推荐中西医结合治疗。

8. 长期口服抗真菌药物要注意监测肝、肾功能及其他有关毒副反应。

第一节　单纯性外阴阴道念珠菌病的治疗

一、中医治疗

中医认为，外阴阴道念珠菌病多因湿浊蕴结、感染虫毒所致，治疗宜以除湿杀虫为主。治疗上，以外治疗法为主，常选用清热燥湿、杀虫止痒中药煎水外洗、坐浴，或制成中药散、中药栓内塞阴道，达到治疗效果。另可配合口服中药，进行整体治疗和调理，以提高疗效和预防复发。

（一）外治疗法

1. 坐浴法

（1）罗元恺经验方一：防风、白矾各 20g，蛇床子、荆芥、黄柏、海桐皮、蒲公英、大飞扬、仙鹤草各 30g。上药煎水坐浴，每日 1～2 次。

（2）罗元恺经验方二：鹤虱草 30g，苦参 30g，蛇床子 30g，威灵仙 30g，当归尾 25g，狼毒 15g。上药煎水，药液与猪胆汁 2 个和匀，坐浴，每日 1～2 次。

（3）哈荔田经验方一：蛇床子 15g，花椒 9g，土荆皮 15g，紫荆皮 15g。上药煎水，坐浴，每日 1～2 次。

（4）哈荔田经验方二：地肤子 9g，蛇床子 9g，黄柏 6g，蒲公英 12g。上药布包水煎，每日 1 剂，坐浴熏洗外阴。

（5）黄绳武经验方：黄柏 15g，野菊花 15g，白鲜皮 15g，地肤子 15g，寻骨风 15g，狼毒 12g，生明矾 15g。上药煎水，坐浴，每日 1～2 次。

（6）梁君儿经验方：黄连、黄柏、丁香、薄荷、紫草、苦参、冰片按比例制成浓缩洗剂，稀释后每天坐浴、冲洗阴道 1 次，10 日为 1 个疗程。

（7）黄健玲经验方：苦参 30g，大飞扬 30g，黑面神 30g，蛇床子 30g，地肤子 30g，细叶香薷 20g。上药煎水坐浴，每天 1～2 次，7 天为 1 个疗程。

（8）范瑞强经验方：丁香、藿香、黄连、龙胆、苦参、枯矾、冰片、薄荷按比例制成含生药 55.8% 的水煎剂原液，每天清水稀释后外洗浸泡外阴 20～30 分钟。

（9）梁剑波经验方：大黄 30g，苦参 30g，蛇床子 20g，贯众 20g，金银花 20g，百部 15g，黄柏 15g，硼砂 10g，朴硝 10g。上药煎水，熏洗坐浴，每天 1～2 次。

（10）参百蛇洗剂：苦参 30g，蛇床子 30，龙胆 20g，生百部 15g，木槿皮 15g，黄柏 15g，花椒 15g，地肤子 15g。加水 2 000～3 000ml，煎 30～45 分钟，去渣取汁，熏洗坐浴。另将一带线的消毒纱球浸透药液，于每晚坐浴后塞入阴道后穹窿部，其线头留在外面，以便次日取出。10 天为 1 个疗程，一般用药 1～2 个疗程。

（11）蛇白汤熏洗方：蛇床子 50g，白鲜皮 50g，黄柏 50g，荆芥 15g，防风 15g，苦参 15g，龙胆 15g，薄荷 1g（后下）。上药煎汤取汁，熏洗外阴和阴道，每日 2 次，10～15 天为 1 个疗程，一般用药 1～2 个疗程。

（12）苦柏洗剂：苦参、黄柏、蛇床子、土茯苓各 30g，丁香 20g，黄连 6g，薄荷 12g（后下）。以水煎煮 30 分钟至 400ml，再融入枯矾 6g，每日冲洗阴道 1 次、并浸洗外阴 10 分钟，7 天为 1 个疗程。

2. 阴道塞药法

（1）复方沙棘籽油栓：用温水洗净外阴，予复方沙棘籽油栓 1 枚置入阴道深处，每晚 1 次，7 天为 1 个疗程。

（2）爽阴栓：每次 1 粒、每日 1 次、连续使用 7 天。爽阴栓是甘肃中医药大学附属医院院内制剂，主要成分为苦参、地肤子、半枝莲、白花蛇舌草、冰片等，适用于各种类型阴道炎。

（3）保妇康栓：保妇康栓 1 粒送入阴道深处，每天 1 粒，连用 8 天为 1 个疗程。

（4）黄连总生物碱阴道栓 1 片，于就诊日的第 1 天和第 3 天睡前用清水清洗外阴后置于阴道深处。

（5）蔡氏爽阴粉（蔡小荪经验方）：蛇床子 30g，防风 9g，白芷 9g，川芎 9g，黄柏 30g, 枯矾 9g, 土荆皮 20g。上药共研细末, 待外阴清洁后, 用气囊将药粉吹入阴道呈薄雾状, 并外扑在外阴。

（6）抗霉Ⅱ号：藿香 60%, 葫芦茶 20%, 矮地茶 20%, 按药物比例混合, 煎煮、浓缩、烘干成细末, 制成胶囊, 每粒胶囊 0.5g, 每天 2 次, 塞阴道内, 连用 15 天。

3. 针灸

（1）毫针：取气海、曲骨、归来、风市、太冲、阴陵泉等穴, 奇痒难忍者, 加神门、三阴交, 毫针中等刺激, 每次选 4～5 个穴位, 每日 1 次。

（2）耳针：取神门、内分泌、肝、胆、皮质下、外生殖器、三焦等穴, 耳穴埋针法, 每次选 3～4 个穴位, 隔日 1 次。

（3）电针：①曲骨、太冲；②归来、阴陵泉；③气海、阳陵泉。每次选用 1 组, 接电针仪, 选密波, 中等强度, 通电 20 分钟, 每日 1 次。

（二）内治疗法

本病常见中医证型为肝胆湿热、湿浊蕴结、脾虚湿盛。

1. 肝胆湿热

证候：阴部瘙痒灼热和肿胀明显, 白带量多黏稠, 心烦、口苦口干、小便短赤涩痛, 舌红苔黄腻, 脉数。

治法：清利肝胆湿热。

方药：龙胆泻肝汤（《医方集解》）。

龙胆 6g, 栀子 9g, 黄芩 9g, 木通 9g, 泽泻 12g, 车前子 9g, 柴胡 10g, 甘草 6g, 当归 8g, 生地黄 12g。

加减：肿痛重, 加赤芍、乳香、没药；痒重, 加防风、蛇床子。

2. 湿浊蕴结

证候：阴痒, 坐卧不安, 心烦失眠, 带下量多, 质稠如豆渣样, 色白或淡黄, 脘腹胀满, 舌质正常, 苔薄白腻, 脉濡缓。

治法：利湿杀虫止痒。

方药：萆薢分清饮（《医学心悟》）。

萆薢 20g, 石菖蒲 10g, 黄柏 10g, 茯苓 15g, 白术 10g, 丹参 15g, 车前子 15g, 莲子心 5g。

加减：奇痒难忍者, 加百部、地肤子、苦参；水肿溃烂重, 加土茯苓、厚朴。

3. 脾虚湿盛

证候：阴痒、阴肿, 皮色暗红, 带下色白或淡黄, 量多, 无臭, 绵绵不断, 神疲乏力, 肢体困倦, 脘闷纳呆, 大便溏薄, 脉缓弱而濡, 舌质嫩胖、边有齿痕。

治法：健脾祛湿, 清热止痒。

方药：除湿胃苓汤（《外科正宗》）。

苍术 10g，厚朴 10g，陈皮 10g，猪苓 15g，赤茯苓 15g，白术 9g，泽泻 12g，滑石 15g，防风 10g，栀子 10g，木通 6g，肉桂 6g，甘草 9g。

加减：湿重，加黄柏、车前子；热重，加龙胆、黄芩、黄连；风痒毒盛者，加苦参、蛇床子、百部。

二、西医治疗

1. **推荐治疗方案** 下列方案任选 1 种。

（1）阴道用药：可选用下列药物放置于阴道深部。

1）咪康唑软胶囊，1 200mg，单次用药。

2）咪康唑栓或咪康唑软胶囊，400mg，每晚 1 次，共 3 天。

3）咪康唑栓，200mg，每晚 1 次，共 7 天。

4）克霉唑栓或克霉唑片，500mg，单次使用。

5）克霉唑栓，100mg，每晚 1 次，共 7 天。

6）克霉唑栓，150mg，每晚 1 次，共 7 天。

7）制霉菌素泡腾片，10 万 U，每晚 1 次，共 14 日。

8）制霉菌素泡腾片，50 万 U，每晚 1 次，共 14 日。

（2）口服用药：对于未婚妇女及不宜采用局部用药者，可选用口服药物。氟康唑 150mg，顿服，共 1 次。

2. **其他药物治疗方案**

（1）两性霉素 B 泡腾片联合乳酸菌阴道胶囊：两性霉素 B 泡腾片，2 片 / 次，1 次 /d，加用乳酸菌阴道胶囊，1 片 / 次，1 次 /d。连续使用 10 天。有效率达 93.55%，两者连用能增加阴道菌数量，恢复阴道生态平衡，提高治愈率，降低复发率。

（2）克霉唑阴道片大剂量二次给药：克霉唑阴道片 500mg，将药物置于阴道深处，用药 72 小时后再次给予 500mg 置于阴道深处。其疗效明显优于小剂量给药，改善了阴道内环境、乳杆菌菌群失调，增加了乳杆菌活菌数量，降低了复发率。

（3）硝酸益康唑：单纯念珠菌感染者采用硝酸益康唑阴道膨胀栓治疗，晚上睡前置入阴道内深部，每晚 1 枚，3 天为 1 个疗程，临床有效率 90.8%，真菌转阴率 89.2%。

（4）盐酸特比萘芬阴道泡腾片：盐酸特比萘芬阴道泡腾片 50mg/d，阴道深部用药，连续用 7 天。停药 3～7 天总有效率 100%，真菌转阴率 100%。首次月经干净后复查总有效率 95.7%，真菌转阴率 95.7%。

（5）硝呋太尔制霉菌素阴道软胶囊：月经后 3～5 天进行治疗，每天 1 次，每次将 1 粒硝呋太尔制霉菌素阴道软胶囊放入阴道深部，连续用 6 天为 1 个疗程,连续用3个疗程。总有效率97.37%,半年复发率7.89%。

3. 物理治疗方案

(1)盆底康复治疗方法:利用低频电刺激、生物反馈及长期坚持Kegel锻炼,对患者在炎症非急性期进行盆底康复治疗,从而治疗阴道炎。采用可调制低频交流电,波形为双向方波。Ⅰ类肌电刺激频率8～33Hz,脉宽320～740微秒,R(休息时间)=T(工作时间);Ⅱ类肌电刺激频率20～50Hz,脉宽160～320微秒,R=2T。首先给予低频电刺激治疗,Ⅰ类肌电刺激时间为20分钟,Ⅱ类肌电刺激时间为10分钟,2次/w,共5次;第6次开始给予电刺激+生物反馈,先进行5次Ⅰ类肌电刺激10分钟+生物反馈20分钟,再进行5次Ⅱ类肌电刺激10分钟+生物反馈20分钟,2次/w,共10次。全程治疗共15次。从第6次开始指导Kegel锻炼,根据个人体能情况建议提肛150～200次/d,每天可1次或分次完成。康复治疗使盆底肌肉力量明显增强,盆腔器官尤其是阴道壁和尿道的位置得到恢复,使因妊娠分娩损伤松弛的阴道及阴道口结构恢复紧致,阴道的屏障功能得以修复,提高患者自我控制盆底肌肉的能力,增强阴道黏膜的抗病力,有效减少阴道炎症的复发。

(2)红外生物效应治疗仪(ATP)配合生物药液治疗:给予患者预先配置完毕的微生态抑制剂,充分浸泡外阴皮肤,冲洗阴道及子宫颈,使用ATP照射阴道及外阴糜烂、溃疡处,以病灶为中心,自外向内逐步照射,功率34～40级,3～7min/次,照射后在外阴黏膜处涂抹微生态抑菌油剂,1次/d,持续治疗3次。治疗期间均保持个人卫生,禁止食用辛辣刺激性食物,并严禁性生活。ATP是一种红外治疗仪,光线照射波长为3.0～7.0μm;能够对细胞蛋白质产生有序震动效应,通过对局部组织的热效应,改善微循环,并通过替代细胞中三磷酸腺苷,为阴道黏膜细胞供能,促进病灶组织尽快恢复。由于ATP属于无创治疗性技术,联用微生物制剂,符合目前女性生殖系统感染系统治疗的新理念,治疗期间舒适度好,患者易于接受。

(3)臭氧治疗:医用臭氧妇科治疗仪,臭氧液质量浓度为6mg/L,每人每日1次臭氧液冲洗阴道及外阴,每次5分钟,连续治疗7天。临床痊愈率达85.0%,临床总有效率达97.4%。

三、中西医结合治疗

1. **大蒜肠溶片联合硝呋太尔制霉素阴道软胶囊(朗依)治疗** 每晚睡前清洁外阴后,将1粒硝呋太尔制霉素阴道软胶囊塞入阴道;大蒜肠溶片20～40mg/次,3次/d,口服。治疗6天为1个疗程,共治疗2个疗程。停药3天后复查,显效率77.0%。

2. **氟康唑胶囊联合苦参汤治疗** 氟康唑胶囊,口服,1天1次,1次

150mg；再加以苦参汤阴道冲洗及坐浴治疗。苦参汤由地肤子、苍术、蛇床子、黄芩、白鲜皮各10g，苦参20g，甘草8g，金银花、黄柏各15g组成，1天1剂，1剂早晚2次。连续治疗1个月。治愈率53.33%。

3. 凝结芽孢杆菌活菌片联合加减逍遥散、硝呋太尔制霉菌素阴道软胶囊用药　阴道放置硝呋太尔制霉菌素阴道软胶囊（麦咪康帕）1枚，共6天，口服加减逍遥散[茯苓25g，白芍（酒炒）25g，生甘草25g，柴胡5g，茵陈15g，陈皮5g，炒栀子15g]，每日1剂，共7天，同时口服凝结芽孢杆菌活菌片3片，每天3次，首剂加倍，共14天。近期痊愈率55.56%，远期复发率9.26%。

4. 蛇床子散外洗联合硝酸异康唑阴道片治疗　首先温水清洗外阴及肛周，再以蛇床子散水煎成2 000ml外洗外阴及会阴部。具体处方：蛇床子30g，苦参30g，百部30g，徐长卿15g，黄柏20g，薏苡仁20g，薄荷20g（后下），萆薢20g，土茯苓20g，牡丹皮15g。若有外阴破溃者，可根据病情加金银花、野菊花、蒲公英、白芷、冰片（冲）适量。清洗外阴结束后，俯卧位将硝酸异康唑阴道片置入阴道深部，分别于第1、第4、第7天睡前应用，第14天复查白带常规。近期治愈率42.67%。

5. 土茯苓熏洗方联合硝酸咪康唑用药　非经期开始使用土茯苓熏洗方。处方：土茯苓30g，蛇床子、苦参、关黄柏、土荆皮、地肤子、白鲜皮、牡丹皮各15g，花椒6g，连翘12g，冰片（冲）3g。将本方加水3 000ml泡30分钟，水煎沸30分钟后去渣，取药液熏蒸，待药液温度下降后坐浴20分钟，每天1次，每次熏洗后阴道后穹窿放硝酸咪康唑栓（200mg）1枚，连续用药7天。治愈率42%，显效率54%。治疗30天后治愈率56%，显效率40%。较单用硝酸咪康唑栓疗效好。

6. 香莲栓联合咪康唑栓治疗　将香莲栓（广东省中医院院内制剂，每枚1.6g）和咪康唑栓（200mg/枚）塞入阴道内，每日1次，连用7天。愈显率和总有效率分别为60.00%、88.57%。可明显改善临床症状，两者联合使用，有明显增效作用，且安全性好。

7. 克霉唑阴道片联合口服止带汤加减治疗　克霉唑阴道片给药方法：患者月经干净后3天行克霉唑阴道片塞阴给药，单次剂量500mg，睡前给药1次为1个疗程，将药片置于阴道深处。根据患者情况，一般用药1次即可，必要时可在4天后再次给药1次。止带汤组成：茯苓、猪苓、车前子、泽泻、牡丹皮、赤芍、栀子、茵陈、黄柏、牛膝各10g。根据患者临床症状辨证加减，白带腥臭者加苦参、土茯苓各10g；瘙痒严重者加蛇床子、苦参各10g；下腹疼痛者加败酱草、延胡索各10g。加味药中病即止。中药煎煮方法：中药饮片加600ml水，煎至300ml。每日2次，每次150ml。早、晚餐后1小时服药，月经干净3天后连服7天，为1个疗程，连续用药1个疗程。

8. 口服氟康唑、阴道用咪康唑栓联合黄苦蛇川汤冲洗阴道疗法　氟康唑150mg,1日1次口服。每晚用黄苦蛇川汤(黄柏、苦参、蛇床子、花椒、白鲜皮、生百部各15g,明矾5g)阴道冲洗。患者坐位,将药液水煎至300～500ml,加入一次性阴道冲洗器中,摇匀后插入阴道按压进行冲洗。睡前用咪康唑栓1粒,塞入阴道深部。持续治疗1周,下个月经周期重复治疗,连用2～4个月经周期。显效治愈率为84.44%。

(黄晋琰)

第二节　复发性外阴阴道念珠菌病的治疗

复发性外阴阴道念珠菌病(RVVC)的治疗原则:①积极寻找并去除诱因;②规范应用抗真菌药物;③强调治疗的个体化,推荐选择中西医结合方法治疗RVVC;④分发作期和缓解期进行治疗。发作期抑菌消炎,控制症状,治疗至真菌镜检和培养阴性,为达到临床治愈和真菌学控制,可延长初始治疗时间;缓解期积极维持治疗,调护身体,防止复发。

一、中医治疗

1. 外治法　多选用清热燥湿、杀虫止痒中药煎水外洗、坐浴,或制成中药散、中药栓等剂型阴道用药。可选用以下方药:

(1)苦参50g,黄柏30g,大飞扬30g,百部30g,石榴皮20g。煎水外洗或坐浴10～15分钟,每天1次,7天1个疗程。

(2)苦参30g,蛇床子15g,地肤子15g,白鲜皮15g,野菊花30g,紫花地丁30g,黄柏15g,土茯苓30g,赤芍15g,当归15g,淫羊藿15g。煎水外洗或坐浴10～15分钟,每天1次,7天1个疗程。

(3)保妇康栓:每晚睡前1粒塞入阴道,连续7天1个疗程。

(4)香莲外用栓:每晚睡前1粒塞入阴道,连续6天1个疗程。

其他国家批准生产治疗RVVC的外用中成药制剂亦可选择应用。

2. 辨证论治

(1)湿热下注证

主证:外阴瘙痒,带下量多,色黄黏稠或豆渣样,或阴部坠胀,瘙痒灼热疼痛,或伴少腹疼痛,胸胁、乳房胀痛,口干口苦,尿黄,大便干或黏滞,舌红苔黄或黄腻,脉弦细或数。

治法:清热,利湿,止痒。

方药:龙胆泻肝汤加减。龙胆10g,柴胡10g,生地黄15g,猪苓15g,茯苓

15g,车前草 15g,泽泻 10g,茵陈 20g,白芍 15g,苍术 10g,白鲜皮 10g,甘草 5g。每天 1 剂,水煎服,连服 7 天为 1 个疗程。

（2）脾虚湿蕴证

主证:带下偏多,清稀色白,偶有外阴瘙痒。口淡纳差,面色萎黄,大便溏稀,舌质淡或淡胖,苔薄白或白腻,脉细或濡。

治法:健脾,化湿,止痒。

方药:参苓白术散合萆薢渗湿汤加减。党参 15g,白术 15g,扁豆 20g,山药 15g,莲子 20g,北芪 20g,陈皮 10g,萆薢 15g,薏苡仁 20g,茯苓 20g,黄精 15g,茵陈 15g,藿香 15g,甘草 5g。每天 1 剂,水煎服,连服 3 周为 1 个疗程。

（3）肝肾不足证

主证:带下正常或微黄,偶有外阴瘙痒。腰膝酸软,夜尿频,失眠多梦,口干,舌质淡红,苔薄白或微黄,脉细或细数。

治法:补益肝肾。

方药:六味地黄汤加味。熟地黄 15g,山茱萸 15g,牡丹皮 10g,泽泻 10g,山药 15g,茯苓 15g,白芍 15g,牛膝 15g,杜仲 20g,黄精 20g,菟丝子 15g,甘草 5g。每天 1 剂,水煎服,连服 3 周为 1 个疗程。

亦可选择参苓白术丸、六味地黄丸等中成药内服治疗。或配合每月月经干净后阴道塞用具有清热燥湿、杀虫止痒的中药制剂,每天 1 次,连续 3 天,共 3~6 个月。

二、西医治疗

1. **外治法**　不同国家 / 地区的指南或诊治规范对于 RVVC 的外用治疗原则基本一致,但治疗方案有细微差别,可能是由不同地域间药物获取、菌株分布及药物敏感性、医师用药习惯等多种原因造成的。

2012 年中国《外阴阴道假丝酵母菌病（VVC）诊治规范修订稿》中建议 RVVC 的治疗原则包括强化治疗和巩固治疗。外治主要采用阴道用药：①咪康唑栓或软胶囊 400mg,每晚 1 次,共 6 天;②咪康唑栓 1 200mg,第 1、第 4、第 7 天应用;③克霉唑栓或片 500mg,第 1、第 4、第 7 天应用;④克霉唑栓 100mg,每晚 1 次,7~14 天。巩固治疗:目前国内外没有较为成熟的方案,建议对每月规律性发作 1 次者,可在每次发作前预防用药 1 次,连续 6 个月;对无规律发作者,可采用每周用药 1 次,预防发作,连续 6 个月。

《2015 年美国疾病控制和预防中心关于阴道炎症的诊治规范》中没有明确提出 RVVC 的外治方案,但推荐在以下单纯性 VVC 治疗方案的基础上,延长初始治疗时间至 7~14 天。对于局部治疗单纯性 VVC 的方案,认为唑类药物的疗效高于制霉菌素,治愈率 80%~90%,可选择用药有:①OTC 类阴道内用药,包括 1% 克霉唑乳膏 5g,每日 1 次,共 7～14 天;2% 克霉唑乳膏 5g,每日 1 次,共 3 天;2% 咪康唑乳膏 5g,每日 1 次,共 7 天;4% 咪康唑乳膏 5g,每日 1 次,共 3 天;咪康唑栓剂 100mg,每日 1 次,共 7 天;咪康唑栓剂 200mg,每日 1 次,共 3 天;咪康唑栓剂 1 200mg,单次用药;6.5% 噻康唑油膏 5g,单次用药。②处方类阴道内用药,包括 2% 布康唑乳膏(单剂量生物黏附制剂)5g,单次用药;0.4% 特康唑乳膏,每日 1 次,共 7 天;0.8% 特康唑乳膏,每日 1 次,共 3 天;特康唑栓剂 80mg,每日 1 次,共 3 天。

2. **内治法** 国内外大多数指南都建议根据培养和药物敏感试验选择药物,在强化治疗达到真菌学治愈后,给予巩固治疗至半年。但不同指南对药物剂量的选择不同,需要更多循证证据进一步论证。

国内诊治规范建议强化治疗阶段采用氟康唑 150mg,顿服,第 1、第 4、第 7 天应用。巩固治疗阶段建议对每月规律性发作 1 次者,可在每次发作前预防用药 1 次,连续 6 个月。对无规律发作者,可采用每周用药 1 次,预防发作,连续 6 个月。2015 年美国诊治规范则建议强化治疗阶段口服氟康唑 100mg、150mg 或 200mg,3 日 1 次,共 3 次(即第 1、第 4、第 7 天各 1 次),以使真菌学转阴,然后再进行抗真菌维持治疗。维持疗法阶段口服氟康唑(即 100mg、150mg 或 200mg 剂量),每周 1 次,持续 6 个月。两者在药物剂量上存在差异。

采用内服疗法应注意:对于长期应用抗真菌药物者,定期检测肝、肾功能。

三、中西医结合治疗

临床实践显示,中西医结合治疗 RVVC 可以起到整体调理、抑菌增效、减轻症状、减少复发的作用。

1. **发作期** 发作期临床症状明显,建议西医、中医联合治疗,以西医治疗为主,中医治疗为辅。根据病情选择以下药物:

(1)根据药物敏感试验结果口服抗真菌西药:氟康唑 150mg,第 1、第 4、第 7 天口服,共 3 次;或伊曲康唑 200mg,每天 2 次,共 7 天。

(2)中药内服:RVVC 病情严重或口服西药疗效欠佳时可加服中药,发作期中医辨证多为湿热下注证。

(3)外用抗真菌西药或外用中药制剂:阴道分泌物多,症状重的患者在第 1 次外用药物治疗时建议先冲洗阴道。

1)外用抗真菌西药:克霉唑栓(片)500mg,第 1、第 4、第 7 天阴道用药;或咪康唑栓(软胶囊)400mg,每天 1 次阴道用药,共 6 天;或 1% 克霉唑乳膏,每次 5g,每天 1 次阴道用药,共 7～14 天。

2)外用中药制剂:选用清热燥湿、杀虫止痒中药煎水外洗、坐浴,或制成中药散、中药栓等剂型阴道用药。可选用方药:①苦参 50g,黄柏 30g,大飞扬 30g,百部 30g,石榴皮 20g。煎水外洗或坐浴 10～15 分钟,每天 1 次,7 天 1 个疗程。②苦参 30g,蛇床子 15g,地肤子 15g,白鲜皮 15g,野菊花 30g,紫花地丁 30g,黄柏 15g,土茯苓 30g,赤芍 15g,当归 15g,淫羊藿 15g。煎水外洗或坐浴 10～15 分钟,每天 1 次,7 天 1 个疗程。③保妇康栓:每晚睡前 1 粒塞入阴道,连续 7 天 1 个疗程。④香连外用栓:每晚睡前 1 粒塞入阴道,连续 6 天 1 个疗程。

其他国家批准生产治疗 RVVC 的外用中成药制剂亦可选择应用。

2. **缓解期** RVVC 缓解期建议以中医治疗、调护身体为主,中医辨证多为脾虚湿蕴或肝肾不足证,具体方药参考本节中医辨证论治。

亦可采用西医的维持疗法:目前,国内外还没有较为成熟的维持治疗方案。推荐口服氟康唑每次 150mg 或 200mg,每周 1 次,持续 6 个月,或每月 1 次间歇性阴道局部抗真菌用药维持治疗。抗真菌维持治疗可以降低 RVVC 复发,然而一旦停止维持疗法,仍有 30%～50% 的女性复发。对于长期应用口服抗真菌药物者,应定期检测肝、肾功能。

(袁娟娜)

第三节 妊娠期外阴阴道念珠菌病的治疗

外阴阴道念珠菌病(VVC)是生育期妇女常见的外阴阴道感染,而妊娠期由于雌孕激素水平升高,免疫功能下降,VVC 的发病率上升。据报道,75% 的女性在怀孕期间至少患有 1 次外阴阴道炎,10% 的患者有 2 次发作。且研究表明,VVC 在妊娠的第 2 个月和第 3 个月有很高的发病率。孕妇的念珠菌感染率是非孕妇的 2 倍,且孕妇无症状的发生率是非孕妇的 3 倍。

一、发病的相关因素

妊娠期妇女的代谢及内分泌功能相对异常,孕妇的各大器官、各大系统功能处于特殊生理状态;阴道作为生殖系统中极为重要的一部分,妊娠期内分泌水平及妊娠其他方面对阴道状态的波动影响明显。

1. **雌激素** 妊娠期妇女因雌激素分泌量显著增加,阴道上皮内糖类物质分泌量增大,使得阴道黏膜发生充血水肿,阴道微生态平衡紊乱,阴道内优势菌——乳杆菌数量明显下降。而且雌激素刺激上皮细胞产生的糖原可能有助于念珠菌的增殖,因为糖原为念珠菌生长提供了极好的营养来源。上皮细胞依赖雌激素从柱状细胞转变到分层鳞状细胞,这也增加了对念珠菌黏附的易感性,导致患者阴道上皮对念珠菌的亲和力增加,且能够刺激念珠菌的生长和芽管形成,最终促使寄生菌转变为致病菌而致病。亦有研究发现,某些白念珠菌对雌激素敏感,这类白念珠菌通过表达具有高亲和性的雌激素结合蛋白(estrogen-binding protein,EBP)与雌激素相互作用,从而大大增加其在阴道内的寄居,进一步形成假菌丝,增强念珠菌的毒力。因此,雌激素既能与念珠菌结合,又能促进其生长,提高其毒力,使得妊娠期 VVC 的临床治愈率明显降低。

2. 孕激素 孕激素可降低阴道上皮和子宫颈上皮细胞的角化指数、成熟指数和嗜酸性粒细胞指数,减少阴道内乳杆菌的数量,降低阴道清洁度,减少子宫颈黏液分泌,所以孕期更容易发生 VVC。

3. 免疫功能 母体在怀孕期间细胞免疫功能的下降是为了确保母体不排斥带异体抗原的胚胎。与健康的未孕妇女相比,自然杀伤细胞和 T 淋巴细胞显著减少,而正常的 T 淋巴细胞抑制念珠菌繁殖,导致怀孕期间发生 VVC 的概率增加。而妊娠期妇女合并糖尿病和人类免疫缺陷病毒(HIV)感染,均可导致外阴阴道念珠菌感染的概率增加。

二、治疗

1. 治疗的必要性 孕妇作为特殊人群,VVC 发生后可引起早产、宫内感染、胎膜早破和产褥感染等母婴结局。

(1)对妊娠结局的影响:妊娠期 VVC 可导致孕妇发生上行性感染。念珠菌感染是胎膜早破、早产的重要危险因素之一。妊娠中期治疗 VVC 可使早产发生率降低34%~64%。VVC 患者可能在上行性感染的炎症过程中产生大量酶,导致羊膜的弹性和张力降低,导致早产和胎膜早破。念珠菌感染的组织弹性差,血液循环不良,凝血机制不完全,局部组织水肿等,会影响术后会阴切口的愈合,成为产褥感染的危险因素,并且未经治疗的妊娠期 VVC 也会在分娩过程中引起软产道损伤并影响伤口愈合。

(2)对新生儿的影响:妊娠期念珠菌的垂直传播感染是新生儿早产和极低出生体重儿的重要病因。研究发现,感染念珠菌的女性在妊娠头 3 个月,早产率为10%,而在妊娠中期诊断为念珠菌病的 393 名女性中,其妊娠结局的早产率为18%,并且妊娠中期有念珠菌定植的女性,其新生儿出生的平均体重为2 989g,因此在妊娠中期被念珠菌感染的女性,早产率较高,新生儿体重较轻。一旦羊水感染白念珠菌,它可能会感染脐带表面、胎儿气管、胎儿皮肤和胃肠道,导致先天性皮肤念珠菌、尿布皮炎、早产、口腔念珠菌病(鹅口疮)、念珠菌性脑膜炎、念珠菌性肺炎等,在严重情况下,可引起念珠菌败血症、全身感染等。

2. 治疗的难点 妊娠期 VVC 易复发,是治疗的难点。究其原因有三:

（1）阴道微生态平衡被打破，局部存在免疫异常：正常情况下，阴道微生态处于相对平衡的状态，以乳杆菌等优势菌为主。妊娠期由于雌孕激素的影响，阴道微生态失衡，导致其功能状态受到影响。据报道，妊娠期阴道微生态失衡率升高且孕妇在整个怀孕期间，整体细胞免疫功能下降。研究表明，妊娠 VVC 组患者 CD4 细胞数减少和 CD4/CD8 比值下降，说明妊娠期阴道局部存在免疫异常，以免疫抑制为主，局部免疫功能低下或缺陷，局部防御功能下降，造成 VVC 在妊娠期易发作且不易治疗。

（2）致病的念珠菌菌种趋向多样性：我国相关研究结果显示，白念珠菌是妊娠期外阴阴道念珠菌病的主要病原菌，占 71.11%。另外，研究结果显示，光滑念珠菌和克柔念珠菌的检出率分别为 13.33% 和 11.11%，临床检出率有增多和菌种趋向多样性的趋势。另外，多项研究表明，尽管白念珠菌仍为主要菌种，但光滑念珠菌的比例正在增加且孕晚期尤为明显。

（3）妊娠期妇女用药选择存在局限性，依从性差：考虑到药物对胎儿的影响，妊娠期用药需确保母婴均安全，故药物选择范围减小，且不主张口服用药。而孕妇本身对胎儿的顾虑导致用药不规范，如依从性差、用药疗程不足、阴道上药时未能将药物置于阴道深处而容易脱出影响疗效等。而抗生素的不规范使用恰恰是微生物耐药性增加的重要原因，这都大大增加了妊娠期外阴阴道念珠菌病复发的可能性。

3. 西医治疗用药的原则

（1）妊娠期 VVC 患者处于妊娠期这一特殊时期，需谨慎选用抗菌药物：美国食品药品监督管理局依据药物对妊娠期胎儿的危害程度分为 A～X 5 个安全级别。

A 级：对照研究显示无害。已证实对人胎儿是最安全的，无不良影响。

B 类：对人类无危害作用。动物实验对胎畜有害，而在人类未证实对胎儿有害；或动物实验对胎畜无害，而在人类尚无充分研究

C 类：不能除外危害性。动物实验可能对胎畜有害或缺乏研究，但用药对孕妇的益处大于对胎儿的危害。

D 类：对胎儿有危害。流行病学研究证实对胎儿有害，但对孕妇的益处超过对胎儿的危害。

X 类：妊娠期禁用。无论在人类或动物中的研究或市场调查，均显示对胎儿危害程度超过对孕妇的益处。

而临床常用的治疗念珠菌感染的药物大多属于 B、C 类。两性霉素 B 为治疗念珠菌感染特别是深部感染的有效药物，虽属于 B 类，但由于其肾毒性，对胎儿存在毒副作用大，通常不推荐应用于妊娠期妇女。克霉唑属于 B 类药物，通过抑制细胞色素 P450 酶而改变真菌细胞膜的化学成分，从而达到抑制

真菌细胞生长增殖的作用,且克霉唑治疗念珠菌感染不会对胎儿产生致畸作用,妊娠期无使用禁忌;咪康唑属围生期 C 类药物,通过抑制麦角固醇的合成而达到破坏真菌细胞壁的作用,最终抑制真菌的生长繁殖。既往临床上在妊娠早期不推荐使用,但美国疾病控制和预防中心(CDC)2002 年推荐除制霉菌素外,几种常用的局部咪唑类抗真菌制剂如克霉唑和咪康唑均可在整个孕期应用。

（2）由于口服抗真菌药可能会增加胎儿法洛四联症的风险,因此妊娠期 VVC 的治疗,以阴道用药为宜,不选用口服抗真菌药物治疗。

4. 西医推荐的治疗方案

（1）各大指南的推荐方案

1）2012 年中华医学会妇产科分会感染协作组《外阴阴道假丝酵母菌病（VVC）诊治规范修订稿》中指出,妊娠期 VVC 的治疗方案同单纯性 VVC,但长疗程方案疗效优于短疗程方案。

2）2015 年美国疾病控制和预防中心（CDC）新版《性传播疾病治疗指南》则建议,局部用药的时间为 7 天。

3）2015 年加拿大妇产科学会《阴道炎筛查及管理指南》中则认为,妊娠期 VCC 患者使用外用咪唑乳膏和阴道栓剂治疗需长达 14 天,且需重复用药。

（2）目前的研究热点:妊娠期由于雌孕激素呈显著高水平,阴道微生态失衡,而抗真菌药物只能抑制念珠菌的繁殖,无法纠正阴道微生态平衡,无法重建乳杆菌的优势地位,故长期疗效不理想,妊娠期 VVC 易复发。目前,我国的研究者提出了咪唑类药物联合乳酸菌阴道胶囊阴道用药,或咪唑类药物序贯乳酸菌阴道胶囊阴道用药。

乳酸菌阴道胶囊的主要成分为乳杆菌活菌和乳糖,可直接补充乳杆菌并大量繁殖重建乳杆菌的优势地位,通过竞争性机制阻碍念珠菌的黏附繁殖,逐步使阴道菌群平衡,还可激活阴道黏膜免疫系统,提高阴道的抗感染能力。

1）联合用药方案:抗真菌的药物与乳酸菌阴道胶囊同日阴道用药,一般采用乳酸菌阴道胶囊每日早晨 1 粒,抗真菌药物当天晚上 1 粒。例如:乳酸菌阴道胶囊 0.25g,每晨 1 粒,阴道给药;咪康唑栓 400mg,每晚 1 粒,阴道给药。10 天为 1 个疗程。

2）序贯用药方案:先予抗真菌药物阴道用药,疗程完成后再予乳酸菌阴道胶囊阴道用药。例如:咪康唑栓 400mg,每晚 1 粒,阴道给药,连用 3 天后予乳酸菌阴道胶囊 0.25g,每天 1 粒,连用 5 天。

5. 中医药治疗　　中医将外阴阴道念珠菌病归属"带下病""阴痒"范畴,认为外阴阴道念珠菌病主要由湿、热、虫三邪所致,反复发作则耗伤正气,伤及肝、脾、肾三脏,导致病情虚实夹杂,缠绵难愈。多数患者因肝经郁热、肝肾阴虚、湿热蕴积和生虫化毒所致，亦有因虚生湿，湿浊内盛者，如脾虚湿困，肾阳亏虚而生湿者。女性孕后腹中胎儿致使气机升降失常，影响脾胃运化功能，中枢气机失调，易感湿邪，而气血下聚养胎，母体易肝旺，多生热邪。外阴阴道念珠菌病发作期多因内生湿热而下注生虫；或生活不洁，下阴从外感染虫毒；缓解期多见脾虚湿蕴或肝肾不足证。

妊娠期外阴阴道念珠菌病中医治疗亦根据患者临床症状进行辨证论治，具体与非妊娠期的外阴阴道念珠菌病治疗方案大致相同。但妊娠期用药，需考虑孕妇及胎儿的安全，在选择治疗方法及使用药物上应更加谨慎，避免使用有创伤的治疗方法，禁用对孕妇及胎儿有害的药物。

（1）治疗原则：以清热燥湿、杀虫止痒的中药制剂外洗和阴道用药为主，反复发作症状严重者可根据中医辨证在外用的同时给予除湿清热安胎或健脾固肾安胎的中药口服治疗。

（2）常用药物

1）外用：目前临床上使用较多的外用中成药包括以中药苦参、黄连、黄柏等为主要成分的外洗液和阴道用栓剂、凝胶剂等。研究表明，此类中药制剂药物，妊娠期使用安全性较好，也可与抗真菌的中药阴道栓剂、凝胶和乳酸菌阴道胶囊配合使用。

2）口服：可辨证选用黄芩、黄柏、茵陈、白芍、苏叶、白术、山药、茯苓、黄芪、杜仲、续断、熟地、菟丝子等除湿清热、健脾固肾安胎中药。

相比于西医抗真菌药物的用药禁忌，中医药在内服及外用药物上均有优势。

因此，采用合理有效的中西医结合方法治疗妊娠期外阴阴道念珠菌病可明显提高临床疗效和减少毒副作用。

（陈　颐　范瑞强）

第四节　其他复杂性外阴阴道念珠菌病的治疗

国外将外阴阴道念珠菌病（VVC）分为单纯性VVC和复杂性VVC两类，后者包括妊娠期VVC和非白念珠菌所致VVC。我国中华医学会妇产科分会感染协作组《外阴阴道假丝酵母菌病（VVC）诊治规范修订稿》同样将VVC分为单纯性VVC和复杂性VVC。单纯性VVC是指正常非孕宿主发生的、散发、由白念珠菌（白假丝酵母菌）所致轻或中度VVC。复杂性VVC包括RVVC、重度VVC、妊娠期VVC、非白念珠菌（非白假丝酵母菌）所致VVC或宿主为未控制的糖尿病、免疫力低下者。

复杂性 VVC 中的 RVVC、妊娠期 VVC 已在前面章节中论述,本章节主要论述非白念珠菌所致 VVC、重度 VVC 及免疫功能低下者的 VVC。

重度 VVC 的临床症状严重,外阴或阴道皮肤黏膜有破损。按 VVC 临床评分标准,评分 ≥ 7 分为重度 VVC。

一、发病的相关因素

1. 不同类型念珠菌的致病特点

(1)黏附力:不同致病性念珠菌(假丝酵母菌)具有不同的黏附力。其中,白念珠菌具有最强的黏附力,其次是热带念珠菌、近平滑念珠菌、光滑念珠菌和克鲁斯念珠菌。菌体的黏附力与菌体出芽及芽管的产生速度有关。出芽是菌体繁殖的方式,由芽生孢子延伸形成的芽管被称为假菌丝,它不与母菌体分离。菌体的黏附力与毒力成正比,亲水性念珠菌比疏水性念珠菌产生芽管的速度慢。芽管的形成不仅增强菌体的黏附力,而且还增加抗中性粒细胞的吞噬作用。外源性或内源性因素增加或促进出芽,可导致无症状 VVC 发展成有症状 VVC;相反,如果其出芽受到抑制,则可防止患者从无症状携带者发展为有症状或复发的 VVC。

(2)细胞外酶:研究表明,63% 的念珠菌具有酯酶活性,其中克鲁斯念珠菌中酯酶活性最高,其次是白念珠菌和光滑念珠菌。念珠菌可分泌多种水解酶,它们在宿主组织的黏附、组织穿透、侵袭和破坏中起重要作用。念珠菌致病性酶中最常见的是分泌型天冬氨酸蛋白酶(Sap),但磷脂酶、脂肪酶和溶血素也参与念珠菌毒力。Sap 促进对宿主组织的黏附及其损伤,并且与宿主免疫应答的变化相关。

2. VVC 病势加重的病理机制

通常认为,念珠菌中酵母相向菌丝相的转化是毒力增强的关键步骤,其菌丝相在发病机制中起重要作用。当念珠菌营养不足,特别是缺氧或生存环境发生改变时,很容易使酵母相向菌丝相转变,使其具有侵入性。当 pH < 6.5 时,它可以抑制念珠菌从酵母相向菌丝相转换;当 pH > 6.5 时,则能促进菌丝生长。人体血液和组织的 pH 呈中性或弱碱性,有利于念珠菌菌丝的形成,从而促进其感染和定植。

3. 合并其他疾病的患者的易感性

(1)糖尿病:一般认为,糖尿病是感染性疾病的好发因素。曾有学者根据 2003 年加拿大 50 万名糖尿病患者的门诊及住院记录,发现糖尿病患者较非糖尿病患者患感染性疾病的比例高,生殖道感染处于第 1 位,包括 VVC。分析认为,血糖升高,使阴道上皮内糖原含量增加,阴道酸性增加,适宜念珠菌生长。同时,高糖原含量的阴道环境为念珠菌的生长、出芽、黏附提供丰富碳源。高血糖水平使白细胞内糖代谢紊乱,中性粒细胞的趋化活动和吞噬功能减弱,而且糖代谢紊乱使蛋白分解加速,呈负氮平衡,导致免疫球蛋白、补体生成减弱,淋巴转化率降低,机体防御能力下降,使寄生于阴道内的念珠菌得以迅速繁殖。我国的研究结果显示,糖尿病妇女阴道内念珠菌的定植率比非糖尿病患者高。而且,患有Ⅱ型糖尿病的妇女阴道内更容易定植光滑念珠菌。

(2)HIV感染者:免疫力低下则易发多重感染。有报道称,已感染HIV的妇女白念珠菌感染率比未感染HIV者大2倍。在艾滋病合并真菌感染的患者中,机体免疫力和体内菌群数量成反比,若免疫力持续降低而菌群数量增加可加重病情。

二、治疗

1. 治疗难点

(1)非白念珠菌的种类繁多,耐药性各不相同:随着抗真菌药物在临床的广泛使用,尤其是使用氟康唑预防高危人群的真菌感染,致使耐药真菌不断出现,同时对抗真菌药物敏感性低的非白念珠菌的检出率也在增多。

最为常见的非白念珠菌是热带念珠菌、光滑念珠菌、近平滑念珠菌及克柔念珠菌。我国资料研究显示,光滑念珠菌对氟胞嘧啶的耐药率达17.9%。但全球药敏监测结果表明,光滑念珠菌对氟康唑的耐药率存在地区差异:美国为7%~14%,欧洲为3.7%~40%,巴西为4.3%~5.7%。耐药率的高低可能与抗真菌药物的使用情况有关。

亦有研究表明,80%的耐氟康唑的光滑念珠菌同时对伊曲康唑耐药,24%的耐伊曲康唑的光滑念珠菌同时对氟康唑耐药。由此可见,光滑念珠菌对三唑类药物交叉耐药率高。

我国的研究资料显示,所有克柔念珠菌对氟胞嘧啶及氟康唑耐药,绝大多数对伊曲康唑耐药,说明克柔念珠菌对三唑类抗真菌药物的敏感性低,耐药率高,且为原发性耐药。光滑念珠菌和克柔念珠菌对伏立康唑、泊沙康唑及卡泊芬净等抗真菌药物敏感。

大部分非白念珠菌对两性霉素B敏感,但一些比较少见的非白念珠菌如大多数的葡萄牙念珠菌和部分季也蒙念珠菌对两性霉素B原发耐药。而光滑念珠菌对两性霉素B的敏感性较其他念珠菌低。

(2)非白念珠菌的血行感染率高,易成重症:国外流行病学调查显示,由非白念珠菌所致血行感染呈上升趋势,且其所致血行感染已占念珠菌菌血症的35%~65%。

(3)免疫力低下者,VVC易复发,且易成重症:免疫缺陷或免疫力低下的患者,阴道菌群微生态易失衡,念珠菌感染易反复发作。例如,HIV感染合并VVC对抗真菌制剂治疗有效,但容易复发,且其发生VVC的症状更严重和持续时间更长。超过半数患者在诊断 HIV 感染前 6 个月至 3 年内即容易发生严重 VVC。

2. 推荐的西医治疗方案

（1）非白念珠菌所致外阴阴道念珠菌病的治疗：非白念珠菌所致外阴阴道念珠菌病的最佳治疗方案目前尚不明确。国内外学者的研究表明，硼酸治疗有效。应用硼酸的副作用有外阴阴道烧灼感，甚至出现上皮剥脱，可选制霉菌素代替。禁忌证：妊娠前 4 个月使用阴道硼酸，新生儿的出生缺陷会增加 2 倍，因此在此期间应避免使用。

推荐方案：2015 年加拿大妇产科学会《阴道炎筛查及管理指南》的治疗方案：

硼酸阴道制剂，300～600mg/ 次，每晚 1 次，共 14 天；

氟胞嘧啶霜，5g/ 次，每天 1 次，共 14 天；

两性霉素 B 栓剂，50mg/ 次，每天 1 次，共 14 天；

制霉菌素栓，100 000U/ 次，每天 1 次，共 3～6 个月。

同时该指南也指出硼酸阴道制剂、氟胞嘧啶霜及两性霉素 B 栓剂可组合使用。

（2）重度 VVC 的治疗：2012 年中国《外阴阴道假丝酵母菌病（VVC）诊治规范修订稿》中指出，应在治疗单纯性 VVC 方案基础上，延长疗程。症状严重者，外阴局部外用低浓度糖皮质激素软膏或唑类霜剂。口服：氟康唑150mg，顿服，第 1、第 4 天应用；也可选用伊曲康唑等，在治疗重度 VVC 时，建议疗程为 5～7 天或更长。

（3）有免疫缺陷的 VVC 患者的治疗：美国 CDC 的指南中还进一步提到那些存在潜在免疫缺陷的女性（如血糖控制不佳的糖尿病患者、免疫力低下或免疫抑制治疗者）对短疗程方案治疗反应较差。应当尽量改善免疫缺陷状态，并延长治疗疗程（7～14 天）。HIV 感染的女性中，阴道念珠菌的定植率高于血清学阴性者，且与免疫抑制程度呈正相关。HIV 感染者中症状性 VVC 更为常见，且同样与免疫缺陷程度相关。现有资料表明，HIV 感染者单纯性 VVC 及复杂性 VVC 的治疗与 HIV 阴性者相同。尽管长期预防性使用氟康唑 200mg/w可有效降低白念珠菌的定植及症状性 VVC，但并不推荐用于非复杂性 VVC的 HIV 感染者中。而 VVC 的治疗对 HIV 获得及传播的影响目前尚不明确。

3. 中医药治疗 由于非白念珠菌性 VVC 及重度 VVC 单纯用西药治疗容易产生耐药，治疗效果不理想，且口服西药对肝肾副作用大，而中医学注重整体观，注重辨证论治的个体化治疗，方案更具优势，所以推荐应用中西医结合方法治疗复杂性 VVC。

中医认为"正气存内，邪不可干"。中医治疗复杂性 VVC 的优势在于重视扶正培本，重视正邪相争的病势演变，把握扶正与祛邪的尺度。当邪盛而正未虚者，多为湿热毒盛，此时当清热利湿解毒为先。例如重症 VVC 患者外阴阴道潮红充血明显，口干口苦，大便干结，舌红苔黄腻，此时在辨证使用中药煎水外洗的同时，可配合清热利湿中药口服治疗。对于本虚标实，机体逐邪之力不强，正气不足者，为防止病势迁延难愈或愈后易复，可配合扶正中药口服治疗，整体调理，通过健脾益气以利湿，温补肾阳以化湿。中医扶正祛邪、内外同治的治法，临床证明疗效确切。中医药辨证治疗的内服与外用药物基本同前面单纯性 VVC 与 RVVC，在此不再赘述。

（陈 颐）

参 考 文 献

1. 谢幸，孔北华，段涛. 妇产科学 [M]. 9 版. 北京：人民卫生出版社，2019：242-243.

2. 中华医学会妇产科分会感染协作组. 外阴阴道假丝酵母菌病（VVC）诊治规范修订稿 [J]. 中国实用妇科与产科杂志，2012，28（6）：401-402.

3. 中国中西医结合学会皮肤性病专业委员会性病学组. 复发性外阴阴道念珠菌病中西医结合治疗专家共识 [J]. 中国真菌学杂志，2017，12（6）：325-327.

4. 张敏，樊巧玲. 樊巧玲教授治疗外阴阴道念珠菌病经验介绍 [J]. 中医药信息，2014，31（5）：95-96.

5. 朱彩英，曹远奎，李燕云，等. 红核妇洁洗液治疗单纯性外阴阴道假丝酵母菌病的随机对照研究 [J]. 现代妇产科进展，2017，26（6）：426-430.

6. 宫美丽. 龙五汤治疗外阴阴道假丝酵母菌病疗效观察 [J]. 中医外治杂志，2019，28（6）：10-11.

7. 王小云，黄健玲. 妇科专病中医临床诊治 [M]. 3 版. 北京：人民卫生出版社，2013：196.

8. 吴萍，魏继文. 复方沙棘籽油栓治疗外阴阴道假丝酵母菌病的观察 [J]. 中国处方药，2014，12（11）：34.

9. 张小花，武权生，申剑，等. 爽阴栓治疗外阴阴道假丝酵母菌病的临床观察 [J]. 中医药学报，2019，47（4）：89-91.

10. 杨金峰. 保妇康栓治疗细菌性阴道炎和霉菌性阴道炎的疗效观察 [J]. 中国妇幼保健，2014，29（35）：5791-5793.

11. 陈怡琼，宁玉梅，周晓涵，等. 黄连总生物碱对外阴阴道假丝酵母菌病患者阴道微生态影响 [J]. 中国微生态学杂志，2020，32（2）：219-223.

12. 张莉，郑文兰. 中西医结合治疗重度外阴阴道假丝酵母菌病 60 例临床观察 [J]. 北方药学，2011，8（1）：78-79.

13. 范瑞强. 外阴阴道念珠菌病：中医的认识和治疗 [C]// 中国中西医结合学会皮肤性病专

业委员会. 2017 全国中西医结合皮肤性病学术年会论文汇编. 珠海：中国中西医结合学会皮肤性病专业委员会，2017：43.

14. 沈银忠，卢洪洲，张永信. 非白念珠菌对常用抗真菌药物的敏感性分析 [J]. 中国抗生素杂志，2010，35（1）：72-76.

15. 王莹莹. 乳酸菌阴道胶囊与两性霉素 B 联合应用于女性外阴阴道炎假丝酵母菌病的疗效及对阴道菌的影响 [J]. 医学理论与实践，2019，32（20）：3311-3312.

16. 王菌. 克霉唑阴道片不同剂量对患者外阴阴道假丝酵母菌病的疗效及其对阴道内环境的影响 [J]. 抗感染药学，2017，14（8）：1587-1589.

17. 朱旅云，何晓敏，赵家兵，等. 硝酸益康唑阴道膨胀栓与硝呋太尔制霉菌素阴道软胶囊治疗外阴阴道念珠菌病的多中心临床研究 [J]. 实用妇科内分泌电子杂志，2019，6（16）：124-126.

18. 万修聪，吕秀萍，王慧，等. 盐酸特比萘酚阴道泡腾片治疗外阴阴道假丝酵母菌病疗效观察 [J]. 潍坊医学院学报，2017，39（3）：208-210.

19. 施红云，仲晓琴. 硝呋太尔制霉菌素阴道软胶囊治疗外阴阴道假丝酵母菌病的疗效和安全性 [J]. 实用妇科内分泌电子杂志，2019，6（26）：82-83.

20. 程芳，杨云洁，史文静，等. 盆底肌康复对预防复杂性外阴阴道假丝酵母菌病及复发性细菌性阴道病复发的疗效研究 [J]. 中国实用妇科与产科杂志，2017，33（5）：522-525.

21. 谭家斌，牟遗祥. ATP 治疗仪治疗外阴阴道念珠菌病的疗效观察 [J]. 中国继续医学教育，2020，12（3）：97-99.

22. 岳莉，何英慧，杨晶，等. ATP 无创治疗技术在外阴炎治疗中的临床疗效分析 [J]. 中国药事，2016，30（9）：941-944.

23. 王志新，杨晓蔚，罗新. 臭氧治疗外阴阴道假丝酵母菌病的疗效观察 [J]. 暨南大学学报：自然科学与医学版，2010，31（2）：200-202.

24. 苏丽梅，李芳，梁红征，等. 大蒜肠溶片联合硝呋太尔制霉菌素阴道软胶囊治疗外阴阴道假丝酵母菌病临床疗效观察 [J]. 中国实用医药，2018，13（7）：91-93.

25. 李英. 观察苦参汤联合氟康唑胶囊治疗外阴阴道假丝酵母菌病的临床疗效 [J]. 临床医药文献电子杂志，2020，7（10）：174，176.

26. 翟新茹，刘素芳，刘欣舒，等. 凝结芽孢杆菌活菌片联合加减逍遥散、硝呋太尔制霉菌素软胶囊治疗 VVC[J]. 昆明医科大学学报，2016，37（6）：97-100.

27. 叶燕红. 蛇床子散外洗配合硝酸异康唑阴道片（澳可修）治疗外阴阴道假丝酵母菌病的疗效研究 [J]. 中外医疗，2018，37（22）：171-173.

28. 王娜，武权生，孟红生. 土茯苓熏洗方治疗湿热下注型外阴阴道假丝酵母菌病临床观察 [J]. 新中医，2015，47（7）：184-186.

29. 吴盘红，范瑞强，陈信生，等. 香莲栓联合咪康唑栓对单纯性外阴阴道念珠菌病增效作用研究 [J]. 广州中医药大学学报，2015，32（3）：415-417，422.

30. 程红,韩秀娟. 止带汤联合西药治疗外阴阴道假丝酵母菌病疗效观察 [J]. 深圳中西医结合杂志, 2019, 29(2): 46-47.

31. 崔艳. 中西药合用治疗外阴阴道假丝酵母菌病临床观察 [J]. 实用中医药杂志, 2020, 36(5): 579-580.

32. 张仕茜,杨旭. 妊娠期外阴阴道假丝酵母菌病发病机制的研究概述 [J]. 中国微生态学杂志, 2019, 31(5): 617-620.

33. 崔颖,王少为. 妊娠期外阴阴道假丝酵母菌病与阴道局部免疫环境变化 [J]. 中国生育健康杂志, 2009, 20(3): 139-141.

34. 邓志勇,陈小坚,黄勇毅,等. 妊娠期阴道念珠菌病原学及其药敏分析 [J]. 中国伤残医学, 2014, 22(4): 117-118.

35. 梁欢,李玲,曾凡慧. 不同方法治疗妊娠期外阴阴道念珠菌感染患者的临床疗效对比 [J]. 中国性科学, 2016, 25(12): 101-103.

36. 许小莉. 咪康唑栓联合乳酸菌阴道胶囊对妊娠期外阴阴道假丝酵母菌病患者阴道微生态的影响 [J]. 中国微生态学杂志, 2017, 29(10): 1185-1187.

37. 竺佳,钱莺. 乳酸菌阴道胶囊联合抗真菌栓剂序贯给药治疗妊娠期外阴阴道假丝酵母菌病疗效及安全性的 Meta 分析 [J]. 中国现代应用药学, 2017, 34(12): 1759-1764.

38. 欧阳振波,黄志霞,袁瑞莹. 中、美、加外阴阴道假丝酵母菌病诊治指南解读 [J]. 现代妇产科进展, 2016, 25(1): 56-58.

39. 花曼航. 复方苦参洗剂阴道灌洗结合克霉唑治疗妊娠期外阴阴道假丝酵母菌病临床研究 [J]. 亚太传统医药, 2015, 11(10): 112-113.

40. 王东江,吴文娟. 外阴阴道念珠菌病研究进展 [J]. 检验医学, 2016, 31(8): 721-727.

第十二章 外阴阴道念珠菌病的预防和调护

第一节 生活预防

外阴阴道念珠菌病（VVC）是一种常见的阴道炎症性疾病；最常引起感染的是白念珠菌，它同时又是一种条件致病菌。正常情况下，白念珠菌分布于口腔、阴道、肠道等，当机体抵抗力降低，阴道局部环境适宜念珠菌生长时可导致发病。常见的 VVC 的致病因素有性传播、未控制的糖尿病、抗生素的使用、口服避孕药等。因此，针对上述因素采取相应措施有效地对 VVC 进行预防和调护而不是被动治疗，具有积极的社会意义和公共卫生价值。

一、改善居住环境，保持良好的生活习惯

何萍通过对 8 577 例妇科病的普查分析，发现 VVC 发病率逐年升高，可能与天气闷热、身穿紧身化纤内裤有关。穿不透气的尼龙内裤或紧身牛仔裤可造成外阴部湿度和温度升高，而高温高湿为念珠菌提供了生长的理想环境。致病性念珠菌生长的最适宜温度为 37℃，局部环境越高越有利于念珠菌的生长，此外若居住地比较阴暗潮湿，终日不见阳光，存放内裤之地较潮湿，或换洗的内裤挂在阴暗之处均有诱发 VVC 的可能。有些女性长期应用卫生巾、护垫后，使得外阴长期受化学纤维刺激，造成局部潮湿而导致念珠菌定植感染。

因此，在生活中为预防感染，特别是在高温的夏季，建议不穿化纤、尼龙内裤，应勤洗澡、勤换内裤，穿着宽松、透气、棉质的裤子，营造清爽的外阴阴道环境；存放内裤的地方应尽量通风干爽，避免内裤存放过久，或将内裤定期放置于通风处或暴露于太阳底下暴晒。内衣内裤与其他衣服要分开洗，定期清洗洗衣机，以免内藏污垢而有利于真菌定植、生长；不到卫生条件差的游泳池或公共浴池，住酒店时注意所提供的毛巾、浴巾等是否符合卫生标准，避免交叉感染；月经期间最好使用符合卫生标准，通透性、渗透性、吸收性、无菌性好的卫生纸和卫生巾，尤其要注意经期卫生和清洁，避免不洁房事。同时可用 3% 碳酸氢钠冲洗阴道，造成不利于念珠菌生长的局部环境。当外阴

瘙痒时,尽量避免反复用手抓挠或热水烫洗,以免破坏皮肤黏膜而出现继发感染。

二、维持阴道内的正常菌群

阴道和口腔、肠道一样存在致病菌和非致病菌等多种菌群共生,彼此间互相抑制,从而有效地控制某一菌群的过度增长,以维持阴道内环境的稳态。正常情况下,不要随意使用肥皂或一些市售的妇女清洁液冲洗外阴及阴道,过度清洁,必然打破阴道菌群之间的共存制约关系,破坏阴道微生物稳态,改变阴道本身的弱酸性环境,让致病菌更容易滋生。一些研究也发现,在 VVC 和 RVVC 患者中,阴道冲洗比健康女性更常见,阴道冲洗甚至为 VVC 发病的高危因素。

三、提高机体抵抗力

念珠菌是一种条件致病菌,所以 VVC 的发病与个体抵抗力有很大关系,若宿主抵抗力差则易诱导念珠菌在阴道定植而感染。因此,平时应生活规律,避免熬夜,加强体育锻炼,提高身体抵抗力。

四、患者性伴侣同时治疗

外阴阴道念珠菌病(VVC)是一种性传播性疾病,目前世界各大指南指出单纯性 VVC 不建议伴侣同治,若女方有反复 VVC 发作的病史,男方未进行治疗则必然成为感染源而导致复发。有研究报道,在 VVC 患者性伴侣的精液、阴茎冠状沟及口腔内,检测出的念珠菌阳性率分别为 16%、14.4%、23.2%,性伴侣同时治疗后复发率为 15.8%,而未治疗组的复发率高达 44.8%。因此,当存在 VVC 反复发作时,应鼓励患者性伴侣同时诊治,并注意在治疗期间禁止性生活。

五、严格掌握抗生素适应证及应用时间,避免滥用抗生素

念珠菌是条件致病菌,10%～15% 的妇女阴道内有此菌寄生而无明显症状。当念珠菌与宿主之间保持微生态平衡则不致病。当生理或非生理状态、或宿主行为的危险因素破坏阴道微生态平衡时,往往诱发 VVC。而滥用抗生素可使微生物之间相互制约的关系失调,破坏体内的正常有益菌群,诱导 VVC;使用抗生素时间越长,念珠菌感染机会越大。临床对照研究表明,使用抗生素的女性,VVC 的患病率约为未使用抗生素女性的 2 倍;使用抗生素与反复发作的 VVC 患者关系更密切,且随着抗生素使用时间的延长,VVC 的发病率亦增加,如当广谱抗生素应用 2 周左右,患 VVC 的概率提高 3 倍,而抗

生素的种类与念珠菌感染无明显关系。因此,需严格按照适应证服用抗生素,当机体有炎症如泌尿系等系统感染时,应及时到医院就诊,根据医师的处方严格遵照抗生素的使用疗程,适时停药,必要时预防性口服抗真菌药物以预防继发 VVC。

六、规范诊治

外阴阴道念珠菌病(VVC)是一种常见的生殖道感染疾病,根据不同的致病因素,可分为单纯性 VVC 和复杂性 VVC,其中复杂性 VVC 又可分为重度 VVC、RVVC 等。不同种类的 VVC,治疗的方案有所不同。但有部分患者出现外阴或阴道瘙痒、灼热,白带异常等症状后,并未予以重视,为图方便自行至药店购买非处方药物治疗,未及时至医院就诊,导致 VVC 未得到规范、及时的治疗,从而导致 VVC 反复发作。有研究报道,在引起 VVC 复发的因素中,不规范治疗为 50%,占主导位置。而 Ferris 等报告称,在进行自我诊断和自用非处方药物的 VVC 患者中,约 67% 的人被诊断错误,这些人中大多数患有细菌性阴道病或存在其他混合感染。因此,长期使用非处方药对 VVC 进行不正确的自我治疗,可能导致念珠菌耐药菌株的出现。此外,部分患者即使就医诊疗,但不遵医嘱或按疗程用药,用药一段时间后发现临床症状消失便随即停药,亦未按规定时间复诊,也是导致 VVC 反复发作的一个重要原因。因为白念珠菌可定植在黏膜表面,亦可侵入深层,若治疗剂量不足或治疗时间过短,势必使菌丝和芽孢不能被完全杀死,且容易产生耐药性,使抗菌谱变迁,为 VVC 的复发埋下隐患,导致 RVVC。因此,当患者出现外阴阴道瘙痒、灼热,白带异常时,需及时至医院就诊并接受标准的诊疗方案;医师接诊患者时也需做好宣教工作,增强患者的依从性,按医嘱服药,按时复诊。

七、妊娠期的护理

妊娠期由于其体内激素变化、阴道外阴充血及阴道微生物环境的改变,为念珠菌的繁殖提供了良好的温床,因此较普通女性更易患 VVC。且妊娠期 VVC 的发病与不良妊娠结局密切相关,因此妊娠期预防念珠菌感染非常关键。首先对于 RVVC 患者,阴道炎预防的重要时期为孕前 3 个月,一般需在孕前 3 个月进行阴道分泌物检查,结果阴性后方可考虑妊娠。妊娠后注重阴道清洁,妊娠期由于体内激素的变化,阴道分泌物较非孕期增多,可定期用生理盐水清洗外阴分泌物,保持阴部干爽;再次,勤洗澡,使用透气棉质及宽松的内裤,勤换衣物,保持外阴的清洁卫生;最后,避免阴道清洗液随意冲洗阴道,以防破坏阴道环境内平衡,不能随意对阴道进行冲洗。妊娠期若已患上 VVC,患者应及时到医院就诊,接受规范诊治,不能自行用药。妊娠期用药,注意选用对胎儿和孕妇安全的药物,以局部用药为主,避免全身用药。妊娠期妇女由于阴道宫颈充血,若阴道塞药手法不当易导致出血,因此需向患者宣教阴道塞药的正确方法,避免阴道流血造成患者恐慌心理,或造成继发感染。

第二节　饮食调护

一、饮食合理

应合理调整饮食结构,避免辛辣、刺激及高热量食物的摄入。此外,高糖食物容易使机体内糖原升高,刺激生殖道内乳酸等代谢产物增多,增加念珠菌感染风险,因此需改变自身饮食习惯,特别对于甜食爱好者,应尽量减少甜食的摄入,多摄入低脂、高营养、易消化的食品。

二、含乳杆菌乳制品的摄入

外阴阴道念珠菌病(VVC)的发病与患者阴道菌群平衡失调关系密切,因此改善患者阴道菌群平衡有助于 VVC 的治疗,而乳杆菌就是其中一种,不仅可抑制白念珠菌繁殖,且对光滑念珠菌也具有很强的拮抗作用。有文献报道,无论是阴道给药还是口服,乳杆菌均能在阴道生殖系统中定植并预防 VVC;进食含有乳杆菌的乳制品后,其阴道及肠道内的念珠菌菌落数明显减少。

另一文献报道,连续 6 个月每天摄入含有嗜酸乳杆菌的乳制品,其阴道及肠道内念珠菌菌落数明显低于未食用者,服用者患 VVC 的概率亦低于未食用者 3 倍。每天保持乳酸制品的摄入,可抑制念珠菌的繁殖并降低念珠菌的感染率。因此,可多进食含乳杆菌的制品,如每天喝适量酸奶作为预防或辅助治疗,因酸奶中所含乳杆菌可有效预防念珠菌繁殖。

三、妊娠期饮食调护

妊娠期由于属于特殊时期,在提供足够营养以供胎儿生长的基础上,尽量避免甜食的摄入,必要时可请产科医师指导、调整饮食结构。在保证蛋白质和纤维素适当摄入量的情况下,可多吃新鲜蔬菜和水果、豆制品和鱼肉,增强机体抵抗力,为胎儿营造一个健康的生长环境。

四、糖尿病患者饮食调护

当血糖升高时,阴道细胞及分泌物中的含糖量亦升高,为念珠菌的生长和繁殖提供温床。因此,糖尿病患者应在专业医师指导下控制血糖,保持血糖正常、稳定,严格管控高糖食物的摄入。

第三节　其　　他

有研究表明,患者精神状态和外阴阴道念珠菌病(VVC)的发作互相影响。长期焦虑抑郁状态易导致 VVC 的发生。在复发性外阴阴道念珠菌病(RVVC)患者中,长期焦虑抑郁状态的比例显然比 VVC 及健康女性更高。Mols 等曾经对心理因素做过相关研究,发现焦虑和抑郁更易见于忧伤型人格群体,忧伤型人格的人有更多疾病的主诉,且依从性差,与健康人群相比,对相关行为有不良影响,其中也包括 VVC。同样,反复发生 VVC 的患者常伴发不同程度的心理健康问题。由于 VVC 反复发作,导致患者心理负担加重,甚至担心是否有其他疾病,且 RVVC 患者临床症状严重,阴道瘙痒难耐会影响日常生活行为,外阴异味严重可使患者不自觉产生焦虑甚至羞耻感等负面情绪,严重影响正常的社会交际;再者,躯体的不适及所带来的情绪负面影响,直接影响患者与配偶及家庭的关系,因担心自己是否被伴侣或家人包容而进一步加重身心应激反应。一项随机临床调查等发现,RVVC 患者的人际关系敏感、抑郁、焦虑等问题明显高于健康人群,对心理进行干预疏导后可明显改善心理健康状况,减少 VVC 的复发率。因此,平时应保持积极乐观的心态,而医师在接诊 VVC 患者时,除规范、足疗程用药外,还需注意患者的心理健康,加强对患者的健康宣教,配合心理疏导。

此外,口服避孕药可使念珠菌产生抗药性,加大治疗难度。因此,在治疗期间避免口服避孕药,应禁止房事或改变避孕方式。长期应用免疫抑制剂或抗肿瘤化学药物会使机体抵抗力下降,增加念珠菌阴道感染风险,因此应尽量避免长时间大量使用抗生素、抗肿瘤化学药物和肾上腺皮质类激素等。

(曾玉燕)

参 考 文 献

1. 何萍. 8577 例妇科病普查情况分析 [J]. 实用妇产科杂志, 1999, 15(5): 262-263.

2. 何萍. 斯皮仁诺与达克宁栓联合治疗念珠菌外阴阴道炎 76 例报告 [J]. 广州医药, 1996, 27(2): 47.

3. 陈学辉. 护理干预对治疗念珠菌性阴道炎的影响 [J]. 中国保健营养, 2013, 23(5): 2428-2429.

4. 胡晨，吴小丽，魏善荣，等. 外阴阴道念珠菌病危险因素研究 [J]. 中国误诊学杂志，2010, 10(19): 4537-4539.

5. Gonçalves B, Ferreira C, Alves CT, et al. Vulvovaginal candidiasis: Epidemiology, microbiology and risk factors[J]. Crit Rev Microbiol, 2016, 42(6): 905-927.

6. 杜锋莉. 念珠菌阴道炎复发的原因分析及对策 [C]// 中国环球文化出版社，华教创新(北京)文化传媒有限公司. 全国科研理论学术研究成果汇编. 北京：中国环球文化出版社，2020.

7. 李玉英. 单纯外阴阴道假丝酵母菌病与细菌性阴道病现状调查及疗效分析 [J/CD]. 中华妇幼临床医学杂志(电子版)，2012, 8(2): 180-182.

8. Chew SY, Cheah YK, Seow HF. Probiotic Lactobacillus rhamnosus GR-1 and Lactobacillus reuteri RC-14 exhibit strong antifungal effects against vulvovaginal candidiasis-causing Candida glabrata isolates[J]. J Appl Microbiol, 2015, 118(5): 1180-1190.

9. Liao H, Liu S, Wang H, et al. Enhanced antifungal activity of bovine lactoferrin-producing probiotic Lactobacillus case in the murine model of vulvovaginal candidiasis[J]. BMC Microbiol, 2019, 19(1): 7.

10. 段渭云，王冬梅，史志艳. 复发性外阴阴道假丝酵母菌病发病危险因素与治疗分析 [J]. 海南医学，2017, 28(21): 3475-3478.

11. Mols F, Denollet J. Type D personality among non-cardiovascular patient populations: a systematic review[J]. Gen Hosp Psychiatry, 2010, 32(1): 66-72.

第十三章 外阴阴道念珠菌病的西医研究进展

第一节 临床研究

外阴阴道念珠菌病（VVC）是一种由念珠菌（主要是白念珠菌）感染引起的女性常见的真菌感染性疾病。其临床主要表现为外阴阴道瘙痒、灼痛，瘙痒持续时间长，严重者坐立不安、夜晚更加明显，甚至出现性交痛、排尿痛等；阴道分泌物增多，部分患者阴道分泌物呈凝乳状或豆腐渣样。国外资料显示，约75%女性一生中至少患过1次VVC，约45%女性则有过2次或2次以上的患病史。VVC分为单纯性VVC和复杂性VVC。VVC根据临床评分标准，可分为轻、中度VVC（评分<7分）、重度VVC（评分≥7分）。非孕期妇女发生的散发性、白念珠菌所致轻或中度VVC为单纯性VVC；复杂性VVC则包括非白念珠菌所致VVC、重度VVC、RVVC、妊娠期VVC或其他原因如免疫力低下、糖尿病所致VVC。复杂性VVC约占10%～20%。其中，复发性外阴阴道念珠菌病（RVVC）是指1年内有症状并经真菌学证实的VVC发作4次或以上。

据统计，全球大概有1.4亿妇女出现RVVC，复发率高达40%～50%。国外最近一项大样本多中心的临床研究选取了2016年12月—2018年11月在意大利21家医疗中心，包括公立医院、大学诊所以及私人门诊就诊的1 183例连续慢性外阴疼痛的女性患者进行横断面研究，69.1%的患者表示既往治疗方法并未改善她们的症状和痛苦，其中RVVC占32%。

一、危险因素

广谱抗生素的长期应用、性生活活跃、糖尿病、年龄、口服避孕药、人工流产、宫内节育器的放置及妊娠等均与VVC密切相关。研究证实，高血糖为RVVC的独立危险因素，糖尿病控制不良会导致糖原水平升高，降低阴道pH，使得阴道念珠菌定值和感染念珠菌的概率增加，诱发阴道菌群失调而引起感染。长期口服避孕药，体内高水平的雌激素导致女性阴道局部pH降低，为念珠菌的生长提供碳源；人工流产则可能因为妊娠期机体处于高雌激素水平状态，阴道细胞糖原增加，可诱导念珠菌的生长，刺激 RVVC 发病。宫内节育器的应用可能通过增加念珠菌的黏附和定植能力，为 RVVC 发病提供有利条件；紧身化纤内裤及长期使用护垫可使阴部潮湿不透气，为 RVVC 的发病提供温床。国外一项纵向前瞻性临床研究对 95 名使用铜制宫内节育器进行避孕的妇女进行 VVC 检查，结果发现放置宫内节育器后念珠菌培养阳性率增加了 4 倍以上。

VVC 的感染与年龄也存在一定关系。在一项临床调查中发现，年龄段为 21～40 岁的女性患者中，VVC 的患病率比其他年龄段的患者高，同时在感染其他非白念珠菌中，老年女性 VVC 的发病率要高于年轻女性。另一项国外横断面研究共纳入 384 名孕妇，发现 26～40 岁年龄组 VVC 发病率最高。由于体内激素水平的变化及阴道糖原及其他底物沉积的影响，孕妇更易患 VVC。与非孕妇相比，孕妇念珠菌病的患病率增了 2 倍。在日本，非孕女性 VVC 的患病率为 15%，而妊娠期妇女的患病率则上升为 30%。在有症状和无症状的妊娠期妇女中，念珠菌的分离率均明显升高，妊娠期妇女 VVC 的患病率高达 36%～37%，明显高于非妊娠期妇女，其中白念珠菌也是最常见的致病菌。国外一项临床随机横断面研究招募 2017 年 2～6 月进行产检的妊娠期妇女 384 名进行阴道分泌物检测，发现 96 名妇女念珠菌呈阳性，患病率为 25%，在频繁使用避孕药包括口服及注射避孕药、长期使用抗生素、多产等高危因素中，使用避孕药及抗生素与妊娠期妇女患 VVC 最为密切相关。另一项收集 2014 年 9 月—2015 年 3 月共 589 名孕妇的临床横断面研究却认为，抗生素的使用与 VVC 的发生无明显相关性；但该研究未设立随机对照组，只能反映特定时期的特点，并不能确定因果关系，且可能存在选择性偏倚，因此研究存在一定的缺点。

此外，妊娠阶段、孕产次数与 VVC 的发病率亦密切相关。临床数据表明，与妊娠早中期相比，妊娠晚期患 VVC 的概率更高，有多次孕产史的妇女明显比初产妇更易罹患 VVC。有学者认为，衣原体感染与 VVC 之间存在密切联系，甚至认为，解脲支原体（UU）与沙眼衣原体（CT）是导致 VVC 复发的关键因素。为此有学者临床选取单纯性 VVC、重度 VVC 及 RVVC 共 103 名 VVC 患者，并征集 250 名健康体检女性作为对照组，检测 UU、CT 的阳性率，结果发现病例组 UU 阳性率为 57.2%，明显高于健康对照组 8.4% 的阳性率，说明患有 VVC 的女性常伴有生殖道 UU 感染，但其与感染的严重程度无明显联系，CT 感染亦与 VVC 的发生无明显相关性。此外，在研究中发现，内外衣服一起洗、阴道冲洗、激素替代及口服避孕药亦为 VVC 发生的高危因素。

二、外阴阴道念珠菌病的治疗

外阴阴道念珠菌病(VVC)是指白念珠菌和非白念珠菌感染生殖道的一种炎症性疾病,其中白念珠菌占 70%～90% 不等,非白念珠菌占 10%～20%,而且在非白念珠菌中,最常见的是光滑念珠菌。非白念珠菌对一些抗真菌药物更加耐药,为治疗带来困难。VVC 的持续反复发作及耐药性,往往更多为感染光滑念珠菌所致。美国一项回顾性大样本量的临床研究对 4 年间共 93 775 例 VVC 患者进行分析,发现白念珠菌占 89%,光滑念珠菌占 7.9%,而其他念珠菌不到 2%。临床流行病学研究认为,VVC 中非白念珠菌感染比例的攀升,可能与唑类药的广泛使用和非处方抗真菌药的滥用有关。随着非白念珠菌感染率越来越高以及抗真菌药物特别是氟康唑耐药性的增加,药物的常规治疗也越来越难取效。因此,确定 VVC 患者尤其是复杂性 VVC 患者的念珠菌种类,对于抗真菌药物的选择及治疗时间的长短有重要指导意义。

治疗上,多种抗真菌类药物可用于治疗 VVC,包括多烯类药物如制霉菌素、两性霉素 B,咪唑类药物如克霉唑、硝酸咪康唑、硝酸益康唑、芬替康唑等,三唑类药物如氟康唑、伊曲康唑等,以及棘白菌素类药物如卡泊芬净、米卡芬净。但是目前为止,治疗 VVC 的方法仍是世界范围的一个挑战,特别对于复杂性 VVC,往往需要一个长期的抑制真菌治疗和维持治疗。氟康唑为国内外各大指南及诊疗规范推荐的一线用药,但 VVC 的发病因素复杂,非白念珠菌感染比例逐步增加,加上抗真菌类药物的耐药,即使有各大指南推荐的治疗方案,其治愈率也受限,因此在推荐方案的基础上不断探索更有效、治愈率更好及依从性更好的方案是临床工作者一直不断探索的重点课题。

1. **单纯性 VVC 的治疗** 对于单纯性 VVC 的治疗,世界各大指南均推荐单剂量口服或阴道用药,其中口服药方案推荐 150mg 氟康唑顿服。据报道,口服或阴道用唑类药物,临床治愈率和真菌学治愈率为 80%～90% 不等。日本的一项 III 期临床研究,招募了 157 名 VVC 患者单次口服氟康唑 150mg,第 28 天通过观察外阴阴道分泌物、瘙痒、灼热、红肿等临床症状的改善程度而分为临床治愈率和改善率,其中治愈率、改善率及念珠菌清除率分别为 81.6%、95.9% 和 85.9%,不良反应主要是腹泻和恶心,发生率为 1.9%,因此顿服 150mg 氟康唑治疗单纯性 VVC 疗效明显,安全性高。但也有学者指出,氟康唑作为唑类药的代表,其主要作用机制是通过干扰细胞中麦角固醇的合成,破坏真菌细胞膜的通透性,从而起到抑制真菌的作用,然而该药只是抑制了真菌的生长和复制,并没有起到根除作用,因此 1 个疗程的药物用完后,真菌的数量降至检测水平以下,故检测结果为阴性,但 6 周以后再次检测,有 25%～40% 的患者再次培养出与前一次相同菌属的念珠菌。此外,随着 VVC

发病率的逐年升高,氟康唑发生严重的耐药性;临床数据表明,耐药性不仅出现在白色人种,在非白色人种中也存在,唑类药物由于其耐药性治疗 VVC 失败的概率高达 50%。因此,寻求治疗 VVC 的代替方案是亟需解决的临床问题,也是临床医师的研究重点。CD101 为棘白菌素类药物,是一种新型葡聚糖合成酶抑制剂,可选择性抑制真菌细胞壁上的 β-1, 3-D 葡聚糖合成,从而发挥杀灭真菌作用。CD101 作为一种新型药物,与卡泊芬净、米卡芬净不同,可以作为乳膏或凝胶有效灭活真菌,治疗 VVC。然 Nyirjesy 等在美国 24 家医院收集 18 岁及 18 岁以上急性 VVC 患者的一项随机、多中心、双盲的临床研究中,通过 CD101 凝胶或乳膏阴道用药与口服氟康唑后第 7(±2)、第 14(±2)、第 28(±7)天的疗效对比,发现 CD101 虽然临床疗效与氟康唑相当,两组均无严重不良事件发生,但 CD101 组在每个时间点的疗效数值上均低于氟康唑组。因此,作为代替标准方案的用药,CD101 并不能实现理论效益,未来仍需加大样本量、探讨其他不同的剂型的疗效。

2. **重度 VVC 的治疗** 重度 VVC 为复杂性 VVC 的一种,一般治疗需在单纯性 VVC 治疗方案的基础上延长疗程。中国、美国及欧洲版的指南和规范均推荐治疗方案为口服氟康唑 150mg,每 3 天 1 次,重复 2～3 次,然而随着口服氟康唑的耐药性不断增强,提供其他可供选择的治疗方案变得尤为重要。北京大学深圳医院收集 140 例重度 VVC 患者进行临床随机对照研究,比较特康唑阴道栓塞药与口服氟康唑的疗效,其中特康唑阴道栓每天阴道纳药 80mg、共 6 天,氟康唑 150mg 每 72 小时 1 次、共 2 次;结果发现,两组疗效相当,副作用小,特康唑阴道栓可以作为治疗重度 VVC 的一种选择方案。该团队同样进行了另一项前瞻性临床随机对照研究,临床招募 2014—2015 年间 240 名重度 VVC 患者,按 1∶1 随机分为两组,一组口服 150mg 氟康唑、共 2 次,一组予阴道纳入克霉唑阴道片、共 2 次;两组在第 7～14、第 30～35 天的临床治愈率无明显差异,分别为 88.7%、89.1% 和 71.9%、78%,而且两组在第 7～14、第 30～35 天的真菌学愈率亦无明显差异,分别为 78.5、73.6% 和 54.4%、56%;在安全性上,克霉唑阴道片主要引起局部的阴道瘙痒、灼热或轻微出血,程度较轻,而氟康唑主要引起全身性不适,如皮肤过敏、荨麻疹样皮疹等,其中 2 例患者口服氟康唑治疗发生严重皮肤过敏而不得不中断研究,其中一名患者静脉注射地塞米松 4 天、苯海拉明 7 天方治愈。因此,克霉唑阴道片亦可代替氟康唑作为治疗重度 VVC 的一种选择。

除了寻找可替代方案,学者们也积极探索联合用药方案对重度 VVC 的疗效。有学者收集临床重度 VVC 患者 125 例,随机分为联合组、序贯组和单纯用药组,其中联合组为第 1、第 4 天口服氟康唑,同时给予阴道用乳杆菌活菌胶囊(定君生)每晚阴道塞药共 10 天;序贯组先于第 1、第 4 天口服氟康唑,第

5 天开始定君生每晚阴道塞药,共 10 天;单纯用药组为第 1、第 4 天口服氟康唑。3 组分别在治疗开始后第 14~21、第 28~35 天进行复查,结果表明,第 1 次复查联合组、序贯组有效率无明显差异,均高于单纯用药组,第 2 次复查联合组有效率明显高于序贯组和单纯用药组,联合组和序贯组的复发率均为 0,低于单纯用药组。因此,联合用药效果更佳,且复发率低。

3. 复发性 VVC 的治疗 复发性 VVC(RVVC)一直是一个较为棘手的临床管理问题。目前,国内外各大指南中均推荐长期使用氟康唑作为治疗 RVVC 的标准治疗方案,但有临床研究表明,在停止使用抗真菌药物治疗不久后便有将近一半妇女出现复发症状。在一项前瞻性临床调查中,约 69% 的患者出现了第 2 次 VVC 的症状发作。因此,临床医师试图在推荐的标准方案基础上,面对不同的因素,不断探索更加有效的临床方案。有学者对口服及阴道纳药两种方式治疗 RVVC 进行相关研究,临床共收集 862 例 RVVC 患者作为研究对象,随机分为对照组 430 例、观察组 432 例,两组之间年龄、发作次数、病程等一般资料无明显差异,对照组每晚睡前阴道纳入克霉唑栓,1 粒 / 次,10 天为 1 个疗程,共 3 个疗程;观察组给予口服氟康唑 150mg/ 次,3 天 1 次,共治疗 3 个疗程。结果发现,两组的不良反应无明显差异,对照组治疗总有效率为 80.7%,明显比观察组的 93.06% 低。在治疗结束后的第 1、第 2、第 3 个月对照组的复发率明显比观察组高。因此,对于 RVVC 患者,给予口服氟康唑的疗效比使用克霉唑阴道纳药疗效更好,且能有效降低复发率,这与各大指南推荐的方案一致。国外学者也做了相关临床研究,发现 RVVC 患者维持治疗期间通过口服氟康唑降低阴道 pH、增加乳杆菌属预防 VVC 的复发。但也有临床研究数据表明,在强化阶段及维持阶段单独采用氟康唑口服治疗,6 个月内的复发率高达 50%。由于念珠菌对氟康唑具有天然耐药性,导致氟康唑在临床中治疗 RVVC 的敏感性降低,限制了其在临床的应用。

因此,学者们对临床用药方案不断探索,以寻求更佳更有效的治疗方案。一项临床随机对照试验将 96 例 RVVC 患者在接受标准抗真菌治疗即口服氟康唑 100mg/d、持续 7 天后随机分为两组,观察组口服益生菌和乳铁蛋白作为克霉唑的辅助治疗,对照组设置安慰剂对比,结果表明观察组在第 3、第 6 个月能明显改善患者症状,且在半年后的复发率为 29.2%,明显比对照组复发率 100% 低。有学者在此基础上比较了克霉唑与克霉唑联合氟康唑治疗 RVVC 的疗效,临床上将 180 例 RVVC 患者随机分为观察组及对照组各 90 例,对照组患者睡前阴道纳入克霉唑阴道栓剂,隔 2 天 1 次,连续 10 天;观察组在此基础上加用氟康唑 150mg 口服,1 次 /d,连续 10 天为 1 个疗程,共持续 3 个疗程。结果发现,观察组有效率明显高于对照组,在治疗第 1、第 2、第 3 个月后复发率均明显低于对照组,因此氟康唑联合克霉唑较单用克霉唑效果更好。

但该临床研究未将单纯口服氟康唑进行对照，因此又有研究者将氟康唑组、克霉唑组及两者联合治疗组进行比较，具体方案为氟康唑组患者口服氟康唑3片/(次·d)，克霉唑组睡前阴道纳药1片，联合组为同时给予口服氟康唑及阴道纳入克霉唑阴道片，3组以7天为1个疗程，共治疗3个疗程，结果联合组治疗总有效率为92%，明显高于其余两组，其阴道瘙痒、灼热、白带异常等消失时间明显短于其余两组；联合组治疗后第2、第4、第6个月的复发率分别为2%、4%、8%，明显低于其余两组。同样，有学者在临床上收集400例患者，随机分成2组，每组各200例，比较氟康唑与达克宁栓联合治疗RVVC的临床疗效，结果显示联合治疗者临床疗效更加显著。具体方案为对照组单用达克宁栓，每晚睡前1粒，连用7天，观察组在对照组基础上加用氟康唑胶囊，口服150mg/(次·d)，连用1周。结果联合治疗组无论在有效率、临床症状如白带异常及外阴瘙痒等消失时间、疾病复发率、治疗后C反应蛋白等炎症因子变化以及满意度等方面，均优于对照组，不良反应发生率低，具有安全保障。因此，氟康唑无论是联合克霉唑还是达克宁栓，治疗RVVC的安全性高，不良反应较少。此外，临床还发现氟康唑、克霉唑、贝诺贝美凝胶三联治疗难治性VVC的效果，较氟康唑与克霉唑联合治疗的效果更好。

由此可见，口服氟康唑联合阴道塞药效果更好。究其原因，RVVC的发病因素较复杂，且RVVC患者既往都曾接受过不同类别的抗真菌药物治疗，容易产生耐药性，因此单一用药的效果不显。氟康唑属三唑类广谱抗真菌药，主要通过抑制细胞膜的合成而发挥抑菌作用，对真菌酵母的对抗能力强，但对菌丝形成的对抗能力偏弱。克霉唑可损伤细胞膜杀灭细胞，达克宁为一类广谱抗真菌药物，直接作用于病灶，抑制真菌膜蛋白的合成，从而阻碍真菌的新陈代谢。

有学者认为，女性分娩后盆底肌松弛，肌肉力量明显减弱，盆腔尤其是阴道壁及尿道的结构发生变化，阴道屏障功能受损，因此易使VVC反复发作。程芳等通过临床研究发现，与单纯药物治疗相比，在非急性期对RVVC患者进行盆底肌康复训练、改善盆底肌功能，可明显改善RVVC患者的复发率，因为盆底肌康复可恢复女性正常阴道结构，提高盆底功能，使盆底肌的肌肉力量明显增强，盆腔器官尤其是阴道壁和尿道的位置得到恢复，阴道的屏障功能得以修复，阴道黏膜的抗病力增强，从而降低RVVC患者的复发率。

4. 妊娠与VVC　女性生殖系统由于其结构的特殊性，易受到内外环境的影响。正常情况下，微生物与宿主免疫系统存在共生关系，使女性阴道微环境处于相对平衡稳定状态，在这种平衡稳定状态中，上皮细胞的更新、黏液的分泌、局部免疫力及体内激素水平均起到重要作用。妊娠期妇女由于体内激素、阴道上皮糖原含量及免疫系统方面的改变，阴道微生物的结构易发生紊乱，引发生殖道感染特别是 VVC 的发病。既往临床研究发现，妊娠期细菌性阴道病（BV）与妊娠不良结局密切相关，而大型队列临床研究发现妊娠期 VVC 并未与流产、胎膜早破、低出生体重及早产有明显相关性。一项在2014—2016 年进行的前瞻性队列研究比较了 204 例妊娠期有无 VVC 的产妇的妊娠结局，其中 102 例为妊娠期合并 VVC 者，102 例为阴道菌群正常的孕妇。研究发现，在患有 VVC 的孕妇中，白念珠菌感染最常见、占 70%，在早产率、胎膜早破及糖尿病的发生率和患病率方面，两组之间无明显差异，且两组之间在分娩方式及产后阴道裂伤方面均相似，认为妊娠期阴道念珠菌感染并不会给妊娠结局带来不良影响。

但最近的多项临床研究发现，VVC 与妊娠不良结局密切相关。澳大利亚一项前瞻性临床随机双盲对照试验分别采集单胎妊娠 12～19 周及 24～28 周无 VVC 症状的 500 例孕妇进行阴道分泌物检测，发现无 VVC 症状的孕妇中早期患病率为 19.6%，其中感染白念珠菌最高为 73%，无 VVC 症状的孕妇从孕早期（12～19 周）到孕中期（24～28 周）感染念珠菌的物种保持不变。与无 VVC 症状的孕妇相比，未经治疗的无 VVC 症状的孕妇的自然早产率明显升高，为 6.25%，而接受治疗的无 VVC 症状的孕妇的早产率明显下降。Kiss 团队的临床随机对照研究也得到了相似结论，他们在孕早期（15～19 周）对孕妇进行阴道分泌物检测，并对无症状的细菌性阴道病、VVC 及滴虫阴道炎进行治疗，发现自然早产率降低了 46%，而主要获益者为接受无 VVC 症状治疗的孕妇。国内学者将 55 例孕期发生 VVC 及同期 55 例未发生 VVC 的患者进行临床对照，孕妇平均年龄、孕周、流产史、全身系统疾病及高危妊娠情况等一般情况均无明显统计学差异，结果发现妊娠期 VVC 组早产、胎膜早破、胎儿窘迫、新生儿感染等不良妊娠结局均明显高于对照组，而在 55 例妊娠合并念珠菌感染的孕妇中随机选取 40 例进行药物干预（实验组），15 例未进行干预（对照组），结果发现对照组的不良妊娠结局的发生率明显高于实验组。由此可见，妊娠期合并 VVC 与不良妊娠结局关系密切，需积极进行干预。

妊娠期念珠菌感染影响母婴健康，需积极治疗。多国指南认为，局部应用抗真菌药物是妊娠期 VVC 的最佳治疗方案。临床随机观察 124 例妊娠合并 VVC 患者的疗效，其中对照组 62 例患者首先予 5% 碳酸氢钠溶液反复冲洗外阴，随后将制霉菌素纳入阴道后穹窿，1 片 1 次，1 次 /d，持续用药 10 天；观察组 62 例患者予生理盐水冲洗外阴后将硝酸咪康唑栓剂塞入阴道后穹窿，1 次 /d，共 3 天，两者平均年龄、孕周、病程及分娩史等一般资料均衡可比，其中观察组外阴灼痛瘙痒、阴道黏膜充血及白带恢复正常的时间和临床疗效显著高于对照组，两组呕吐、腹泻等不良反应发生率低于 9%，相比无显著性差异，两组新生儿出生真菌携带率无明显差异。

5. 非白念珠菌性阴道炎的治疗　临床上关于非白念珠菌性阴道炎的大型、随机、双盲、前瞻性或多中心的临床研究少见，大多为致病菌的菌种分离、体外药敏分析，或多见于回顾性分析及临床病例报道。如汕头大学回顾性分析制霉菌素栓、硝酸咪康唑阴道栓、氟康唑胶囊和伊曲康唑 4 种药物治疗68 例光滑念珠菌所致 VVC 的临床疗效，并用固体琼脂法行药物敏感试验，发现阴道纳入制霉菌素栓 20 万 U，连续 7 天，效果最佳，所有光滑念珠菌株均对制霉菌素敏感。有学者采用外阴纳入咪康唑栓配合口服大剂量伊曲康唑治愈光滑念珠菌所致 VVC 1 例，认为优先使用咪康唑栓剂配合口服伊曲康唑联合治疗，疗效好，值得推广。具体用法为：硝酸咪康唑栓，1.2mg/ 次，3 天 1 次，连用 2 次，同时口服伊曲康唑，200mg/（次·d），连用 3 天。

（曾玉燕）

第二节　国内外治疗共识和指南

2012 年中华医学会妇产科分会感染协作组发布了《外阴阴道假丝酵母菌病（VVC）诊治规范修订稿》（以下简称"中国诊治规范"），在此基础上，2020年中华医学会感染病学分会组织感染、临床微生物、药学等相关学科专家，第一次集各种念珠菌病诊断和治疗一体的多学科共识，采用 GRADE（Grades of Recommendation Assessment，Development，and Evaluation）评估体系，即将循证证据分为高、中、低三等级，达成了《中国成人念珠菌病诊断与治疗专家共识》（以下简称"国内专家共识"），其与 2015 年美国疾病控制和预防中心（CDC）发布的关于阴道炎的诊治规范（以下简称"美国 CDC"）有相似之处。2018 年，欧洲国际性病控制联盟（IUSTI）/ 世界卫生组织（WHO）发布了新版阴道分泌物（阴道炎症）管理指南（以下简称"欧洲新版指南"），其在 2011 年旧版管理指南的基础上（以下简称"欧洲旧版指南"）修订了包括 VVC 的诊治管理。2015 年加拿大妇产科学会也颁布了《阴道炎筛查及管理指南》（以下简称"加拿大指南"），规范了 VVC 的诊治。

一、单纯性 VVC 的治疗

在治疗单纯性 VVC 方面，2004 年《中华妇产科杂志》发布的《外阴阴道念珠菌病诊治规范（草案）》中提到，单纯性 VVC 首推阴道用药，重度 VVC 首推口服用药。但中国诊治规范、美国 CDC、加拿大指南及国内专家共识中均未指出口服及阴道用药孰优孰劣。欧洲新版指南推荐单剂量的唑类药物口服或阴道用药是最佳方案（推荐强度：1 级；证据等级：A 级），并删去了欧洲旧版指南关于制霉菌素及含制霉菌素栓剂治疗 VVC 的治疗方案。同样,美国 CDC 亦提出,咪唑类药物短期局部制剂治疗单纯性 VVC 效果比制霉菌素好。但中国诊治规范及国内专家共识认为,无论是否有免疫功能低下,均可局部选用咪康唑软胶囊、克霉唑阴道片或制霉菌素泡腾片,也可选用氟康唑 150mg 单剂口服。

二、重度 VVC 的治疗

对于重度 VVC,短疗程局部或口服药物治疗临床疗效差,因此需在治疗单纯性 VVC 的基础上延长疗程。中国诊治规范、欧洲新版指南、欧洲旧版指南、美国 CDC 及国内专家共识均推荐每 72 小时口服氟康唑 150mg,重复 2～3 次,其中美国 CDC 还推荐可局部用药 7～14 天,中国诊治规范指出可选择伊曲康唑 5～7 天的疗程,加拿大指南对于重度 VVC 没有具体说明。

三、复发性 VVC 的治疗

对于复发性 VVC(RVVC),目前中国诊治规范、美国 CDC、欧洲新版指南、加拿大指南及国内专家共识均推荐治疗应包括强化治疗和维持(或巩固)治疗两个部分。上述五大指南均首推口服氟康唑作为强化和维持治疗的一线用药。其中,欧洲新版指南的治疗方案较之前有所变化,推荐具体如下(推荐强度 2 级;证据等级:C 级):①强化治疗:氟康唑 150～200mg,每天 1 次,连用 3 天。②维持治疗:每周口服氟康唑 100mg、150mg 或 200mg(根据个体效果选用),连用 6 个月,或每周口服氟康唑 200mg,连用 2 个月后,改为每 2 周 1 次口服氟康唑 200mg,连用 4 个月,之后每个月服用 200mg,连用 6 个月。而在强化治疗阶段,中国诊治规范、美国 CDC 及国内专家共识与欧洲新版指南不同。中国诊治规范建议的方案有:①咪康唑栓或咪康唑软胶囊 400mg,每晚 1 次,共 6 天;②咪康唑栓,1 200mg,第 1、第 4、第 7 天应用;③克霉唑栓或片,500mg,第 1、第 4、第 7 天应用;④克霉唑栓,100mg,每晚 1 次,7～14 天。国内专家共识推荐强化治疗采用局部或口服氟康唑治疗 10～14 天,但具体用量未知,维持治疗与欧洲新版指南一致,为口服氟康唑每周 150mg,连用 6 个月。中国诊治规范建议对每月规律性发作 1 次者,可在每次发作前预防用药 1 次,连续 6 个月;对于无规律发作者,可每周用药 1 次,连续 6 个月,但具体用药方案未知。美国 CDC 在强化治疗阶段推荐局部用药 7～14 天,或口服氟康唑 100mg、150mg 或 200mg,但与欧洲新版指南推荐每天用药、连用 3 天不同,美国 CDC 推荐每 72 小时用药,共 3 次;维持治疗推荐口服氟康唑 100mg、150mg 或 200mg,1 次 /w,持续 6 个月,若效果不明显,可考虑局部药物巩固治疗,但未推荐具体用法。总体来说,欧洲新版指南在药物的剂量及疗程上更加个体化和具体化。

欧洲新旧版指南与美国 CDC 均认为,VVC 为非性接触传播疾病,不推荐常规对男性伴侣进行筛查和治疗,但中国诊治规范提出 RVVC 患者的性伴侣应同时检查,必要时给予治疗,美国 CDC 也指出对反复发病者和性伴侣出现龟头炎可予局部抗真菌药物,但具体如何进行检查及如何治疗仍没有具体方案。欧洲新版指南还提出,无症状女性无须治疗。此外,与美国 CDC 相比,欧洲新版指南未推荐使用阴道乳膏制剂,可能考虑到乳膏为油基质,会削弱安全套和子宫帽的防护作用。

四、非白念珠菌所致 VVC 的治疗

中国诊治规范提出非白念珠菌所致 VVC 属于复杂性 VVC,但没有推荐具体治疗方案。在非白念珠菌所致 VVC 中,光滑念珠菌的比例最高。对于光滑念珠菌所致 VVC,国内专家共识与美国 CDC 一样,若唑类药物效果不佳时,给予硼酸栓剂阴道局部用药,具体方案为每日 600mg,疗程 14 天;国内专家共识还推荐可用制霉菌素栓每日 10 万 U 阴道局部给药,疗程为 14 天。加拿大指南中推荐了 4 种治疗方案:①硼酸阴道制剂,300～600mg/(次·晚),共 14 天;②氟胞嘧啶霜,5g/(次·d),共 14 天;③两性霉素 B 栓剂,50mg/(次·d),共 14 天;④制霉菌素栓,100 000U/(次·d),共 3～6 个月。该指南也指出两性霉素 B 栓剂、硼酸阴道制剂及氟胞嘧啶霜可组合使用,但具体未予详细说明。

五、妊娠期 VVC 的治疗

由于妊娠期妇女体内激素及阴道内环境等因素的改变,使得妊娠期 VVC 较非孕期女性发病率高,影响妊娠结局,危害母婴健康,是临床诊治的重点、难点。但各指南对妊娠期 VVC 诊治的方案介绍较少,其中,国内专家共识未提到妊娠期 VVC 的治疗。中国诊治规范、欧洲新版指南、美国 CDC 及加拿大指南一致认为,局部应用抗真菌药物是治疗妊娠期 VVC 的最佳方法(推荐强度:1 级;证据等级:B 级),不应选用口服抗真菌药物;中国诊治规范提出,妊娠期 VVC 的治疗方案同单纯性 VVC,但建议使用长疗程方案更优;美国 CDC 指南建议局部用药时间最佳为 1 周;加拿大指南则推荐外用咪唑乳膏或阴道栓剂 2 周,需重复用药。

六、其他 VVC 的治疗

美国 CDC 指出,对于免疫受损患者,如糖尿病或应用皮质类固醇激素治疗的患者,对短疗程方案治疗反应差,应延长治疗疗程达 7～14 天,并尽量改

善免疫受损状况。对于 HIV 感染患者的治疗同非 HIV 感染患者,对于 RVVC 可长期预防性使用氟康唑 200mg/w 进行治疗,减少念珠菌定植和缓解症状。此外,中国诊治规范提出了 VVC 再发概念,指出对于曾经患过 VVC,再次确诊发作,但 1 年内发作次数未达到 4 次,不符合 RVVC 概念者,即为 VVC 再发。目前,对于这类 VVC 尚无明确分类,可按症状体征评分,归类于轻、中、重度 VVC,并按此分类进行治疗,可以在月经后适当巩固治疗 1~2 个疗程。

七、中西医结合治疗 RVVC

为了给临床医师提供中西医结合治疗复发性外阴阴道念珠菌病(RVVC)的指导性意见,中国中西医结合学会皮肤性病专业委员会性病学组牵头组织皮肤性病学、真菌学和妇科学专家,参考国内外文献,形成《复发性外阴阴道念珠菌病中西医结合治疗专家共识》并发表在 2017 年的《中国真菌学杂志》上。该共识强调治疗的个体化,推荐选择中西医结合方法治疗 RVVC,分发作期和缓解期进行治疗,其中发作期选择中西药联合应用,抑菌消炎,控制症状,治疗至真菌镜检和培养阴性;缓解期建议以中医治疗、调护体质为主。中医辨证多为脾虚湿蕴或肝肾不足证。临床实践显示,应用中西医结合方法治疗 RVVC 可以起到整体调理、抑菌增效、减轻症状、减少复发的作用。

（曾玉燕）

第三节　外阴阴道念珠菌病与阴道微生态研究

女性阴道微生态系统主要由阴道内微生物菌群、人体内分泌调节系统、阴道解剖结构和局部免疫系统共同组成,是女性生殖道的第一道防线。阴道微生态失衡的女性有较高的生殖及妇科疾病风险。阴道微生态处在一个动态变化的状态中,人体激素水平的变化、性生活频率、避孕方式、个人卫生习惯等多种因素均能使阴道微生态出现波动。外阴阴道念珠菌病(VVC)是一种常见的女性生殖道感染性疾病,在育龄期女性中多发。与其他真菌感染性疾病相比,VVC 的发病人群无明显差异性,免疫受损或健康女性均可发生。据估计,全球大约有 75% 以上的女性一生中至少会患本病 1 次,并且,全球约有 8% 的女性 1 年中发作 3 次以上。

一、阴道微生态

1. 阴道环境与雌激素　生理情况下,阴道具有一定自净作用。雌激素能促进阴道鳞状上皮细胞的增殖成熟及细胞内糖原的合成,而阴道鳞状上皮细胞合成的糖原是乳杆菌的主要能量代谢来源。乳杆菌能将糖原转化为乳酸、产生 H_2O_2 等抗菌物质，从而维持阴道的弱酸性环境（pH 3.8～4.5），并对其他微生物产生杀伤作用。关于阴道内酸性环境的形成机制，Gorodeski 等提出了另一种解释，即阴道-宫颈细胞通过顶膜上 $V-H^+-ATP$ 酶的驱动来增加质子分泌，从而酸化阴道管腔；并且研究者还提出，质子分泌会贯穿女性一生，但其对阴道管腔的酸化作用具有雌激素依赖性。此外，还有研究观察到，雌激素可以破坏中性粒细胞对阴道上皮细胞的趋化作用并抑制 Th17 细胞的分化，从而导致宿主更容易感染念珠菌等病原体。

国内曾改鸿等通过对 600 例健康体检妇女的阴道分泌物进行微生态检测发现，阴道微生态失衡与年龄呈两头低、中间高的正态分布关系，31～50 岁组阴道微生态失调率明显高于 19～30 岁组及 > 60 岁组。这一现象可能是由女性雌孕激素水平、性生活活跃度等多种因素综合造成。高雌孕激素水平虽然有利于乳杆菌主导地位的形成，但也为病原菌的增长繁殖提供了大量能量来源，加之育龄期女性性生活活跃，阴道环境受外界因素的影响增多、稳定性下降，因此更容易发生微生态失衡。

2. **乳杆菌的功能**　目前大多数研究都认为，乳杆菌是维持微生态平衡的重要有益菌属。关于乳杆菌在阴道中的功能已有较深入的研究，其在阴道健康中所起的作用主要通过以下几方面来实现：①形成弱酸性环境：阴道上皮细胞所合成的糖原经 α-淀粉酶（由宫颈内膜细胞和输卵管细胞分泌）异化为麦芽糖、麦芽三糖等，尔后再通过乳杆菌属分解为有机酸（以乳酸为主），从而使阴道 pH 维持在 3.8～4.5 的弱酸性水平，这一酸性环境可以抑制多种致病菌生长；②产生抗菌活性物质：乳杆菌可通过代谢产生 H_2O_2、细菌素及生物表面活性剂等抗菌物质，适当浓度的乳酸又能促进 H_2O_2 和细菌素的抑菌效果；③形成生物屏障：乳杆菌可以与其他微生物竞争阴道鳞状上皮细胞的吸附位点，形成占位性屏障保护并竞争能量代谢来源，从而减少白念珠菌等致病菌在阴道上皮细胞表面上的黏附与繁殖；④保护阴道上皮细胞：一定浓度下的乳酸能增强阴道上皮细胞的存活能力，还能通过抑制组蛋白去乙酰化而促进受损细胞 DNA 的修复；⑤调节阴道局部免疫：乳杆菌还具有免疫调节作用，可以刺激 IL-1RA、IL-2 等抗炎因子的产生，也能减少 IL-6、IL-8、IL-1β 及 TNF-α 等炎症因子在阴道内的含量。

乳杆菌在阴道中代谢后产生的乳酸以 D-乳酸和 L-乳酸为主，其中 D-乳酸对维持阴道环境健康所作贡献更大。Nasioudis 等在一项体外研究中发现，α-淀粉酶、分泌型白细胞蛋白酶抑制因子（SLPI）、透明质酸酶-1（hyaluronidase-1）、中性粒细胞明胶酶相关载脂蛋白以及基质金属蛋白酶-8（MMP-8）的表达，仅与 D-乳酸相关。不同种类的乳杆菌产生乳酸及其他代谢产物的能力各异，并且，并非所有乳杆菌种都能产生乳酸、H_2O_2 等代谢产物。例如，詹氏乳杆菌只产 D- 乳酸，而惰性乳杆菌就缺乏产 D- 乳酸及 H_2O_2 的能力，且其 L- 乳酸的产量也明显少于卷曲乳杆菌和格氏乳杆菌，因此惰性乳杆菌对病原微生物的制约能力比其他乳杆菌种要弱。此外，有研究发现，惰性乳杆菌还可能携带致病因子，它分泌的溶菌素在细菌性阴道病（BV）患者阴道中的浓度是健康女性的 6 倍之多。

3. **阴道菌群分布**　目前研究发现，健康育龄女性的阴道环境内存在 300 多种微生物，包括细菌、病毒、真菌、支原体、衣原体等；常住菌、条件致病菌及过路菌，按照一定的数量和比例分布于阴道黏膜上皮。在不同的生理时期，女性阴道微生态结构均有一定变化：月经初潮前，阴道中糖原含量少，阴道菌群以来自皮肤和肠道的混合菌群为主，在微生态中起主导地位的是厌氧菌、大肠杆菌、革兰氏阳性葡萄球菌；进入青春期后，雌激素分泌水平增加，促进了阴道上皮细胞糖原的合成，为乳杆菌属的生长繁殖提供了充足的能量来源，此时，阴道菌群结构稳定，主要以乳杆菌为优势菌，其在健康育龄期女性的阴道菌群中所占比例可高达 95% 以上。围绝经期，雌激素水平下降，乳杆菌属失去主导地位，绝经后健康女性的阴道菌群多样性升高。月经期，阴道菌群多样性发生明显变化，卷曲乳杆菌减少，惰性乳杆菌及加德纳菌等厌氧菌显著增多。进入妊娠期，阴道微生态变得更加稳定，乳杆菌属数量增多而厌氧菌数量减少，与非妊娠期相比，菌群缺乏多样性。廖秦平认为，雌激素水平是影响阴道微生物菌群构成的决定性因素。

存在于女性阴道内的乳杆菌有 50 余种，最常见的乳杆菌包括卷曲乳杆菌、格氏乳杆菌、詹森乳杆菌、惰性乳杆菌等。阴道中常见的厌氧菌主要包括普氏菌、加特纳菌、奇异菌和巨型球菌。大多数女性的阴道菌群以卷曲乳杆菌为主导菌，亦有少数健康女性阴道内的主导菌为其他乳杆菌。以卷曲乳杆菌主导的阴道微生态通常被认为是阴道内环境健康稳定的标志。Ravel 等通过高通量 16S rRNA 基因测序技术将育龄期女性的阴道微生态群落类型（community state type, CST）分为 5 种，其中 CST-Ⅰ、CST-Ⅱ、CST-Ⅲ、CST-Ⅴ的主导菌分别是卷曲乳杆菌、格氏乳杆菌、惰性乳杆菌和詹氏乳杆菌；CST-Ⅳ的菌群多样性高，乳杆菌属分布量少，可以进一步分为两种状态：CST Ⅳ-A 包含厌氧菌属，如普雷沃菌、Peptoniphilus、链球菌等，CST Ⅳ-B 则主要由奇异菌属、巨球菌属主导。虽然具有 CST-Ⅳ 群落特点的女性可能无不适症状，但研究发现，具有这一阴道微生物群落特点的女性患性传播疾病的风险更高。此外，研究发现，CST-Ⅳ 的促炎作用最强，CST-Ⅰ、CST-Ⅱ 的促炎作用最弱，CST-Ⅲ 的促炎作用则介于中间。

4. **阴道微生态的评价**　目前，我们可以通过镜检、微生物培养及分子鉴定等多种手段对阴道分泌物进行分析。随着对微生态研究的重视,阴道微生态评价体系逐渐形成。廖秦平等认为,对阴道微生态的评价应从形态学及功能学两方面着手。形态学评价主要通过镜检观察阴道分泌物的菌群密度、菌群多样性、优势菌群、病原微生物、乳杆菌分级、上皮细胞和白细胞数量等指标;功能学评价则主要通过对阴道分泌物的 pH、代谢产物和微生物酶(如唾液酸酶、β-葡糖醛酸苷酶、白细胞酯酶和乙酰氨基葡糖苷酶)等指标的检测来实现;当功能指标与形态指标不一致时,应以形态指标作为参考指标。通过对以上内容进行评价,可以分别进行 Nugent 评分和 Donders 评分,并且还能反映乳杆菌的功能,从而对 ABCTV[以下 5 种阴道炎的简称:需氧菌性阴道炎(aerobic vaginitis, AV)、细菌性阴道病(bacterial vaginosis, BV)、细胞溶解性阴道病(cytolytic vaginosis, CV)、滴虫阴道炎(trichomonal vaginitis, TV)和外阴阴道念珠菌病(vulvovaginal candidiasis, VVC)]分别进行准确诊断。一般来说,阴道微生态正常主要是指:pH 为 3.8～4.5,阴道内菌群密度Ⅱ～Ⅲ级,菌群多样性Ⅱ～Ⅲ级,清洁度为Ⅰ度,优势菌为乳杆菌,Nugent 和 AV 评分≤3,乳杆菌功能正常(即 H_2O_2 阳性),没有病原体和消极的微生物酶(如白细胞酯酶)。当菌群密集度、多样性、优势菌、炎症反应、pH 和乳杆菌功能中任何 1 项出现异常时,均可诊断为微生态失调。

二、外阴阴道念珠菌病

根据临床表现、感染菌种、宿主状况及机体对常规治疗的反应等条件,可将外阴阴道念珠菌病(VVC)分为单纯性 VVC 与复杂性 VVC。单纯性 VVC 的症状为偶发且为轻中度,每年发作不超过 3 次,为白念珠菌感染所致,常规抗真菌治疗有效。复杂性 VVC 包括阴道炎症状每年发作超过 4 次,重度外阴阴道炎,妊娠期 VVC、非白念珠菌所致 VVC 或宿主为未控制的糖尿病、免疫功能低下者。在此分类基础上,Esther 又提出了慢性外阴阴道念珠菌病(chronic vulvovaginal candidiasis, CVVC)的概念,其主要特点包括患者既往阴道分泌物中曾检出念珠菌,有白带增多、性交困难、外阴阴道疼痛肿胀的症状,循环反复发作,并且使用抗生素后症状恶化等。

1. VVC 发病过程中阴道微生态的变化　在 25～34 岁的育龄女性,VVC 发病率最高,且 VVC 易发生在月经黄体期和妊娠期,这可能是因为这两个时期阴道内雌激素及 pH 较高。VVC 发病的具体机制仍不是十分明确,但研究者猜测,主要与阴道内微生态、代谢产物以及局部免疫的变化有关。Hubertine 等将 VVC 的发病原因归纳为阴道环境、致病因子及宿主反应三大方面,其中,阴道环境因素主要包括阴道菌群状况、阴道 pH、阴道内雌激素水平及性生活情况。Sobel 等国外研究者认为,VVC 的发生大都是因为致病因子或触发因素引起宿主阴道菌群或局部免疫发生了紊乱。RVVC 不是慢性感染，却具有复发特性，导致其复发的原因及机制尚不清楚，治疗不彻底导致真菌残留或再次真菌感染均会导致 VVC 复发。性激素也在阴道炎的复发中起重要作用，接受雌激素替代疗法的绝经后女性时常有阴道炎症状的困扰，此外，阴道炎的发作也可以是自发性的，在不存在任何致病或诱发因素刺激下也会反复发作。Jaeger 等通过研究认为，自发性 RVVC 的发病很可能是因为在阴道黏膜上存在免疫易感性基因。

有临床研究表明，当患 VVC 时，乳杆菌属仍在菌群中起主导地位，但是其丰度较健康状态下降（< 67.5%），并且起主导的乳杆菌种类也发生了变化，惰性乳杆菌取代了卷曲乳杆菌成为主导菌种。Camilla 等对 79 例育龄期女性进行了阴道微生态及代谢组学的研究，通过乳杆菌菌种分析发现，健康女性阴道菌群中，卷曲乳杆菌占乳杆菌的 61%，在转变为 VVC 的过程中，有 33.4% 的菌群呈现出卷曲乳杆菌数量显著减少的变化。Vitali 等发现，在 VVC 患者中，惰性乳杆菌数量增加，而产 H_2O_2 的乳杆菌种数量减少。研究者认为，惰性乳杆菌是一种过渡菌，阴道内环境不稳后惰性乳杆菌就开始在阴道内大量繁殖生长。吴文湘等对 150 例重度 VVC 患者的阴道分泌物进行了微生态检测，结果发现，68% 的患者阴道 pH 仍在 4.5 以下，74% 的患者优势菌仍为乳杆菌，阴道菌群密集度和多样性大部分仍在正常范围，清洁度明显异常（Ⅲ度）的患者约占 24.67%。

一般来说，乳杆菌是维持阴道微环境的重要有益菌属，然而在 VVC 中，关于乳杆菌是否能抑制念珠菌繁殖还具有一定争议。国外有研究认为，乳杆菌更像是 VVC 的危险因素。Ene 等研究发现，乳酸可以刺激白念珠菌逃脱机体免疫细胞的识别及吞噬。有研究观察到，在 VVC 急性发作期，高浓度的乳杆菌与高浓度念珠菌共存，甚至乳杆菌浓度较健康状态下还要高。Brown 等对 394 例非孕期育龄女性进行了一项横断面研究，结果发现，以卷曲乳杆菌为优势菌的菌群类型比乳杆菌占比低的群落类型，检出白念珠菌的概率要高出 2 倍之多。

与临床观察结果不同，大量动物实验及体外研究得出的结论大体一致：乳杆菌属可以通过其代谢产物，包括酸类物质、H_2O_2、细菌素、生物表面活性剂等物质，对白念珠菌的生长、形态转换、生物膜形成、毒力因子及相关基因产生抑制作用。Matsuda 等研究了卷曲乳杆菌和格氏乳杆菌的培养上清液对白念珠菌的抑制作用及机制，发现此两种乳杆菌可抑制白念珠菌对 Hela 细胞的黏附，且经乳杆菌培养上清液干预后，白念珠菌的 *HWP*1、*ECE*1、*ALS*3、*BCR*1、*EFG*1、*TEC*1 及 *CPH*1 等生物膜形成相关基因均明显下调。Wang 等研究了卷曲乳杆菌、格氏乳杆菌、詹森乳杆菌对白念珠菌 ATCC 10231 菌株生长、菌丝形成及毒力相关基因的影响,发现以上 3 种乳杆菌均能显著抑制白念珠菌的菌丝形成;其中,卷曲乳杆菌 -B145 的抗菌能力最强,对白念珠菌生长繁殖的抑制率高达 60%,除此之外,还对白念珠菌 *ALS*3、*HWP*1、*ECE*1 等毒力相关基因的表达有明显下调作用,并可上调抑转录基因 NRG1 的表达。

2. 念珠菌在 VVC 患者中的致病机制 真菌的毒力因子包括黏附能力、生物膜形成、细胞表面疏水性、形态转变和水解酶活性。念珠菌是双相型真菌,酵母相通常与传播能力相关,这一形式下的念珠菌致病能力弱,通常表现为无症状的定植;菌丝相主要与念珠菌的黏附、侵袭及念珠菌素生成能力有关,因此菌丝相的念珠菌通常会引起宿主产生不适症状。与其他念珠菌种相比,白念珠菌在黏膜上的黏附能力更强,这也许可以解释为何 VVC 的致病菌种中白念珠菌占 80% 以上。Mayer 等国外学者发现,微生物之间存在群体感应反应,高细胞密度($> 10^7$cells/ml)可以促进酵母相念珠菌的生长,而菌丝的形成则受到较低细胞密度($> 10^7$cells/ml)的刺激。在群体感应机制的作用下,念珠菌群落的形态可以快速调节,从而适应外部环境的改变。

念珠菌的毒力主要由其形态所决定。碳源的利用率、阴道内 pH、温度、氧含量等多种环境因素的改变均会刺激念珠菌调节细胞形态。糖原是念珠菌的主要碳源,然而念珠菌还能利用诸如乳酸等其他物质作为能量代谢来源,并且碳源能影响念珠菌胞壁结构,从而影响念珠菌与免疫细胞之间的相互作用。体外研究表明,在仅有乳酸作为唯一碳源的情况下,白念珠菌还可影响 IL-10 和 IL-17 的产量,从而降低免疫细胞对白念珠菌的清除能力。因此,研究者猜测,在与人类共生过程中,为促进自身的定殖与生长,念珠菌可能已经进化出抑制免疫反应的能力。Cottier 等的最新研究发现,在女性生殖道定殖期间,白念珠菌为了适应环境变化,会相应地发生细胞壁重塑,这一过程主要通过调节真菌细胞壁上两种关键抗原表位(β- 葡聚糖和几丁质)的隐藏与暴露来实现。真菌细胞壁的重塑是一个动态反应过程,主要与阴道 pH 及真菌在此环境中暴露的时间长短相关。在一开始,真菌细胞壁上的抗原表位会暴露在酸性环境下,容易被免疫系统识别,随着时间的延长,真菌细胞壁上的抗原表位会被逐渐隐藏。β- 葡聚糖的隐藏是通过细胞密度依赖性真菌群体感应分子法尼醇介导的。高细胞密度下,白念珠菌可以分泌法尼醇,这一物质可以提高细胞间活性氧的含量,因此,法尼醇可能通过 cAMP-PKA 信号途径促进白念珠菌对细胞壁上的 β- 葡聚糖表位进行掩盖。几丁质的隐藏是通过一种热稳定的非蛋白质分泌的小分子介导。这种动态的细胞壁重塑影响了固有免疫系统对白念珠菌的识别,表明在感染过程中,白念珠菌可以操纵宿主的固有免疫应答。

Peeters 等在 20 世纪 70 年代就发现,阴道内白念珠菌丰度与白带分泌量及症状(瘙痒)严重程度之间呈正相关。随着研究的深入,Fidel 等提出了真菌负荷阈值理论,即白念珠菌在某一阈值下不会引起阴道炎相关症状,一旦念珠菌大量生长繁殖,数量超过了特定阈值,便会刺激炎症细胞募集到阴道,导致局部炎症的产生,从而引起瘙痒、烧灼感及白带改变等症状。某些特定的生态位(如口腔和阴道)容易遭受念珠菌生长和侵袭,关于其易感性的机制,免疫因素仍具有一定争议,上皮完整性受损和微生态失调是最被公认的念珠菌易感机制。

3. **VVC 异常阴道微生态的治疗**　廖秦平等认为,对异常阴道微生态的治疗应该包括杀菌、黏膜修复和恢复阴道微生态平衡 3 个步骤。对存在病原微生物感染的微生态失衡,应首先应用敏感的抗菌药物抑制或杀灭病原体。致病菌得到控制后,应着力于修复阴道黏膜的免疫功能和恢复乳杆菌优势地位。

(1)抗真菌药物:治疗 VVC 的药物多种多样,一线治疗药物主要是唑类和多烯类抗真菌药物。氟康唑作为常用的唑类抗真菌药物,在临床应用已有 30 余年之久,由于其长时间广泛暴露,氟康唑耐药日趋升高。通过单剂量或短程治疗即能对 90% 以上的单纯性 VVC 达到治疗效果。对于 RVVC 的治疗,通常使用咪唑或三唑类抗真菌药物维持疗法,可以显著降低 RVVC 的发作率。国外推荐的治疗方案为氟康唑维持疗法,先口服 750mg 诱导剂量的氟康唑,随后每周 150mg,维持 6 个月治疗。这一疗法在用药期间虽能显著消除症状并减少复发,但很难达到根治效果,停止使用氟康唑后,RVVC 很容易卷土重来。有研究发现,氟康唑维持治疗结束后,复发率可高达 50%,并且时间越长,复发率越高。选择抗真菌药物治疗 RVVC 之前,对阴道分泌物进行真菌培养、鉴定和药敏检测十分有必要,规范使用敏感抗真菌药物不仅能提高临床疗效,并且还能避免滥用抗真菌药物、有助于减少真菌耐药的可能性。

(2)微生物制剂:临床上正在探索的微生物疗法主要有两种。第一种是通过递送活的治疗性微生物来置换病原微生物,并恢复微生物与宿主的共生关系;第二种是对微生物进行基因编辑以使其分泌具有治疗作用的物质,这些物质可以作用于病变部位或通过生物屏障吸收而作用于全身。

既往,对阴道感染性疾病的治疗方案主要聚焦于消除病原微生物,而对阴道微生态的恢复不够重视。目前,治疗 VVC 的微生物制剂包括多种口服药物和局部外用药物,但是没有任何证据可以证明何种药物或给药途径更为优越。并且,不是所有的乳杆菌都适合作为益生菌使用。Gregor 在 1999 年就提出,要想达到调节阴道微生态的理想效果,所选菌种需要具备以下能力:①能黏附于阴道上皮细胞,持续在阴道内存在并生长繁衍;②能消除或减少病原体的黏附性;③能产生对病原体生长具有拮抗作用的有机酸、过氧化氢和细菌素;④能抵抗阴道杀菌剂,包括杀精剂;⑤具有可靠的安全性、非侵入性、非致癌性和非致病性；⑥可聚集并形成正常、平衡的菌群。因此，对乳杆菌进行鉴定并明确不同种类乳杆菌的特性及作用非常重要。此外，在药物的递送方法上也需要考虑多种因素，有机酸、生物酶等物质可能损害微生物生存能力，使其分泌的物质功效受限甚至失活。生态位中存在的黏液、原有微生物群及内腔物质所形成的生物屏障，可能对治疗性微生物的定植与繁衍形成物理防御作用。并且，药物在作用部位需要有合适的停留时间才能起到治疗作用。

　　益生菌、致病菌都能从肠道内移生到泌尿生殖道。国内外大量研究均证明，无论是口服或阴道内局部应用乳杆菌合剂，均能显著提高乳杆菌阴道内定植率，减轻病原体对阴道上皮细胞所造成的损伤。Rosario 等对 40 例育龄期女性进行了一项随机双盲、安慰对照的临床实验，口服含有嗜酸乳杆菌 GLA-14 和鼠李糖乳杆菌 HN001 的混合益生菌及牛乳铁蛋白，治疗 15 天后，阴道内检测到的嗜酸乳杆菌及鼠李糖乳杆菌浓度明显升高。马玮对 150 例单纯性 VVC 患者使用硝呋太尔制霉素阴道软胶囊（朗依）治疗后，再加用乳杆菌活菌胶囊（阴道纳药），结果显示，未经治疗时，单纯性 VVC 患者阴道 pH 一般在 4.0～4.4 左右，仅运用抗真菌药治疗后，阴道 pH 较抗真菌药物治疗前无明显变化，而加用乳杆菌活菌胶囊后，阴道 pH 下降到 3.8～4.2。她认为，在阴道抗真菌治疗后加用乳杆菌活菌胶囊，可以改善阴道微生态并抑制念珠菌生长，从而降低 VVC 治疗后的复发率。Vicariotto 等使用发酵乳杆菌 LF10（DSM 19187）和嗜酸乳杆菌 LA02（DSM 21717）的缓释泡腾阴道片剂型（ActiCand 30）治疗了 30 例 VVC 患者（这两种乳杆菌已被体外实验证实对白念珠菌、光滑念珠菌、副念珠菌和克鲁斯念珠菌具有明显抑制作用），具体用药方案为：先连续 7 夜每夜应用 1 次泡腾片，然后每隔 3 夜应用 1 次药物并维持 3 周，最后每周应用 1 次泡腾片以维持两种益生菌长期阴道定植。结果发现，使用药物 28 天后，86.6% 的患者症状明显好转，在使用药物的第 2 个月末，已经在第 1 个月被完全治愈的 26 例患者中只有 3 例出现轻微复发症状。因此，研究者认为，该药物不仅具有良好的抑制念珠菌感染能力，还能黏附并定居于阴道，实现长期的生理防御作用。此外，研究者还认为，以泡腾片剂型来递送阴道益生菌具有一定优势，因为泡腾片的缓释作用能增加益生菌在阴道上皮的黏附，从而有利于益生菌的定植，并且泡腾片在溶解过程中能产生 CO_2，有助于阴道内厌氧环境的形成，进一步为乳杆菌的繁衍提供了有利的环境因素。

　　然而，亦有研究认为，微生物制剂对 VVC 的治疗效果不佳。Shair 等系统评价了阴道益生菌对 BV、VVC 治愈和复发的影响，共纳入 34 项合格研究，包括 22 种阴道益生菌；研究发现，所有阴道益生菌均含乳杆菌菌株，有些还含有其他活性成分，这些阴道益生菌在治愈和预防 BV 上十分具有潜力，但对 VVC 的预防和治疗效果不容乐观。

总的来说,使用乳杆菌制剂来防治生殖道感染有良好的理论基础和满意的临床效果。口服或局部应用益生菌对于防治 VVC 具有推荐价值,但仍需更多、更长时间的临床观察证据,以避免可能的副反应。

(3)疫苗:目前,国外已在研发针对 RVVC 的疫苗制剂(NDV-3、NDV-3A),该疫苗包含白念珠菌凝集素样序列 -3(ALS3)蛋白的 N 端部分,这是一种菌丝特异性毒力因子,介导对人类上皮细胞和血管内皮细胞的黏附及侵袭。Edwards 等进行了一项 2 期、随机双盲、安慰剂对照试验,对 188 名 RVVC 妇女肌内注射 1 剂 NDV-3A 疫苗,结果发现 NDV-3A 具有高度免疫原性和安全性,在 40 岁以下的受试者中,VVC 的症状发作频率最多可降低 12 个月。然而,疫苗制剂虽然能调节宿主反应并在一定程度上干扰念珠菌向菌丝相转换,但并不能清除病原体。

(4)预防调护:年龄、性生活、避孕方式、月经、妊娠、分娩以及哺乳等生理活动均能对阴道微生态产生影响;糖尿病等内分泌疾病、外阴阴道感染性疾病,以及抗生素、免疫抑制剂等药物的使用,均会导致阴道微生态失衡。

1)避孕方式:国外一些研究发现,由于阴道上皮并非由角化上皮细胞构成,男性避孕套所含的乳胶、杀精剂、润滑剂等刺激物很容易渗透阴道上皮,因此选择男性避孕套方式避孕的女性容易发生阴道炎症反应。通过口服避孕药避孕的女性,其阴道微生态更稳定,并且细菌性阴道病的发病率更低,但是其阴道内酵母菌的定植率有所升高。通过安全期避孕的女性,阴道微生态未检测到明显变化,这可能是因为这些妇女的阴道微环境仅在排卵期才受到全身性激素的影响,这有利于乳杆菌的生长和正常微生态的维持;并且,在性禁欲期间,阴道环境很少受精液等物质的干扰,因此阴道微生态可以保持更长时间的稳定性。

由于宫内放置节育器常伴发反复下生殖道感染,因此有学者提出放置宫内节育器亦是本病的危险因素之一。国外学者 Luciene 等证实,宫内节育器为念珠菌的黏附及生长提供了有利条件,并且念珠菌还可通过节育器移行至其他部位,导致广泛的下生殖道感染。金雪静等发现,使用宫内节育器组,阴道内优势菌发生了改变:乳杆菌比例减少,革兰氏阳性球菌和小杆菌成为优势菌;与其他避孕方式组相比,使用宫内节育器的女性,其 BV、VVC 等生殖道感染性疾病的患病率升高。Eman 等报道,通过促进蛋白酶的产生及提高真菌耐药性,宫内节育器可以增强真菌毒性。因此有学者建议,存在 RVVC 的患者应避免使用宫内节育器。

2)卫生习惯:Omar 等对 181 例 VVC 患者进行的一项回顾性研究发现,频繁的阴道冲洗会增加阴道非白念珠菌感染的风险,还会提高真菌对常见抗真菌剂的耐药性。Rezk 等对 430 例女性进行了调查,发现阴道冲洗特别是 1

周大于5次的妇女更容易患BV,故不主张冲洗阴道。

3)生活与饮食:长期处于压力状态不仅会增加免疫功能受损的风险,还会使下丘脑-垂体-肾上腺轴功能和晨间皮质醇分泌水平下降,导致机体抗氧化能力降低。此外,机体抗氧化能力下降也与免疫紊乱有关,因为细胞氧化损伤对DNA合成、细胞间信号转导均会产生不利影响。因此,长期的压力状态和机体抗氧化能力下降,也可能是VVC反复发作的机制之一。因此有专家认为,VVC患者除了应避免过重的身心压力之外,还应加强从饮食中摄入维生素和矿物质等抗氧化剂,以减轻细胞氧化损伤,预防VVC复发。

(李玉清)

第四节　阴道念珠菌感染动物模型研究

采用动物模型进行外阴阴道念珠菌病(VVC)的研究已有许多年的时间,有报道的包括小鼠、大鼠、兔。进行VVC的研究多采用雌激素化的小鼠模型,该模型的成功构建需要一定剂量的雌激素维持其持续发情状态,常见的为ICR品系小鼠、昆明小鼠。

现在常使用的造模菌株为白念珠菌,因其存在双相菌丝,且有明确的毒力因子,致病力相对较强。在动物模型造模前均需将菌株进行活化,将要接种的菌孢子从沙氏固体培养基上转移至仅含0.1%葡萄糖和1%蛋白胨的液体培养基(该培养基糖含量较低)中培养16~18小时,这样就使孢子在进入阴道后能够很快适应局部的低糖环境,保持较强的致病力。

不同模型的建模方法在既往研究文献中存在差异,其中小鼠建模方法相对固定。同时,不同动物建模存在相应的优缺点,可根据具体实验内容选择相应的动物模型。小鼠建立的模型方法简单易操作,建模周期短,存在取材相对困难和标本量偏小的缺点,而使用大鼠摘除卵巢建立模型则存在感染、实验过程中标本缺失、手术及创伤给实验结果带来干扰等一系列问题,目前已有学者通过给大鼠注射较大剂量苯甲酸雌二醇从而达到抑制大鼠本身卵巢功能而成功建立假发情模型。新西兰大白兔建立的模型动物来源丰富,且阴道口的宽度较小鼠和大鼠模型宽,为下一步栓剂药物的疗效研究提供了经济有效的动物模型。

下面介绍每一种动物模型的建模方法:

一、小鼠模型

取雌性小鼠(8~10周龄),雌二醇组每只小鼠在接种前6天开始皮下注射含有 0.1mg 苯甲酸雌二醇的油剂 0.05ml,以后每 2 天注射 1 次。接种时将密度为 2.5×10^6/L 溶于 PBS 的菌悬液 20μl(即白念珠菌孢子接种量为 5×10^4 个)在接种日注入所有小鼠的阴道内,原位停留 1～2 分钟,防止菌液流出。第 2 天起即有较高的感染率,第 4 天开始发现黏膜浅层内出现念珠菌的芽生孢子,第 7 天阴道腔内出现成团的菌丝。

二、大鼠模型方法 1

取 Wistar 雌性大鼠(180～220g,70 天左右),无菌条件下双侧卵巢摘除,术后第 7 天开始腹部皮下注射己烯雌酚 2mg/kg,每天 1 次,连续 4 天,进行阴道涂片检查,若出现大量角化上皮细胞,证明已出现假动情期。即日开始除注射己烯雌酚外,加皮下注射氢化可的松 60mg/kg,每天 1 次,连续 3 天,造成动物全身免疫功能低下。术后第 11 天,阴道内接种 0.25×10^6 个 /ml 孢子的 PBS 0.1ml。原位停留 1～2 分钟,防止菌液流出。24 小时后同样方法再次感染。感染后造模动物隔日交替皮下注射己烯雌酚或氢化可的松各 2 次,以保持假动情期和全身免疫功能低下状态,增加白念珠菌在阴道内的易感性。感染后 4 天(术后第 15 天),可见造模大鼠外阴红肿,伴少量白色分泌物,用无菌棉签蘸取分泌物,涂于沙氏培养基表面,25℃培养 48 小时,肉眼观察可见大小不等的白色菌落,分泌物镜检可见假菌丝和成群孢子,造模成功。

三、大鼠模型方法 2

取 Wistar 雌性大鼠(200～300g,70 天左右),每只大鼠后腿皮下注射苯甲酸雌二醇油剂 0.5mg,每 2 天 1 次,1 周后建立大鼠假发情模型。成功建立大鼠假发情模型后 1 天,将 0.08ml 菌悬液(含白念珠菌 4×10^4～4×10^9 个)注入大鼠阴道内。原位停留 1～2 分钟,防止菌液流出。此后继续每 2 天 1 次,每只 0.2mg 苯甲酸雌二醇油剂大腿皮下注射大鼠,维持大鼠的假发情模型。

四、新西兰大白兔模型

取雌性新西兰大白兔,体重 2～2.5kg,试验前用无菌 PBS 液冲洗兔阴道并培养,无白念珠菌生长的用于试验。每只皮下注射 0.1mg/ml 苯甲酸雌二醇油剂 0.2ml,连续 6 天。将 2.5×10^7/ml 的 PBS 菌悬液 0.5ml 注入兔阴道内,原位停留 1～2 分钟,防止菌液流出。每天 1 次,连续 3 天。第 2 天即开始检测到 CFU 数值增加。

(荆方轶)

第五节　阴道耐药念珠菌感染研究

一、近年来阴道念珠菌的耐药菌种分布情况

近年来，国内外有关外阴阴道念珠菌病（VVC）的致病菌种鉴定及药敏试验的研究中，白念珠菌仍然是临床中本病致病的优势菌种，所占比例为40.5%～85%。

在国外两项更早期的研究中，这一比例甚至超过了90%，分别达到了91%和96%。白念珠菌在VVC患者中的检出率差异可能缘于研究对象构成的不同。但多项研究表明，白念珠菌的致病比例在VVC患者中相对较高，而在RVVC患者中相对较低。而非白念珠菌菌种，在各报道中，则差异较大，如克柔念珠菌为0.34%～4.04%，光滑念珠菌为1.7%～22.8%，热带念珠菌为0.97%～12.88%，近平滑念珠菌为1.02%～3.79%，其余如都柏林念珠菌、季也蒙念珠菌、酿酒酵母菌、红酵母菌、鲁希特念珠菌及土生念珠菌仅在部分研究中有检出，这可能与非白念珠菌本身基数较小有关。

王玮玮等对妊娠期女性进行调查发现，76例VVC患者中各菌种的检出率分别为白念珠菌80.26%、光滑念珠菌8.95%、克柔念珠菌3.95%、热带念珠菌1.32%和其他念珠菌6.58%，均在上述范围内，故认为妊娠期女性VVC的致病菌种分布情况接近于非妊娠女性。

在另一项妊娠期VVC患者的阴道念珠菌菌种分布研究中，白念珠菌虽较低（60.56%），但仍为主要致病菌；其次，依次为光滑念珠菌（21.13%）、热带念珠菌（8.45%）、克柔念珠菌（5.63%）、乳酒念珠菌（4.23%）。

在近10年中，多个临床观察表明，各念珠菌对各抗真菌药物的耐药率也不尽相同，详见表13-1。

表13-1　近10年VVC患者分离念珠菌耐药情况汇总

菌种	氟康唑/%	5-氟胞嘧啶/%	伏立康唑/%	两性霉素/%	伊曲康唑/%
白念珠菌	1.1～21.1	3.5～26.53	3.27～20.4	0～7.75	2.2～45.3
热带念珠菌	20.83～50	0～27.59	10.34～27.3	0～10.34	2.6～41.67
克柔念珠菌	16.7～100	0～16.67	16.67～33.3	0	0～100
光滑念珠菌	4.5～62.1	0～22.86	11.43～37.5	12.5～17.14	2.2～85.8
近平滑念珠菌	0～33.33	12.5～20	0～20	0	0～20.6

在一些早期国外研究中发现,白念珠菌对大多数唑类药物敏感,但大多数非白念珠菌菌种对唑类药物耐药。在近 10 年的国内研究中,VVC 患者分离出的临床白念珠菌菌株对氟康唑的耐药率虽然有所上升,但最高没有超过21.1%,然而在伊朗学者 Jasem Mohamadi 等的观察中,这一比例高达 52.7%,这可能与环境、人种及当地的经验性治疗等因素有关。而各非白念珠菌菌种检出率及其耐药率变化的巨大差异,可能源于在各自临床调查中非白念珠菌检出率较低,因而计算出的耐药率变异更大。虽然白念珠菌对唑类药物的耐药率逐年上升,但非白念珠菌对唑类药物的耐药率普遍高于白念珠菌(其中克柔念珠菌对氟康唑天然耐药)。特别是伊曲康唑的耐药率普遍高过了氟康唑。故在确诊 VVC 后,虽然目前临床仍首选使用唑类药物治疗,仍有必要立即进行真菌培养及药敏试验,以明确具体致病菌种及敏感药物,以便给予更有针对性的治疗。

二、阴道感染念珠菌的耐药机制研究进展

近年来研究发现,之所以念珠菌感染的患病率和复发率高、危害大,其耐药性的发生是关键。目前,可供临床选择的抗真菌药物主要有多烯类、胞嘧啶类抗代谢物、丙烯胺类、棘白菌素类、唑类。前 4 类药物由于副作用大、价格昂贵或抗菌谱不能有效针对念珠菌,极少用于念珠菌感染的治疗。唑类药物能抑制细胞色素 P450(CYP450)酶、羊毛固醇 14α- 去甲基化酶,通过与该酶活性位点中的亚铁血红蛋白结合抑制麦角固醇(真菌的主要膜固醇)的生物合成,发挥其抗念珠菌等真菌活性,因而在抗真菌感染中发挥重要作用。

然而,唑类药物仅对真菌有抑制作用,而无杀灭作用,若长期广泛使用,不但使多种念珠菌特别是白念珠菌对其耐药程度逐年增高,甚至出现很大程度的交叉耐药性。一个针对 41 个国家、长达 10 年(1997--2007)的研究表明,氟康唑耐药已经迅速上升,且 30% 的氟康唑耐药株产生对伏立康唑交叉耐药,使念珠菌感染的治疗日益棘手。

念珠菌唑类药物的耐药发生率如此之高,与真菌获得的耐药性可稳定遗传密切相关。在对念珠菌氟康唑耐药菌株群体演化的研究中发现,因自然突变而导致念珠菌产生耐药性的概率很低,其耐药性与菌株对药物的适应性密切相关。这极大限制了临床对耐药株的治疗策略,意味着一旦耐药基因型出现,控制菌株的感染与传染都相当困难。

目前,已经明确的念珠菌对唑类药物的耐药机制包括靶位酶的改变、抗真菌药物在真菌细胞内聚集的减少及外排泵基因过表达、生物膜的形成、细胞应激反应、脂类的代谢、耐药相关转录因子突变等。但念珠菌耐药株的形成,多不单是一种机制起作用,而是多种机制、多种通路相互作用的结果,其

中一些机制尚不十分明确。

1. 靶位酶及其编码基因的改变　羊毛固醇 14α- 去甲基化酶是唑类药物的作用靶酶，也称 14-DM（14α-demethylase），因其编码基因为 *ERG*11（又名 *CYP*51），故 14-DM 又称 *ERG*11p。14-DM 是合成麦角固醇的关键酶，后者在保持膜结构的完整性、与膜结合酶的活性、细胞活力以及物质运输等方面起着重要作用。唑类药物易与 14-DM 的血红蛋白铁活性中心结合，使酶活性受抑，阻止其与底物羊毛固醇接触，造成麦角固醇合成障碍，破坏真菌细胞膜结构，达到抑菌作用。

靶酶基因 *ERG* 的改变引起耐药，是通过基因突变和基因过表达两方面来实现的。

（1）靶酶基因突变：*ERG*11 基因突变可导致所编码的氨基酸改变，从而导致酶与药物的亲和力下降，产生耐药。*ERG*11 的突变在临床分离到的白念珠菌耐药株中广泛存在。基因突变位点包括 Q21L、G346A、A434V 和 L480F。

（2）靶酶基因过表达：*ERG*11 基因过表达，可导致靶酶增多，细胞内药物浓度不能完全抑制靶酶活性，使真菌产生耐药性。

为了对抗靶酶基因变化引起的耐药，传统上选择将唑类抗真菌药物与其他类别抗真菌药物联用以提升疗效。如将氟康唑与烯丙胺类抗真菌药特比萘芬联用时，氟康唑的最低抑菌浓度（minimum inhibitory concentration, MIC）明显下降，且降至敏感范围，表明此法对于恢复念珠菌对唑类药物的敏感性有效。

2. 外排泵基因过表达　白念珠菌细胞膜上存在着多种负责药物外排转运的蛋白质，称药物外排泵。白念珠菌可主动或被动地通过这些外排泵对细胞毒性药物进行外排，导致胞内药物累积浓度下降而使药物治疗失败。同时，由于这种外排泵作用并不针对某一药物具有靶向特异性，因此对含有相似化学结构的抗真菌药物易产生交叉耐药和多重耐药。研究表明，在对氟康唑耐药的白念珠菌中，85% 出现药物外排泵基因过表达，65% 出现药物靶酶的基因突变，35% 出现靶酶基因过表达。因此，外排泵基因过表达是目前公认的最重要的念珠菌耐药机制之一。

目前发现主要有两类与念珠菌药物外排有关的跨膜转运蛋白，此二者的编码基因约占真菌基因组所有转运蛋白编码基因的 50%。

一类是含三磷酸腺苷（ATP）结合区的转运蛋白，即 ABC 转运蛋白（ATP-binding cassette transporter, ABCT）。ABCT 为主动转运蛋白，是最常见且最重要的外排泵。ABCT 是由一个大的跨膜蛋白家族组成的，可以跨膜转运多种底物，包括磷脂类、固醇类、胆酸、肽类、代谢产物和多种药物，在真菌中与多重耐药（multidrug resistant, MDR）密切相关。在白念珠菌中，这类转运蛋白统称白念珠菌耐药蛋白（Candida albicans drug resistant protein，CDRp）。白念珠菌基因组中至少含有 27 个 ABCT 的编码基因，其中 7 个证实或推断与白念珠菌耐药相关，包括 CDR1、CDR2、CDR3、CDR4、CDR11、SNQ2 和 YOR1。其中，CDR1 和 CDR2 被发现与抗真菌药物的外排相关，二者的过表达与缺失分别可导致白念珠菌对唑类药物产生耐药性或超敏感性。

ABCT 的主要功能是依赖能量向外转运多种细胞毒性药物。由 CDR1 和 CDR2 编码的外排泵即分别为 CDR1p、CDR2p。这两种蛋白对多种药物都具有外排功能，除了唑类药物（氟康唑、酮康唑、咪康唑、伊曲康唑）外，一些其他类抗真菌药（磺胺米隆、特比萘芬、阿莫罗芬、氟乃静）以及一些代谢抑制剂和荧光染料［如罗丹明 6G（rhodamine 6G，R6G）等］也可由此泵外排。此外，一部分人类固醇类激素如 β 类雌二醇、皮质甾酮、麦角固醇、地塞米松等，也可经外排蛋白排出胞外。明确上述底物，有助于我们研究白念珠菌的 MDR 机制及药物相互作用的竞争机制。

另一类白念珠菌的外排泵是易化载体超家族蛋白（major-facilitator super family，MFS）。这一类外排泵是被动转运蛋白。白念珠菌基因组中 6 个 MFS 转运蛋白基因的功能被注释，分别为 MDR1、FLU1、TPO3、f19.2350、NAG3 和 MDR97。其中，MDR1 是目前在 MFS 中分离到的唯一与白念珠菌耐药有关的基因，又称 CaMDR1。也有人认为，MDR1 仅与氟康唑的耐药性相关，多重耐药转运蛋白（multidrug resistant transporter，MDR1p）由其编码，该蛋白在不依赖能量的情况下，通过与细胞外 H^+ 交换将药物转运到细胞外。多重耐药调节基因（multidrug resistant regulator 1，MRR1）编码的调控蛋白 MRR1p 可调控 MDR1 的表达，当 MRR1 出现功能获得突变（gain-of-function mutation）时，则易导致 MDR1 高表达而引发 MDR1p 外排功能上调，出现耐药。

存在于真菌细胞膜上的外排泵 ABCT 与 MFS，可将细胞内的毒性代谢产物和真菌毒素运输至细胞外，清除宿主合成的抗真菌成分，使真菌产生耐药，在真菌致病过程中尤其是耐药方面至关重要，因而研究其编码基因 CDR1、CDR2、MDR1 的调控表达，对于阐明真菌细胞的多重耐药机制和针对这一机制制定对策均具有重要意义。CDR1、CDR2、FLU1、MDR1 等多种外排泵基因的过表达不但直接导致相应菌株耐药，同时在生物被膜形成早期即已出现高表达，证明其与真菌生物膜的形成也有一定关系。

3. **细胞应激反应** 细胞应激反应是通过反应性增强病原体对药物的抵抗力而产生耐药。其耐药机制包括两方面，即降低药物对细胞的影响和细胞通过应激反应抵抗药物的作用。细胞应激反应同样不是孤立存在的耐药机制，其需要通过多种信号转导通路调节耐药形成。

（1）氧化还原反应的调节：抗真菌药物作用于真菌细胞膜，常诱导氧化应激或渗透压应激,激活多种信号通路。其中,参与白念珠菌唑类药物耐药的是 CaCap1 转录因子,其在氧化应激下,移位到细胞核内,通过激活或调节氟康唑耐药基因(*FLR*1)或外排泵 *MDR*1p,进而介导白念珠菌的耐药形成,而 *FLR*1 是外排泵基因 *MDR*1 类似物。

MFS 的主要编码基因 *MDR*1 还可调节氧化还原酶,减少毒性分子对细胞产生损害。*CDR*1 的转录活化因子(transcriptional activator of *CDR* genes 1,TAC1)是外排泵基因的调控因子,但它也能通过调节应激反应的活性物质促成对氧化的压力反应和脂质代谢的改变,从而导致耐药。

(2)钙调磷酸酶的作用:钙调磷酸酶(calcineurin, CaN)是一种存在于真核生物中的蛋白磷酸酶。外源性或细胞内的钙离子释放与钙调蛋白形成复合物,可以激活 CaN 发挥去磷酸化作用,参与调节多种细胞功能。钙离子可以调节 CaN 在细胞信号传递过程和脱磷酸过程,以及在白念珠菌感受环境刺激、信号传导、发挥毒力和保证血清中一定菌量等方面发挥作用,是适应环境所必需的,并可通过干扰氟康唑损害细胞膜实现介导耐药。

钙调锌族转录因子(calcineurin-responsive zinc finger transcription factor,CRZ)是 CaN 下游因子,在 CaN 作用下,活化一系列信号通路因子的表达,参与离子运输、保持细胞壁完整性和小囊运输等。敲除 *CRZ*1 基因和加入 CaN 抑制剂都会使敏感性增强,说明不只 *CRZ*1 基因本身可降低敏感性,同时通过其他 CaN 介导的下游因子来引起耐药。

(3)蛋白激酶 C 介导的细胞壁完整性(cell wall integrity, CWI)通路:CWI 通路是由蛋白激酶 C1 介导的丝裂原活化蛋白激酶(mitogen-activated protein kinase, MAPK)级联反应通路,可在外界环境刺激下(如生长温度、氧化应激、渗透压改变等情况)被激活。以氟康唑为代表的麦角固醇生物合成抑制剂(ergosterol biosynthesis inhibitor, EBI)对于细胞膜的损害可直接激活 CWI 通路,而该通路被激活后,可诱导细胞壁的生物合成等一系列反应,维持细胞壁的渗透压稳定和细胞的完整性,从而形成耐药。

抗真菌药物在低浓度时易激活 1 种或多种耐药相关的信号通路,而高浓度时可抑制这些通路,进而抑制真菌生长或致其死亡。然而,临床治疗真菌感染有时给药剂量不足,可能激活部分耐药相关的信号通路,而联合耐药相关信号通路抑制剂则可能具有协同抗真菌治疗作用。但同样地,真菌是真核细胞生物,与人类宿主拥有相似的进化过程,CaN 通路抑制剂还可以抑制患者免疫功能,不利于免疫缺陷患者的真菌治疗。如何使得这类药物既发挥其抗菌抗耐药作用,又不伤害人类细胞,成为一大挑战。

(4)脂类的代谢:膜脂及其流动性与 MDR 现象紧密联系。有证据显示,耐药菌株线粒体脂质稳态、细胞壁完整性和唑类药物耐药之间存在串流

（cross-talk）。外排泵基因过表达可影响胞内脂质代谢，脂质代谢异常也会导致膜蛋白的工作异常，二者相互影响。

最近的研究发现，含有麦角固醇或鞘脂（sphingolipid, SL）的任何成分的不平衡，都会导致酵母细胞对抗真菌药物的敏感性下降，主要表现在：麦角固醇生物合成途径的基因缺失导致 CDR1p 错位分布，从而影响其功能；在白念珠菌中，麦角固醇或鞘脂（SL）生物合成途径的突变揭示其表达水平和 MDR 之间联系密切；ERG 突变细胞的细胞膜上鞘脂减少，提示细胞膜脂质成分和外排泵之间的密切关系；ERG 基因缺失株对多种药物及其类似物超敏，这种情况也可在 SL 途径突变的情况下观察到。而在氟康唑等唑类药物的多次作用下，白念珠菌会相应调整自身脂质代谢，以耐受唑类药物的毒性。

（5）生物膜的形成：生物膜是微生物黏附于宿主机体或物体表面后形成的细胞外聚合物基质（exopolymeric matrix, EPM），是微生物在自然状态下的一种生存方式。真菌生物膜的形成既是真菌致病力或毒力的一种表现，又会对绝大多数抗菌药物都产生较强的耐药性，且这种耐药性更容易引起交叉耐药。生物膜的形成诱导真菌耐药主要是从以下几方面实现的：细胞外基质阻碍药物渗入；膜内真菌细胞的低生长率产生耐药；细胞膜的脂质成分改变对耐药性的影响；生物膜药物外排泵相关基因的表达；一些上游因子的调控，如 CDC4 基因可以负向调控生物膜生成。

（6）耐药相关转录因子突变：锌簇蛋白质（zinc cluster protein）或称锌簇转录因子（zinc cluster transcription factor）是真菌所特有的转录因子家族，是真核生物在转录时起协助作用的蛋白质因子；参与真菌的基础代谢、减数分裂、药物抗性等过程，结构上都含有 CysX2CysX6CysX5-12CysX2CysX6-8Cys。其共同的作用主要体现在：控制真菌毒力相关性状的表达，并在形成对抗真菌药物的耐药中发挥关键作用。在功能获得突变下，可导致它们的靶基因过表达，是临床上白念珠菌唑类药物耐药的常见原因。如白念珠菌的靶酶基因 ERG11 和外排泵基因 MDR1 和 CDR1、CDR2 的过表达，就可通过锌簇转录因子 UPC2、MRR1 和 TAC1 的功能获得突变引起。临床分离的耐药株中也曾检测到 TAC1 的突变，当然，这些转录因子也需要在特定刺激下（如抗真菌药物的长期使用等）由其编码基因激活。并且，各个转录因子在调控耐药基因的同时，相互之间也有作用。

因转录因子对多种耐药基因有调控作用及其相互之间存在影响作用，因此它们是通过对上述多种机制和途径的调控参与到白念珠菌耐药形成的。故调控转录因子及其编码基因的表达，可对上述耐药通路进行调控，从而达到对抗耐药的目的。与此相关报道颇多（详见表13-2），有些转录因子可调控多种靶基因，同一个靶基因可被多种转录因子双向调节。由此多种通路相互之间可构成一个通路网络,共同参与到白念珠菌耐药的形成中。

表 13-2　主要转录调控因子及其调控靶点和作用

类别	名称	编码基因	调节目标基因及作用
靶酶基因 *ERG*11、*ERG*3 相关转录因子	Upc2p	*UPC*2	正向调节 *ERG*11、*ERG*3 正向调节 *MDR*1 和 *CDR*11
	Efg1p	*EFG*1	负向调节 *ERG*3
ABCT 基因 *CDR*1、*CDR*2 相关转录因子	Tac1*p*	*TAC*1	正向调控 *CDR*1 和 *CDR*2
	CaNdt80p	*CaNDT*80	正向调控 *CDR*1、*CDR*2、*Mrr*1p、*Tac*1p、*Upc*2p
	Mrr2p、Znc1p	*MRR*2	正向调节 *CDR*1
	Fcr1p	*FUR*1	负向调节 *CDR*1 和 *CDR*2
MFS 基因 *MDR*1 相关转录因子	Mrr1p	*MRR*1	正向调节 *MDR*1
	Ahr1p	*AHR*1	Mrr1p 的辅助因子,*Ahr*1p-*Mcm*1p
	Cap1p、Rep1p	*CAP*1	负向调节 *MDR*1
	cph1p	*CPH*1	负向调节 *MDR*1

　　综上所述,国内外多年的耐药相关研究,虽然已经发现和证实了念珠菌对唑类药物耐药的多种机制,但这些机制或途径之间不是孤立存在的,它们之间的相互作用、相互影响以及如何形成了一个通路网络,从而共同导致念珠菌对唑类药物的耐药等确切机制有待于进一步研究。因此,对抗耐药菌株的研究,不能单从某一点切入,而要尽量寻找能够多靶点、多途径作用的抑菌或辅助抑菌药物。另外,上述新开发药物,目前大多仍仅有抗耐药菌的体外实验,想要在临床广泛使用,后期还需要大量的体内及临床实验加以佐证。

(贾淑琳)

参 考 文 献

1. Denning DW, Kneale M, Sobel JD, et al. Global burden of recurrent vulvovaginal candidiasis: a systematic review[J]. Lancet Infect Dis, 2018, 18(11): e339-e347.

2. Abdullah A, Jafar N, Syafar M. Development of health education model(vaginal hygiene) in vaginal candidiasis prevention in pregnant women[J]. Enferm Clin, 2020, 30(14): 159-162.

3. Graziottin A, Murina F, Gambini D, et al. Vulvar pain: The revealing scenario of leading

comorbidities in 1183 cases[J]. Eur J Obstet Gynecol Reprod Biol, 2020, 252: 50-55.

4. 段渭云, 王冬梅, 史志艳. 复发性外阴阴道假丝酵母菌病发病危险因素与治疗分析 [J]. 海南医学, 2017, 28(21): 3475-3478.

5. Gunther LS, Martins HP, Gimenes F, et al. Prevalence of Candida albicans and non-albicans isolates from vaginal secretions: comparative evaluation of colonization, vaginal candidiasis and recurrent vaginal candidiasis in diabetic and non-diabetic women[J]. Sao Paulo Med J, 2014, 132(2): 116-120.

6. Gamarra S, Morano S, Dudiuk C, et al. Epidemiology and antifungal susceptibilities of yeasts causing vulvovaginitis in a teaching hospital[J]. Mycopathologia, 2014, 178(3-4): 251-258.

7. Moradi R, Shariat M, Moghaddam-Banaem L. Effect of intrauterine device insertion on Candida species in cervicovaginal specimen identified by polymerase chain reaction technic: A longitudinal study on Iranian women[J]. J Obstet Gynaecol Res, 2019, 45(2): 438-442.

8. Güzel AB, Aydın M, Meral M, et al. Clinical characteristics of Turkish women with Candida krusei vaginitis and antifungal susceptibility of the C. krusei isolates[J]. Infect Dis Obstet Gynecol, 2013, 2013: 698736-698742.

9. Tsega A, Mekonnen F. Prevalence, risk factors and antifungal susceptibility pattern of Candida species among pregnant women at Debre Markos Referral Hospital, Northwest Ethiopia[J]. BMC Pregnancy Childbirth, 2019, 19(1): 527.

10. Japanese Society for Sexually Transmitted Infections. Diagnosis and treatment guidelines for sexually transmitted diseases 2011 in Japan[J]. Jpn J Sex Transm Infect, 2011, 22: 87-91.

11. Ezeigbo OR, Anolue F, Nnadozie IA. Vaginal candidiasis infection among pregnant women in Aba, Abia State, Nigeria[J]. British Journal of Medicine & Medical Research, 2015, 9(3): 1-6.

12. Konadu DG, Owusu-Ofori A, Yidana Z, et al. Prevalence of vulvovaginal candidiasis, bacterial vaginosis and trichomoniasis in pregnant women attending antenatal clinic in the middle belt of Ghana[J]. BMC Pregnancy Childbirth, 2019, 19(1): 341.

13. Salehi z SZ, The MAZ. Sensitivity of vaginal isolates of Candida to eight antifungal drugs isolated from Ahvaz, Iran[J]. Jundishapur J Microbiol, 2012, 5(4): 574.

14. Ray A, Ray S, George AT, et al. Interventions for prevention and treatment of vulvovaginal candidiasis in women with HIV infection[J]. Cochrane Database Syst Rev, 2011(8): CD008739.

15. 徐瑶, 邓晓杨, 吴海燕, 等. 女性下生殖道假丝酵母菌感染患者解脲脲原体与沙眼衣原体混合感染情况研究 [J]. 中国性科学, 2015, 24(12): 19-22.

16. Makanjuola O, Bongomin F, Fayemiwo SA. An update on the roles of non-*albicans Candida* species in vulvovaginitis[J]. J Fungi（Basel）, 2018, 4（4）: 121.

17. Mendling W, Brasch J, Cornely OA, et al. Guideline: vulvovaginal candidosis（AWMF 015/072）, S2k（excluding chronic mucocutaneous candidosis）[J]. Mycoses, 2015, 58（Suppl 1）: 1-15.

18. Mikamo H, Matsumizu M, Nakazuru Y, et al. Efficacy and safety of a single oral 150mg dose of fluconazole for the treatment of vulvovaginal candidiasis in Japan[J]. J Infect Chemother, 2015, 21（7）: 520-526.

19. Ahmad A, Khan A, Manzoor N, et al. Evolution of Ergosterol biosynthesis inhibitors as fungicidal against Candida[J]. Microb Pathog, 2010, 48（1）: 35-41.

20. Marchaim D, Lemanek L, Bheemreddy S, et al. Fluconazole-resistant Candida albicans vulvovaginitis[J]. Obstet Gynecol, 2012, 120（6）: 1407-1414.

21. Martin Lopez JE. Candidiasis（vulvovaginal）[J]. BMJ Clin Evid, 2015, 2015: 0815.

22. Krishnan BR, James KD, Polowy K, et al. CD101, a novel echinocandin with exceptional stability properties and enhanced aqueous solubility[J]. J Antibiot（Tokyo）, 2017, 70（2）: 130-135.

23. Ong V, Bartizal K, Hughes D, et al. Efficacy of topical CD101, a novel Echinocandin, against azole-resistant Candida albicans in rat vulvovaginal candidiasis[J]. Open Forum Infect Dis, 2016, 3（Suppl 1）: 1639.

24. Locke JB, Almaguer AL, Donatelli JL, et al. Time-kill kinetics of rezafungin（CD101）in vagina-simulative medium for fluconazole-susceptible and fluconazole-resistant *Candida albicans* and non-*albicans Candida* species[J]. Infect Dis Obstet Gynecol, 2018, 2018: 7040498.

25. Nyirjesy P, Alessio C, Jandourek A, et al. CD101 topical compared with oral fluconazole for acute vulvovaginal candidiasis: a randomized controlled trial[J]. J Low Genit Tract Dis, 2019, 3（3）: 226-229.

26. 中华医学会妇产科分会感染协作组. 外阴阴道假丝酵母菌病（VVC）诊治规范修订稿[J]. 中国实用妇科与产科杂志, 2012, 28（6）: 401-402.

27. 中国成人念珠菌病诊断与治疗专家共识组. 中国成人念珠菌病诊断与治疗专家共识[J]. 中华传染病杂志, 2020, 38（1）: 29-43.

28. Sherrard J, Wilson J, Donders G, et al. 2018 European（IUSTI/WHO）International Union against sexually transmitted infections（IUSTI）World Health Organisation（WHO）guideline on the management of vaginal discharge[J]. Int J STD AIDS, 2018, 29（13）: 1258-1272.

29. Workowski KA, Bolan GA, Centers for Disease Control and Prevention. Sexually

transmitted diseases treatment guidelines, 2015[J]. MMWR Recomm Rep, 2015, 64(RR-03): 1-137.

30. Li T, Zhu Y, Fan S, et al. A randomized clinical trial of the efficacy and safety of terconazole vaginal suppository versus oral fluconazole for treating severe vulvovaginal candidiasis[J]. Med Mycol, 2015, 53(5): 455-461.

31. Zhou X, Li T, Fan S, et al. The efficacy and safety of clotrimazole vaginal tablet vs. oral fluconazole in treating severe vulvovaginal candidiasis[J]. Mycoses, 2016, 59(7): 419-428.

32. 陈曦, 刘朝晖. 乳杆菌制剂与抗真菌药物联合及序贯应用治疗重度外阴阴道假丝酵母菌病疗效研究 [J]. 中国实用妇科与产科杂志, 2017, 33(3): 293-296.

33. Abbes S, Sellami H, Sellami A, et al. Candida glabrata strain relatedness by new microsatellite markers[J]. Eur J Clin Microbiol Infect Dis, 2012, 31(1): 83-91.

34. 张建敏. 克霉唑栓局部应用与氟康唑口服治疗复发性念珠菌性阴道炎的疗效观察 [J]. 中国妇幼保健, 2017, 32(20): 4961-4963.

35. Donders GG, Grinceviciene S, Ruban K. Vaginal pH and microbiota during fluconazole maintenance treatment for recurrent vulvovaginal candidosis(RVVC)[J]. Diagn Microbiol Infect Dis, 2020, 97(2): 115024.

36. 阳华, 叶元, 王玉春, 等. 外阴阴道假丝酵母菌病的菌种与耐药性研究 [J]. 实用妇产科杂志, 2010, 26(10): 756-758.

37. Russo R, Superti F, Karadja E, et al. Randomised clinical trial in women with Recurrent Vulvovaginal Candidiasis: Efficacy of probiotics and lactoferrin as maintenance treatment[J]. Mycoses, 2019, 62(4): 328-335.

38. 吴茗玉, 张海虹. 克霉唑与氟康唑联合治疗复发性念珠菌性阴道炎疗效观察 [J]. 现代中西医结合杂志, 2013, 22(20): 2204-2206.

39. 鞠春雷. 氟康唑联合克霉唑阴道片治疗念珠菌阴道炎的临床研究 [J]. 现代药物与临床, 2015, 30(5): 568-571.

40. 沙丽曼·木合木江. 氟康唑与达克宁栓联合治疗复发性念珠菌性阴道炎的临床疗效分析 [J]. 中国实用医药, 2020, 15(10): 13-16.

41. 张曦辉. 探讨氟康唑口服治疗复发性念珠菌阴道炎的有效性和安全性 [J]. 中西医结合心血管病电子杂志, 2020, 8(15): 48, 64.

42. 周进亚. 氟康唑联合达克宁栓对复发性念珠菌性阴道炎的效果及安全性 [J]. 实用妇科内分泌电子杂志, 2018, 5(32): 189-190.

43. 张永团, 许雪梅, 张美婵. 氟康唑、克霉唑栓、贝诺贝美凝胶三联治疗难治性念珠菌性阴道炎的效果观察 [J]. 北方药学, 2020, 17(1): 135, 139.

44. 程芳, 杨云洁, 史文静, 等. 盆底肌康复对预防复杂性外阴阴道假丝酵母菌病及复发性细菌性阴道病复发的疗效研究 [J]. 中国实用妇科与产科杂志, 2017, 33 (5): 522-525.

45. Hizkiyahu R, Baumfeld Y, Paz Levy D, et al. Antepartum vaginal *Candida* colonization and the risk for obstetrical tears[J]. J Matern Fetal Neonatal Med, 2020, 35 (1): 75-79.

46. Roberts CL, Rickard K, Kotsiou G, et al. Treatment of asymptomatic vaginal candidiasis in pregnancy to prevent preterm birth: an open-label pilot randomized controlled trial[J]. BMC Pregnancy Childbirth, 2011, 11: 18.

47. 王小华, 关国琼. 妊娠期念珠菌性外阴阴道炎与不良妊娠结局的临床研究 [J]. 中国医案, 2018, 19 (6): 98-100.

48. 崔爱梅. 制霉菌素联合硝酸咪康唑治疗妊娠合并念珠菌性阴道炎观察 [J]. 实用中西医结合临床, 2020, 20 (6): 87-89.

49. 胡玉新. 光滑念珠菌性外阴阴道炎抗真菌物药敏感试验和治疗 [D]. 汕头: 汕头大学, 2011.

50. 廖小倩, 王杨, 黄敏. 硝酸咪康唑治疗光滑念珠菌性阴道炎 1 例 [J]. 国际医药卫生导报, 2016, 22 (12): 1725-1726.

51. Sherrard J, Donders G, White D, et al. European (IUSTI/WHO) guideline on the management of vaginal discharge, 2011[J]. Int J STD AIDS, 2011, 22 (8): 421-429.

52. van Schalkwyk J, Yudin MH. Vulvovaginitis: screening for and management of trichomoniasis, vulvovaginal candidiasis, and bacterial vaginosis[J]. J Obstet Gynaecol Can, 2015, 37 (3): 266-274.

53. 中国中西医结合学会皮肤性病专业委员会性病学组. 复发性外阴阴道念珠菌病中西医结合治疗专家共识 [J]. 中国真菌学杂志, 2017, 12 (6): 325-327.

54. 中华医学会妇产科学分会感染性疾病协作组. 阴道微生态评价的临床应用专家共识 [J]. 中华妇产科杂志, 2016, 51 (10): 721-723.

55. Lasarte S, Samaniego R, Salinas-Munoz L, et al. Sex hormones coordinate neutrophil immunity in the vagina by controlling chemokine gradients[J]. J Infect Dis, 2016, 213 (3): 476-484.

56. Chen RY, Fan YM, Zhang Q, et al. Estradiol inhibits Th17 cell differentiation through inhibition of RORγT transcription by recruiting the ERα/REA complex to estrogen response elements of the RORγT promoter[J]. J Immunol, 2015, 194 (8): 4019-4028.

57. 曾改鸿, 王晓晖, 王淑斐, 等. 600 例体检妇女阴道微生态环境与年龄关系的分析 [J]. 中国妇幼保健, 2012, 27 (16): 2436-2438.

58. Spear GT, French AL, Gilbert D, et al. Human α-amylase present in lower-genital-tract mucosal fluid processes glycogen to support vaginal colonization by Lactobacillus[J]. J Infect Dis, 2014, 210 (7): 1019-1028.

59. Amabebe E, Anumba DOC. The vaginal microenvironment: The physiologic role of

Lactobacilli[J]. Front Med(Lausanne), 2018, 5: 181.

60. Wagner RD, Johnson SJ. Probiotic lactobacillus and estrogen effects on vaginal epithelial gene expression responses to Candida albicans[J]. J Biomed Sci, 2012, 19(1): 58.

61. Latham T, Mackay L, Sproul D, et al. Lactate, a product of glycolytic metabolism, inhibits histone deacetylase activity and promotes changesin gene expression[J]. Nucleic Acids Res, 2012, 40(11): 4794-4803.

62. Wagner W, Ciszewski WM, Kania KD. L- and D-lactate enhance DNA repair and modulate the resistance of cervical carcinoma cells to anticancer drugs via histone deacetylase inhibition and hydroxycarboxylic acid receptor 1 activation[J]. Cell Commun Signal, 2015, 13: 36.

63. García-Velasco JA, Menabrito M, Catalán IB. What fertility specialists should know about the vaginal microbiome: a review[J]. Reprod Biomed Online, 2017, 35(1): 103-112.

64. Smith SB, Ravel J. The vaginal microbiota, host defence and reproductive physiology[J]. J Physiol, 2017, 595(2): 451-463.

65. Strus M, Chmielarczyk A, Kochan P, et al. Studies on the effects of probiotic Lactobacillus mixture given orally on vaginal and rectal colonization and on parameters of vaginal health in women with intermediate vaginal flora[J]. Eur J Obstet Gynecol Reprod Biol, 2012, 163 (2): 210-215.

66. Nasioudis D, Beghini J, Bongiovanni AM, et al. α-Amylase in vaginal fluid: association with conditions favorable to dominance of Lactobacillus[J]. Reprod Sci, 2015, 22(11), 1393-1398.

67. Witkin SS. The vaginal microbiome, vaginal anti-microbial defence mechanisms and the clinical challenge of reducing infection-related preterm birth[J]. BJOG, 2015, 122(2): 213-218.

68. Vaneechoutte M. Lactobacillus iners, the unusual suspect[J]. Res Microbiol, 2017, 168(9-10): 826–836.

69. Macklaim JM, Fernandes AD, Di Bella JM, et al. Comparative meta-RNA-seq of the vaginal microbiota and differential expression by Lactobacillus iners in health and dysbiosis[J]. Microbiome, 2013, 1(1): 12.

70. Gajer P, Brotman RM, Bai G, et al. Temporal dynamics of the human vaginal microbiota[J]. Sci Transl Med, 2012, 4(132): 132 ra 52.

71. 祝秀芝, 宁玉梅. 外阴阴道假丝酵母菌病患者阴道微生态研究进展 [J]. 中华医院感染学杂志, 2010, 20(3), 448-450.

72. Fettweis JM, Serrano MG, Myrna G, et al. A new era of the vaginal microbiome: advances using next-generation sequencing[J]. Chem Biodivers, 2012, 9(5): 965-976.

73. Lee JE, Lee S, Lee H, et al. Association of the vaginal microbiota with human papillomavirus infection in a Korean twin cohort[J]. PLoS ONE, 2013, 8(5): e63514.

74. Srinivasan S, Liu C, Mitchell CM, et al. Temporal variability of human vaginal bacteria and relationship with bacterial vaginosis[J]. PLoS ONE, 2010, 5(4): e10197.

75. Santiago GL, Tency I, Verstraelen H, et al. Longitudinal qPCR Study of the dynamics of L. crispatus, L. iners, A. vaginae, (Sialidase Positive) G. vaginalis, and P. bivia in the vagina[J]. PLoS ONE, 2012, 7(9): e45281.

76. 王叶平, 林晓华, 王姿斌, 等. 妊娠期阴道微生态的研究进展 [J]. 中国妇幼保健, 2012, 27(11): 1751-1754.

77. De Vos WM, Engstrand L, Drago L, et al. Human microbiota in health and disease[J]. Self Care, 2012(S1): 1-68.

78. Petrova MI, Lievens E, Malik S, et al. Lactobacillus species as biomarkers and agents that can promote various aspects of vaginal health[J]. Front Physiol, 2015, 6: 81.

79. Ravel J, Gajer P, Abdo Z, et al. Vaginal microbiome of reproductive-age women[J]. Proc Natl Acad Sci USA, 2011, 108(Suppl 1): 4680-4687.

80. Hong E, Dixit S, Fidel PL, et al. Vulvovaginal candidiasis as a chronic disease: diagnostic criteria and definition[J]. J Low Genit Tract Dis, 2014, 18(1): 31-38.

81. Alves CT, Silva S, Pereira L, et al. Effect of pro-gesterone on Candida albicans vaginal pathogenicity[J]. Int J Med Microbiol, 2014, 304(8): 1011-1017.

82. Ceccarani C, Foschi C, Parolin C, et al. Diversity of vaginal microbiome and metabolome during genital infections[J]. Sci Rep, 2019, 9(1): 14095.

83. Willems HME, Ahmed SS, Liu J, et al. Vulvovaginal Candidiasis: A Current Understanding and Burning Questions[J]. J Fungi(Basel), 2020, 6(1): 27.

84. Sobel JD. Recurrent vulvovaginal candidiasis[J]. Am J Obstet Gynecol 2016, 214(1): 15-21.

85. Jaeger M, Carvalho A, Cunha C, et al. Association of a variable number tandem repeat in the NLRP3 gene in women with susceptibility to RVVC[J]. Eur J Clin Microbiol Infect Dis, 2016, 35(5): 797-801.

86. Silva S, Negri M, Henriques M, et al. Candida glabrata, Candida parapsilosis and Candida tropicalis: biology, epidemiology, pathogenicity and antifungal resistance[J]. FEMS Microbiol Rev, 2012, 36(2): 288-305.

87. 吴文湘, 冯佳, 廖秦平. 重度外阴阴道假丝酵母菌病阴道微生态分析 [J]. 中国实用妇科与产科杂志, 2012, 28(2): 134-136.

88. Ene IV, Cheng SC, Netea MG, et al. Growth of candida albicans cells on the physiologically relevant carbon source lactate affects their recognition and phagocytosis by

immune cells[J]. Infect Immun, 2013, 81(1): 238-248.

89. Swidsinski A, Guschin A, Tang Q, et al. Vulvovaginal candidiasis: histologic lesions are primarily polymicrobial and invasive and do not contain biofilms[J]. Am J Obstet Gynecol, 2019, 220(1): 91.

90. Brown, SE, Schwartz JA, Robinson CK, et al. The vaginal microbiota and behavioral factors associated with genital Candida albicans detection in reproductive-age women[J]. Sex Transm Dis, 2019, 46(11): 753-758.

91. De Gregorio PR, Silva JA, Marchesi A, et al. Anti-Candida activity of beneficial vaginal lactobacilli in in vitro assays and in a murine experimental model[J]. FEMS Yeast Res, 2019, 19(2): foz008.

92. Dos Santos CI, Franca YR, Lima Campos CD, et al. Antifungal and antivirulence activity of vaginal *Lactobacillus* Spp. Products against *Candida* vaginal isolates[J]. Pathogens, 2019, 8(3): 150.

93. Jang SJ, Lee K, Kwon B, et al. Vaginal lactobacilli inhibit growth and hyphae formation of Candida albicans[J]. Sci Rep, 2019, 9(1): 8121.

94. Fuochi V, Cardile V, Petronio Petronio G, et al. Biological properties and production of bacteriocins-like-inhibitory substances by Lactobacillus sp. strains from human vagina[J]. J Appl Microbiol, 2019, 126(5): 1541-1550.

95. Wang S, Wang Q, Yang E, et al. Antimicrobial compounds produced by vaginal Lactobacillus crispatus are able to strongly inhibit *Candida albicans* growth, hyphal formation and regulate virulence-related gene expressions[J]. Front Microbiol, 2017, 8: 564.

96. Matsuda Y, Cho O, Sugita T, et al. Culture supernatants of lactobacillus gasseri and L. crispatus inhibit Candida albicans biofilm formation and adhesion to HeLa cells[J]. Mycopathologia, 2018, 183(4): 691-700.

97. Mayer FL, Wilson D, Hube B. Candida albicans pathogenicity mechanisms[J]. Virulence, 2013, 4(2): 119-128.

98. Albuquerque P, Casadevall A. Quorum sensing in fungi--a review[J]. Med Mycol, 2012, 50(4): 337-345.

99. Ene IV, Heilmann CJ, Sorgo AG, et al. Carbon source-induced reprogramming of the cell wall proteome and secretome modulates the adherence and drug resistance of the fungal pathogen Candida albicans[J]. Proteomics, 2012, 12(21): 3164-3179.

100. Ene IV, Adya AK, Wehmeier S, et al. Host carbon sources modulate cell wall architecture, drug resistance and virulence in a fungal pathogen[J]. Cell Microbiol, 2012, 14(9): 1319-1335.

101. Masson L, Salkinder AL, Olivier AJ, et al. Relationship between female genital tract infections, mucosal interleukin-17 production and local T helper type 17 cells[J]. Immunology, 2015, 146(4): 55767.

102. Cottier F, Sherrington S, Cockerill S, et al. Remasking of Candida albicans β-glucan in response to environmental pH is regulated by quorum sensing[J]. mBio, 2019, 10(5): e02347-19.

103. Rane HS, Hardison S, Botelho C, et al. Candida albicans VPS4 contributes differentially to epithelial and mucosal pathogenesis[J]. Virulence, 2014, 5(8): 810-818.

104. Kennedy MA, Sobel JD. Vulvovaginal candidiasis caused by non-albicans candida species: new insights[J]. Curr Infect Dis Rep, 2010, 12(6): 465-470.

105. Vargason AM, Anselmo AC. Clinical translation of microbe-based therapies: Current clinical landscape and preclinical outlook[J]. Bioeng Transl Med, 2018, 3(2): 124-137.

106. Murakami T. Absorption sites of orally administered drugs in the small intestine[J]. Expert Opin Drug Discov, 2017, 12(12): 1219-1232.

107. Russo R, Edu A, De Seta F. Study on the effects of an oral lactobacilli and lactoferrin complex in women with intermediate vaginal microbiota[J]. Arch Gynecol Obstet, 2018, 298(1): 139-145.

108. 马玮. 乳杆菌纠正外阴阴道假丝酵母菌病治疗后阴道微生态失调临床分析[J]. 遵义医学院学报, 2016, 39(5): 522-524, 528.

109. Vicariotto F, Del Piano M, Mogna L, et al. Effectiveness of the association of 2 probiotic strains formulated in a slow release vaginal product, in women affected by vulvovaginal candidiasis: a pilot study[J]. J Clin Gastroenterol, 2012, 46 Suppl: S73-S80.

110. Ali S, Ashraf U, Shah F, et al. Lactobacilli-containing vaginal probiotics to cure or prevent bacterial or fungal vaginal dysbiosis: a systematic review and recommendations for future trial designs[J]. BJOG, 2020, 127(2): 304-305.

111. Edwards JE Jr, Schwartz MM, Schmidt CS, et al. A fungal immunotherapeutic vaccine (NDV-3A) for treatment of recurrent vulvovaginal candidiasis-A phase 2 randomized, double-blind, placebo controlled trial[J]. Clin Infect Dis, 2018, 66(12): 1928-1936.

112. Fosch S, Yones C, Trossero M, et al. Influence of contraception on basic vaginal states: A prospective study[J]. Health, 2015, 7: 238-244.

113. Vodstrcil LA, Hocking JS, Law M, et al. Hormonal contraception is associated with a reduced risk of bacterial vaginosis: A systematic review and meta-analysis[J]. PloS ONE, 2013, 8(9): e73055.

114. Fosch SE, Ficoseco CA, Marchesi A, et al. Contraception: influence on vaginal microbiota and identification of vaginal lactobacilli using MALDI-TOF MS and 16S

rDNA sequencing[J]. Open Microbiol J, 2018, 12: 218-229.

115. Paiva LC, Donatti L, Patussi EV, et al. Scanning electron and confocal scanning laser micro-scopy imaging of the ultra structure and viability of vaginal candida albicans and Non-Albicans species adhered to an intrauterine contraceptive device[J]. Microsc Microanal, 2010, 16(5): 537-549.

116. 金雪静, 王力杰, 蔡平生. 368例宫内节育器妇女阴道微生态状况的研究分析 [J]. 现代实用医学, 2016, 28(7): 915-916, 918.

117. Omran EA, Youssef NES, Abdelfattah AH, et al. Copper IUD increases virulence of non-*albicans Candida* species isolated from women with vulvovaginal candidiasis[J]. Eur J Contracept Reprod Health Care, 2020, 25(2): 120-125.

118. Donders G, Bellen G, Janssens D, et al. Influence of contraceptive choice on vaginal bacterial and fungal microflora[J]. Eur J Clin Microbiol Infect Dis, 2017, 36(1): 43-48.

119. Shaaban OM, Abbas AM, Moharram AM, et al. Does vaginal douching affect the type of candidal vulvovaginal infection? [J]. Med Mycol, 2015, 53(8): 817-827.

120. Rezk M, Sayyed T, Masood A, et al. Risk of bacterial vaginosis, Trichomonas vaginalis and Candida albicans infection among new users of combined hormonal contraception VS LNG-IUS[J]. Eur J Contracept Reprod Health Care, 2017, 22(5): 344-348.

121. Straub RH. Neuroendocrine immunology: new pathogenetic aspects and clinical application[J]. Z Rheumatol, 2011, 70(9): 767-774.

122. Jönsson P, Österberg K, Wallergård M, et al. Exhaustion-related changes in cardiovascular and cortisol reactivity to acute psychosocial stress[J]. Physiol Behav, 2015, 151: 327-337.

123. Amouri I, Hadrich I, Abbes S, et al. Local humoral immunity in vulvovaginal candidiasis[J]. Ann Biol Clin, 2013, 71: 151-155.

124. 高涛, 陈嵘祎, 李文, 等. 孕激素在小鼠外阴阴道念珠菌病模型中的作用 [J]. 中国皮肤性病学杂志, 2011, 25(4): 268-270, 295.

125. Carrara MA, Donatti L, Damke E, et al. A new model of vaginal infection by Candida albicans in rats[J]. Mycopathologia, 2010, 170(5): 331-338.

126. 付瑶, 李红玉, 李淑华. 新西兰大白兔的白色念珠菌性阴道炎模型的建立 [J]. 安徽农业科学, 2012, 40(8): 4575-4576.

127. 吴燕燕, 孙世宏, 刘正华. 复发性念珠菌性阴道炎致病菌种及耐药情况 [J]. 中国麻风皮肤病杂志, 2010, 26(1): 63-64.

128. 郑敏华, 唐莉, 梁建新. 复发性外阴阴道假丝酵母菌病菌种的鉴定与耐药性分析 [J]. 现代诊断与治疗, 2015, 26(14): 3237-3238.

129. 冯浩华, 谭皓妍, 何艳屏, 等. 社区医院反复发作性假丝酵母菌感染性阴道炎药敏及

耐药情况分析 [J]. 现代医院, 2015, 15(1): 77-78, 81.

130. 杨柳, 李鹏宇, 王智. 真菌性阴道炎患者的假丝酵母菌感染及耐药性研究 [J]. 检验医学与临床, 2015, 12(12): 1730-1732.

131. 刘小平, 樊尚荣, 彭燕婷, 等. 外阴阴道念珠菌病的念珠菌种类及抗真菌药物敏感性分析 [J]. 中国全科医学, 2015, 18(7): 834-837.

132. 沈颖, 高少虎, 梁春花, 等. 念珠菌性阴道炎的菌种鉴定和耐药性分析 [J]. 临床合理用药杂志, 2015, 8(10): 143-144.

133. Seifi Z, Zarei Mahmoudabadi A, Zarrin M. Extracellular enzymes and susceptibility to fluconazole in Candida strains isolated from patients with vaginitis and healthy individuals[J]. Jundishapur J Microbiol, 2015, 8(3): e20162.

134. Mohamadi J, Havasian MR, Panahi J, et al. Antifungal drug resistance pattern of Candida. spp isolated from vaginitis in Ilam-Iran during 2013-2014[J]. Bioinformation, 2015, 11(4): 203-206.

135. 黄丽华. 外阴阴道念珠菌菌种分型, 药敏分析及耐药基因 *ERG*11 突变的研究 [D]. 长春: 吉林大学, 2014.

136. 陈惠瑜, 邱华红, 方文婷, 等. 773 例女性外阴阴道念珠菌病菌种分布及药敏结果分析 [J]. 实验与检验医学, 2020, 38(2): 357-358, 368.

137. 赵德军, 杨淋. 贵州省某区域女性阴道念珠菌的菌种分布及耐药性分析 [J]. 中国真菌学杂志, 2020, 15(2): 83-87.

138. 张贤, 陈因芝, 杨冬梅. 念珠菌感染性阴道炎菌种分布、耐药性分析及 Th1/Th2 细胞因子变化研究 [J]. 湖南师范大学学报: 医学版, 2019, 16(6): 159-162.

139. 魏荣富, 陈晓萍, 易晓芹. 育龄期妇女生殖道真菌感染现状调查及危险因素分析 [J]. 解放军医药杂志, 2020, 32(6): 86-90.

140. 王玮玮, 王厚照. 妊娠期女性念珠菌感染调查及耐药性分析 [J]. 国际检验医学杂志, 2015, 36(3): 343-344.

141. 陈冬丽, 龚宝兰. 妊娠期阴道念珠菌菌种分布及药敏情况 [J]. 中国真菌学杂志, 2019, 14(6): 362-365.

142. Moudgal V, Sobel J. Antifungals to treat Candida albicans[J]. Expert Opin Pharmacother, 2010, 11(12): 2037-2048.

143. Pfaller MA, Diekema DJ, Gibbs DL, et al. Results from the ARTEMIS DISK Global Antifungal Surveillance Study, 1997 to 2007: a 10. 5-year analysis of susceptibilities of Candida Species to fluconazole and voriconazole as determined by CLSI standardized disk diffusion[J]. J Clin Microbiol, 2010, 48(4): 1366-1377.

144. Vandeputte P, Ferrari S, Coste AT. Antifungal resistance and new strategies to control fungal infections[J]. Int J Microbiol, 2012, 2012: 713687.

145. Silva AP, Miranda IM, Guida A, et al. Transcriptional profiling of azole-resistant Candida parapsilosis strains[J]. Antimicrob Agents Chemother, 2011, 55(7): 3546-3556.

146. Chen LM, Xu YH, Zhou CL, et al. Overexpression of *CDR*1 and *CDR*2 genes plays an important role in fluconazole resistance in Candida albicans with G487T and T916C mutations[J]. J Int Med Res, 2010, 38(2): 536-545.

147. Holmes AR, Keniya MV, Ivnitski-Steele I, et al. The monoamine oxidase A inhibitor clorgyline is a broad-spectrum inhibitor of fungal ABC and MFS transporter efflux pump activities which reverses the azole resistance of Candida albicans and Candida glabrata clinical isolates[J]. Antimicrob Agents Chemother, 2012, 56(3): 1508-1515.

148. 魏冰, 刘锦燕, 史册, 等. 白念珠菌对唑类药物耐药机制的研究进展 [J]. 检验医学, 2014, 29(9): 978-981.

149. 王影, 刘锦燕, 史册, 等. 白念珠菌唑类药物耐药相关转录因子研究进展 [J]. 中国真菌学杂志, 2014, 9(4): 241-244.

150. Liu J, Shi C, Wang Y, et al. Mechanisms of azole resistance in Candida albicans clinical isolates from Shanghai, China[J]. Res Microbiol, 2015, 166(3): 153-161.

151. Gołąbek K, Strzelczyk JK, Owczarek A, et al. Selected mechanisms of molecular resistance of Candida albicans to azole drugs[J]. Acta Biochim Pol, 2015, 62(2): 247-251.

152. Xu Y, Sheng F, Zhao J, et al. *ERG*11 mutations and expression of resistance genes in fluconazole-resistant Candida albicans isolates[J]. Arch Microbiol, 2015, 197(9): 1087-1093.

153. Flowers SA, Colón B, Whaley SG, et al. Contribution of clinically derived mutations in *ERG*11 to azole resistance in Candida albicans[J]. Antimicrob Agents Chemother, 2015, 59(1): 450-460.

154. Zhang L, Yang H, Liu Y, et al. Reduced susceptibility of Candida albicans clinical isolates to azoles and detection of mutations in the *ERG*11 gene[J]. Diagn Microbiol Infect Dis, 2013, 77(4): 327-329.

155. 贺小圆, 赵明峰. 白念珠菌耐药相关信号通路的研究进展 [J]. 中华传染病杂志, 2015, 33(7): 439-442.

156. Morschhäuser J. Regulation of multidrug resistance in pathogenic fungi[J]. Fungal Genet Biol, 2010, 47(2): 94-106.

157. Chen YL, Brand A, Morrison EL, et al. Calcineurin controls drug tolerance, hyphal growth, and virulence in Candida dubliniensis[J]. Eukaryot Cell, 2011, 10(6): 803-819.

158. Zhang J, Silao FG, Bigol UG, et al. Calcineurin is required for pseudohyphal growth, virulence, and drug resistance in Candida lusitaniae[J]. PLoS One, 2012, 7(8): e44192.

159. Jia Y, Tang RJ, Wang L, et al. Calcium-activated-calcineurin reduces the in vitro and in vivo sensitivity of fluconazole to Candida albicans via Rta2p[J]. PLoS ONE, 2012, 7(10): e48369.

160. Hayes BM, Anderson MA, Traven A, et al. Activation of stress signalling pathways enhances tolerance of fungi to chemical fungicides and antifungal proteins[J]. Cell Mol Life Sci, 2014, 71(14): 2651-2666.

161. Sorgo AG, Heilmann CJ, Dekker HL, et al. Effects of fluconazole on the secretome, the wall proteome, and wall integrity of the clinical fungus Candida albicans[J]. Eukaryot Cell, 2011, 10(8): 1071-1081.

162. Singh A, Yadav V, Prasad R. Comparative lipidomics in clinical isolates of Candida albicans reveal crosstalk between mitochondria, cell wall integrity and azole resistance[J]. PLoS ONE, 2012, 7(6): e39812.

163. Prasad R, Singh A. Lipids of Candida albicans and their role in multidrug resistance[J]. Curr Genet, 2013, 59(4): 243-250.

164. Mertas A, Garbusiń ska A, Szliszka E, et al. The influence of tea tree oil(Melaleuca alternifolia)on fluconazole activity against fluconazole-resistant Candida albicans strains [J]. Biomed Res Int, 2015, 2015: 590470.

165. Shapiro RS, Robbins N, Cowen LE. Regulatory circuitry governing fungal development, drug resistance, and disease[J]. Microbiol Mol Biol Rev, 2011, 75(2): 213-267.

166. Tseng TL, Lai WC, Lee TL, et al. A role of Candida albicans CDC4 in the negative regulation of biofilm formation[J]. Can J Microbiol, 2015, 61(4): 247-255.

167. Schneider S, Morschhäuser J. Induction of Candida albicans drug resistance genes by hybrid zinc cluster transcription factors[J]. Antimicrob Agents Chemother, 2015, 59(1): 558-569.

168. Schillig R, Morschhauser J. Analysis of a fungus-specific transcription factor family, the Candida albicans zinc cluster proteins, by artificial activation[J]. Mol Microbiol, 2013, 89(5): 1003-1017.

169. Lo HJ, Tseng KY, Kao YY, et al. Cph1p negatively regulates *MDR*1 involved in drug resistance in Candida albicans[J]. Int J Antimicrob Agents, 2015, 45(6): 617-621.

170. Yang YL, Wang CW, Leaw SN, et al. R432 is a key residue for the multiple functions of Ndt80p in Candida albicans[J]. Cell Mol Life Sci, 2012, 69(6): 1011-1023.

171. 贾淑琳, 范瑞强, 谢婷. 抗白念珠菌唑类耐药体外实验研究进展 [J]. 皮肤性病诊疗学杂志, 2015, 22(3): 265-268.

172. Wang Y, Liu JY, Shi C, et al. Mutations in transcription factor Mrr2p contribute to fluconazole resistance in clinical isolates of Candida albicans[J]. Int J Antimicrob Agents, 2015, 46(5): 552-559.

第十四章　外阴阴道念珠菌病的中医、中西医结合研究进展

第一节　中医古籍论述精选

　　中医古籍中并无"外阴阴道念珠菌病"这一病名的记载，根据本病症状、体征特点，属于"阴痒""带下病"等范畴。有关中医对于本病在病因病机、证候证型、治法方药方面的认识已在"第六章　中医对外阴阴道念珠菌病的认识"中概要论述，本节不再赘述。

　　鉴于古籍论述的系统性及代表性考虑，本节将精选《傅青主女科·带下》进行详细论述。《傅青主女科》中的辨证论治、理法方药均系统完备，既是对此前著作的系统梳理和补充，也是后人借鉴运用的经典。傅青主对于带下病极其重视，在《傅青主女科》开篇即是带下病。

　　《傅青主女科·带下》按照颜色不同论述了白、青、黄、黑、赤5类带下病，五带辨证均以脏腑辨证为主，不离肝、脾、肾三脏，尤以肝脾为要。此外，傅青主认为，带下病的核心病机为湿邪，提出"带下俱是湿症""白带乃湿盛而火衰""青带乃肝经之湿热""黄带乃任脉之湿热""黑带者乃火热之极""赤带亦湿病……火热故也"。湿的轻重直接影响到带下的轻重，湿重带多，湿轻带少。综上所述，《傅青主女科》论带下病成因，乃由"脾气之虚，肝气之郁，湿气之侵，热气之逼"，损伤任带，发为带下之病。以下将分别论述五色带。

一、白带

　　"妇人有终年累月下流白物，如涕如唾，不能禁止，甚则臭秽者，所谓白带也。"即带下色白清稀，常年连绵不绝。傅青主认为，白带的病因病机为"湿盛而火衰，肝郁而气弱，则脾土受伤，湿土之气下陷。是以脾精不守，不能化荣血以为经水，反变成白滑之物，由阴门直下，欲自禁而不可得也"。即多由于饮食不节，劳逸失度，肝郁乘脾，脾气受损，运化失职，以致不能将水谷精微化生为血，反聚为湿，流注下焦，伤及任、带二脉，成白滑之物而下。治法"宜大

补脾胃之气,稍佐以舒肝之品",方用完带汤。方中重用白术、山药健脾燥湿,辅以人参益气健脾,佐以白芍养阴平肝,苍术增强燥湿之力,少佐柴胡疏肝解郁,陈皮健脾理气,黑芥穗收敛止带,车前子利水除湿,甘草调和诸药,尚有调补脾胃之功。诸药合用,共奏健脾燥湿、疏肝理气之功效。

二、青带

"妇人有带下而色青者,甚则绿如绿豆汁,稠粘不断,其气腥臭,所谓青带也。"即带下色青,甚则绿如绿豆汁,稠黏不断,其气腥臭。傅青主认为,青带者,为肝木之本色,为干净之湿热所致。"水为肝木之所喜,而湿实肝木之所恶……以所恶者合之所喜必有违者矣。肝之性既违,则肝之气必逆。气欲上升,而湿欲下降,两相牵掣,以停住于中焦之间,而走于带脉,遂从阴器而出。"即多由于肝经湿热郁遏,疏泄功能失调,而影响气机升降,任带二脉失约而发为青带。治宜"解肝木之火,利膀胱之水",方用加减逍遥散。方中以白芍疏肝、茯苓渗湿为主药,辅柴胡以助白芍疏肝之力,茵陈以助茯苓之渗湿,重用生甘草以泻火、缓急,助白芍以止腹中痛,且调和肝脾,陈皮理气开郁,栀子清热,宣泻郁火,肝气得清,则青带自愈。

三、黄带

"妇人有带下而色黄者,宛如黄茶浓汁,其气腥秽,所谓黄带是也。"即带下色黄,质稠而腥臭。傅青主认为,"夫黄带乃任脉之湿热也","任脉直上走于唇齿,唇齿之间,原有不断之泉,下贯于任脉以化精",若"热邪存于下焦之间,则津液不能化精,而反化湿也","水色本黑,火色本红,今湿与热合,欲化红而不能,欲返黑而不得,煎熬成汁,因变为黄色矣"。即多由于脾虚湿盛,湿热下注,扰于下焦,搏于任脉之间而发为黄带。治法为"补任脉之虚,而清肾火之炎"。方用易黄汤。方中山药、芡实补任脉之虚、利水;黄柏清虚热,清肾中之火、解任脉之热;车前子甘寒,清热利湿;白果引药归任脉,收涩止带,兼除湿热。全方重补涩,辅以清利之品。

四、黑带

"妇人有带下而色黑者,甚则如黑豆汁,其气亦腥,所谓黑带也。"即带下色黑,其气腥臭。傅青主认为,"夫黑带者,乃火热之极也……此胃火太旺,与命门、膀胱、三焦之火合而熬煎,所以熬干而变为炭色……所以但成黑带之症,是火结于下而不炎于上也"。即黑带的病因病机为湿毒内侵,损伤任带二脉,以致蕴而生热,秽浊之物下流而成黑带,亦多由于瘀血或赤带积久而变为黑带。治法"惟以泄火为主"。方用利火汤。方中石膏、知母清热泻火为君,黄连、栀子以清三焦之湿热，皆为一派寒凉之品，加大黄涤荡热毒于体外，用王不留行、刘寄奴以通经活血，白术健脾除湿，车前子、茯苓利水渗湿，以助湿热排泄之力。所谓"火热退而湿自除"。

五、赤带

"妇人有带下而色红者，似血非血，淋沥不断，所谓赤带也。"即带下色红，淋沥不断。傅青主认为，其病因病机为"妇人忧思伤脾，又加郁怒伤肝，于是肝经之郁火内炽，下克脾土，脾土不能运化，致湿热之气蕴于带脉之间，而肝不藏血，亦渗于带脉之内，皆由脾气受伤，运化无力，湿热之气，随气下陷，同血俱下，所以似血非血之形象，现于其色也"。即由于肝气旺盛，脾胃运化失常，阴血化生无由，水湿运行受阻而随气下陷，同血俱下所致，并指出"世人以赤带属之心火，误矣"。治宜"清肝火而扶脾气"，方用清肝止淋汤。方中当归补血，以制火炎，白芍以平肝益阴，辅以生地黄、牡丹皮、黄柏清火之味，入阿胶滋阴养血，尚能引血归经，香附疏肝调经，牛膝引火下行，大枣、黑豆益气养血、健脾生津。诸药合用，具有平肝清火、健脾益气、滋阴养血之效。"此方之妙，妙在纯于治血，少加清火之味，故奏功独奇。"

综上所述，傅青主治疗带下病，辨证尤其重视湿邪，强调肝郁脾虚是带下病发病的内在因素，此外还步步顾护正气，做到温不伤阴，清不伤阳。傅青主处方用药别具一格，治疗带下病的方剂虽只5首，每首方药味少则仅5味，多则10味，但君、臣、佐、使明确，不重用相须药和不妄用他类药，方证相应，用药精炼，可谓有的放矢。从药物组成来看，茯苓、白术、山药3味药在五方中用药频数较多，由此也可见健脾益气以祛湿止带为傅青主辨治带下病的主要治法。其次，用药较多是柴胡、陈皮、白芍，为疏肝柔肝理气之品；肝气得疏，则脾气自旺，脾旺则湿去。再者，使用较多的中药有黄柏、栀子、车前子之类，清热燥湿止带。

（袁娟娜）

第二节　名　医　经　验

治疗本病的名医众多，本节摘录国内具有代表性的名中医治疗外阴阴道念珠菌病（带下病）经验以供参考。

一、夏桂成[1]

国医大师夏桂成对带下病等多种中医妇科疾病有丰富的治疗经验，并在不断研究中提出新的学术见解，形成了独特的学术思想。

夏桂成对带下过多的辨治主要责之于湿浊为患。经行产后胞脉空虚，或用具不洁，或久居阴湿之地，湿浊之邪乘虚而入，损伤任带，发为带下。带下日久必影响到肾、肝、脾三脏，致虚中夹实。在脏腑整体功能失调中，脾虚、肾虚、肝郁三者常互相影响，如肝郁脾虚相兼、脾虚与肾虚相兼（有的称脾肾不足）、肾阴虚与肝火旺相兼（即阴虚火旺）。所以，炎症性带下病有其复杂的一面。在非炎症性带下病中，特别是慢性炎症反复发作时，湿热与湿毒亦常兼夹肝郁、脾虚、肾虚的变化，有的既有脾肾两虚，又有湿热内蕴。

（一）辨证方面

一般首先在于辨别量、色、质、气味四者。量多或时多时少者，一般多属实证；量多或甚多者，虚证居多。色黄或黄绿或深黄者，湿热居多；色淡黄者，脾虚为主；先白后黄，系湿蕴生热之象；黄中夹赤，乃火旺伤络之征；色白者，大多为虚、寒、痰湿之证也，亦有属湿热或湿毒之轻者；色赤或赤白相杂，大多属湿热伤络，或血瘀伤络，亦有属于阴虚火旺者；五色杂下，多为湿毒所致。带下质稀，属于虚证；带下质黏腻，属于实证。带下有臭气者，属热证、实证；无臭气者，属虚证、寒证。明确了四方面病变的辨证意义，就可以把四者联系起来，得出初步结论。然后结合全身症状、舌苔脉象以及检查，不难作出明确诊断。

（二）治疗方面

湿浊必须以化湿为主。湿重者，用止带方；热重者，宜龙胆泻肝汤；夹有热毒者，当合五味消毒饮（金银花、野菊花、蒲公英、紫花地丁、紫背天葵子）。此外，针对带下病的特殊性，可加入墓头回、蜀羊泉、薏苡仁、炒扁豆衣、鸡冠花、龙葵、芡实等治带专药，疗效将有所提高。脾虚者宜健脾燥湿，可选完带汤、补中益气汤，如加入炒芡实、炒白果等止带之品更为合适。肾虚者宜补而涩之。肾阳偏虚者，常用内补丸（鹿茸、菟丝子、潼蒺藜、白蒺藜、黄芪、肉桂、桑螵蛸、肉苁蓉、附子、紫菀）补肾固涩。五子补肾丸平和，但固涩有余，补养不足，故应加入怀山药、熟地黄、鹿角霜、巴戟天之属。肾阴偏虚者，常伴火旺，知柏地黄丸（汤）最为合适，加入水陆二仙丹（金樱子、芡实）疗效更好。肝郁者本虚标实，在服药的同时必须进行心理疏导，解除思想顾虑，使情志舒畅，才能获取良效。

---

[1] 摘自：夏桂成. 夏桂成实用中医妇科学 [M]. 北京：中国中医药出版社，2009：338-339.

单纯的典型的证型虽然存在,但临床上更多的是兼夹证型,即在带下的量、色、质、气味四者间存在冲突。如带下量多,色白夹黄,质稀夹黏,一般无臭气,偶或有之,此乃虚中夹实,常为脾肾虚夹湿热的证型。带下时多时少,色赤白相杂,质稀夹黏,或有臭气,此为实中夹虚,常是湿热夹气血虚或脾肾虚的证型。带下量多,色白夹黄,或赤白相杂,质清稀如水,无臭气,此为虚中夹虚,常是阴虚脾弱的证型。带下量多,色黄白或紫褐,质黏腻,有臭气,此为实中夹实,常是湿热夹血瘀的证型。这一类病症更需要与辨病相结合,排除顽固性炎症和肿瘤,以免贻误病情。

二、班秀文 [2]

班秀文是首届国医大师之一,具有深厚的中医理论和丰富的临床经验。班秀文重视带下病的防治,对带下病的治疗有独特的见解。

(一)对带下病病因病机的认识

1. **湿邪为带下病主因** 带下病的病因有多种,班秀文尤为推崇傅青主之说。他认为,带下病的病因复杂,但与湿邪致病关系最大,提出带下"病因虽多,以湿为主",湿的轻重多少,直接关系到病情的深浅程度,湿重带多,湿轻带少。带下病的形成,主要可用五脏功能藏泻失调总概之。特别是由于脾、肾、肝三脏功能失调,水湿运行不利,势必导致湿邪产生。肾主水,脾主湿,水湿同源,治水即可治湿。肾气的强弱与否,关系到水湿代谢的正常与否。肾阳虚衰则脾阳不足,脾失健运,水谷津液不能升清输布,冲任不固,带脉失约,水湿滞于胞宫,可导致带下绵绵不绝;肾阴不足,则肝失涵养,生发无能,出现带下全无;或肝郁化火,乘克脾土,湿热下注,出现带下黄稠、臭秽。此外,外感湿邪也为导致带下病的重要病因之一。广西地处亚热带,多湿多雨,加之房劳不洁、饮食不节可感受湿邪,或手术、药物、产后胞脉受损,湿浊之邪乘虚侵袭客于胞宫,发为带下病。

2. **湿瘀互结,致带下病缠绵难愈** 妇人以血为本,妇女经、带、胎、产生理活动,无不与血有密切关系。妇科诸病,总属血证。《血证论·瘀血》云:"凡血证,总以去瘀为要。"月经和带下同为胞宫阴户所出,二者关系密切。班秀文认为带下病与瘀血关系密切,尤其是带下病日久不愈之人,瘀血阻络更为严重。而湿与瘀结,往往增加了病情的复杂性与治疗的困难性。因湿与瘀俱为阴邪,具有黏腻缠绵的性质;且湿与瘀同为有形之物,则使得二者更易相聚而结合致病。因湿致瘀者,因为湿之存在,最易阻遏阳气,不仅使带脉失约,

---

[2] 摘自:班胜. 国医大师班秀文教授治疗带下病常用药对浅析[J]. 光明中医,2018,33(8):1086-1087.
班胜. 班秀文教授治疗带下病经验总结[J]. 云南中医中药杂志,2018,39(3):1-3.

更能使得脏腑气机升降失常,气血不和,阻滞经络,使得胞脉的阻滞更为严重而伤损胞宫,导致瘀血。瘀血一旦形成,则恶血不去,新血不生,阻塞隧络,气机不畅,使水不化气而化湿,湿与瘀合,更为胶浊滞腻。湿瘀有形之物盘结交错,不仅湿邪可以加重脉络原有的瘀血,且瘀血又可加重原有的湿滞。因湿致瘀,因瘀致湿,使得病情缠绵难解,日久不愈,增加了愈后的复发率及治疗的难度。

(二)临证诊治

1. **治疗原则** 由于湿邪为导致带下病的主要病因,故班秀文指出治带以治湿为主,祛湿为先,只有祛除湿邪,带脉才能约束。班秀文从多年临床经验出发,认为治湿之法有多种,但关键在于掌握好温化与清化二法;温化与清化使用得当,则阳气升腾,湿有去路,湿浊得分,带脉得束,反之则清浊不分,湿遏更甚,病情缠绵,难以治愈。班秀文认为,湿为阴邪,重浊而黏腻,只有通过温化,才能使脾得健运,肾得温煦,激活后天之生机,使水湿之清者输布全身,滋养各脏器,浊者从膀胱排出体外,升清降浊,带脉得复。又湿邪最易抑遏阳气,郁久化热,只有通过清化之法,才能使湿热分流,阳气得升,浊湿得降,使湿热去而带自止。

2. **调理肝脾肾,以肾为主** 由于水湿的运化失常与肝脾肾三脏密切相关,因此治疗以调理肝脾肾三脏功能为主。脾为后天之本,居中州以溉四旁,主运化、统血,主肌肉、四肢。脾之运化失职,水谷之气不得正常化生精微,反聚为湿,疏泄下焦,损伤任带,致任脉不固,带脉失约,不能升提收藏而为白带。此乃《女科经纶》引缪仲淳所言:"白带多是脾虚,肝气郁则脾受伤,脾伤则湿土之气下陷,是脾精不守,不能输为荣血,而下白滑之物。"其治疗,班秀文多选用燥湿健脾升提之药,如党参、黄芪、白术、怀山、扁豆、陈皮、茯苓、苍术、薏苡仁、吴茱萸、砂仁、佛手、半夏、藿香、莲子、麦芽、蔻仁、神曲、炙甘草等。

妇人藏泻功能失调,尤其是仅泻不藏的病变与肝的功能失调、宣泄过度有极大关系。带下病不论何因所致,总以泄泻太过、收藏不及为主要表现,故调治肝脏,使其疏泄有度是个重要的治疗措施。临床上,班秀文常以"最能解肝之郁之逆"的逍遥散治妇人带下,兼有心烦易怒,胸胁、乳房、少腹胀痛者常有良效。临床治疗中年妇人肝郁带下,效果颇良。此外,妇人常操劳太过,情志病变每每多见,而情志变化往往加重带下病情。班秀文根据临床经验,主张疏肝之品如荆芥、柴胡、当归、白芍等用于带下之症,往往可以加强疗效。

肾为先天之本,主藏精气,为水火之脏,内藏元阴元阳,是发育、生殖的基本物质与动力,为封藏之本。班秀文主张,健脾升阳除湿虽是治带大法之一,但从探本求源、治病求本方面来说,治肾与治带的关系尤为密切。故治疗应以肾为主,从肾治带,温化多用温肾健脾之法,清利多用泻肾泻肝之法。如带下量多,色白或淡黄,质稀不臭,伴面色萎黄,纳呆便溏,四肢欠温,舌淡嫩,苔薄白润,脉细缓者,治可用温肾健脾、升阳除湿之法,方用《傅青主女科》完带汤加巴戟天、补骨脂、川椒、鹿角霜等温肾化湿止带;带下绵绵,质稀如水,腰酸如折,小腹冷痛,小便频数清长,舌淡,脉沉迟者,治重温肾扶阳,温化水湿,选用《伤寒论》附子汤合黄芪或合缩泉丸化裁;带下或多或少,色黄或阴道灼热,头晕耳鸣,失眠心悸,腰背酸困,舌红少苔,脉细数者,常用知柏地黄汤合芍药甘草汤,以壮水制火,滋阴柔肝;若带下黄浊臭秽,或赤白相间,伴心烦易怒,胸胁胀满,口苦口干,舌红苔黄,脉弦数者,为肾失封藏,脾失健运,湿热下注所致,选用龙胆泻肝汤清肝经湿热,泻肾经虚火。温化治肾的药物常用巴戟天、补骨脂、鹿角霜、川椒、益智仁、肉苁蓉、锁阳等温肾暖宫、化湿止带、固摄冲任之品;清利常用黄柏、忍冬藤、鱼腥草、土茯苓、山栀子、马鞭草、车前草、木通、连翘、泽泻等化浊清热、泻肾泻肝之品,实为采用"实则泻其子"之法,使湿浊去而肾气复。

3. 祛湿之时,勿忘化瘀 化瘀药的合理应用,是治疗带下病的一个重要方面。在带下病的治疗过程中,必须注重因湿致瘀、久病入络这一客观事实。因其久病,体质多虚,再者妇人之身,当重其柔弱之本。故带下病之治瘀,必须正确处理好正气与瘀血的关系,即把握好扶正与祛瘀这一矛盾。一般来说,湿瘀带下,多是顽痰痼症,因此首先要立足于正气,根据正气的强弱,采取徐图缓攻之策,或攻补兼施,或先攻后补,或先补后攻,务必时时顾护正气,才能达到瘀去正复、巩固疗效的目的。常用药如鸡血藤、益母草、茺蔚子、泽兰、苏木、丹参、当归、赤芍、川芎、路路通、田七等。

此外"治带先治湿,治带勿忘瘀"的治疗原则,还包括预防带下病的湿与瘀合,加重病情,可用防患于未然的治法。其方法之一是,瘀血未成或瘀血尚轻之时,可适当加用一些养中有化瘀的化瘀通络之品,如鸡血藤、丹参、益母草、泽兰等养血化瘀、通络利水之物,血水两治。其方法之二是,带下之病,若要使用收涩之物,如赤带绵绵,需要使用止血之品,应该慎而又慎,不可过用,以免留瘀,遗留后患。各种碳类药物,如大黄炭、侧柏炭、血余炭及藕节、茜根等要适当使用。

(三)验案举例

梁某,女,35岁,技术员,已婚,1964年9月5日就诊。主诉:带下量多年余。刻诊:自诉平时带下量多,需经常用卫生纸,带下色白,质稀如水,无特殊气味,无外阴瘙痒,无小便不适。未用药治疗。平素月经提前8~10天,量多,色暗红,持续4~6天干净。肢倦乏力,精神不振。脉虚细,苔薄黄白,舌质淡嫩。证属脾肾阳虚,水湿不化;拟以温肾健脾,运化水湿治之。方药:熟附片 9g(先煎)，党参 12g，茯苓 12g，白术 9g，巴戟天 9g，益母草 15g，柴胡 5g，荆芥 5g。每日水煎服 1 剂，连服 3 剂。服上药后，带下量较少，精神较好。继续守原方加减治疗，最后用异功散加味以善其后。

(四)小结

在治疗带下病过程中，班秀文强调治湿为主，在辨证论治的基础上，提出了"治带先治湿，治湿不忘瘀"的"湿瘀互结"学术观点，为桂派妇科中医治疗带下病的特色。在临床实践中，既要预防湿与瘀合，防患于未然，又要注意选用既利湿又化瘀之品，能明显提高临床疗效，丰富了中医带下病治疗。

三、范瑞强[3]

范瑞强致力于中药防治真菌病的研究，研发"香莲方"系列外用制剂治疗复发性外阴阴道念珠菌病，取得较好的临床疗效。范瑞强认为，该病的病机主要是湿热蕴结，湿热生虫，日久肝脾不和，脾虚肝郁；治疗方面，应以外治为主，内外兼顾，内治则应辨证论治。

(一)重视外治，内外结合

复发性外阴阴道念珠菌病作为由外界微生物导致的发生在皮肤黏膜部位的感染性疾病，同所有的皮肤疾病一样，治疗离不开外用药物。临床上，范瑞强治疗复发性外阴阴道念珠菌病以外治为主，内外兼治。在外治方面，范瑞强多采用香莲方治疗。香莲方是范瑞强多年临床经验的积累和升华，功效清热燥湿、杀虫止痒，可用于酵母菌如念珠菌所致的皮肤黏膜部位的真菌性疾病如复发性外阴阴道念珠菌病，对细菌性阴道病、滴虫阴道炎及其他外阴感染瘙痒性疾病，都有比较好的治疗效果。香莲方组成包括丁香、黄连、藿香、龙胆、百部等。方中丁香芳香除湿，黄连苦寒燥湿、杀虫止痒，共为君药；藿香气味芳香，避秽化浊，龙胆善清肝胆下焦湿热，百部杀虫止痒，共为臣药。诸药合而外用，共奏清热燥湿、解毒除癣、杀虫止痒之功效。现代药理学研究显示，丁香主要含挥发油，油中主要成分是丁香酚、丁香烯等；近年来的众多研究表明，丁香酚具有抑菌的药理活性。黄连，大苦大寒，入心、肝、胃、大肠经，清热燥湿之力较强，善清中焦湿热，又善清心火、泻胃火，又有清热凉血之功。《神农本草经》载："黄连……主热气，目痛，眦伤泣出，明目，肠澼，腹痛，下利，妇人阴中肿痛。"黄连苦以燥湿，寒以清热，可清热解毒，燥湿止痒。现代药理学研究显示，黄连有很强的抗真菌作用。黄连主含生物碱，主要成分是盐酸小檗碱、黄连碱等。

---

[3] 选自：王平，樊志奇，范瑞强. 范瑞强教授治疗复发性外阴阴道念珠菌病经验 [J]. 世界中医药，2014，9(11): 1519-1520.

范瑞强采用上述经验方,制成香莲外洗液和香莲栓,用于治疗外阴阴道念珠菌病,收到了良好的效果,尤其是前者,作为一种院内制剂,已在临床使用20多年。香莲外洗液具体使用方法:将药物原液与温水以1:9的比例混合后外洗,疗程为1周,以后每次月经后使用3天,共使用6个月经周期。香莲栓则采用塞入阴道的方法,具体时间和疗程同香莲外洗液,两者常配合使用。同时,实验室研究也证明,该方在抗菌杀菌方面,具有突出功效。如刘宇倩等采用微量液基稀释法测定香莲外洗液和氟康唑对40株白念珠菌临床株的MIC值,结果表明,香莲外洗液在一定浓度范围内对白念珠菌有较满意的抑菌作用;实验证实,香莲外洗液可使氟康唑耐药菌株较快恢复对药物的敏感性,并对硝酸咪康唑溶液抗白念珠菌有增效作用。

由于RVVC反复发作,伤津耗气,致肝脾不和,脾虚肝郁,所以范瑞强认为,在运用外治药物清热燥湿、杀虫止痒的同时,配合恰当的辨证施治,从整体着眼,加强内部调理,内外合治,往往可以收到事半功倍的效果。若患者自觉阴部瘙痒明显,带下色黄质稠量多,兼有头身困重,口干纳呆,胸满痞闷,便溏而不爽,舌质偏红,苔腻或黄腻,脉数或濡,范瑞强辨证属湿热蕴结、日久生虫,多采用萆薢渗湿汤加减,清热祛湿,杀虫止痒;若患者兼有神疲食少、头晕目眩、性情急躁等症状,或面色萎黄,或面青,或月经不调,乳房胀痛者,范瑞强辨证属肝脾不和、脾虚肝郁,多用逍遥散疏肝解郁、养血健脾。在上述方药基础上,随证加减治疗:脾气虚症状明显者,加黄芪15g、白术12g、黄精15g补益脾气;带下量多者,加车前子15g、蛇床子12g、萆薢15g祛湿止带;湿热较重者,酌加绵茵陈20g、徐长卿15g利湿清热;脾虚湿盛者,加山药20g、薏苡仁15g健脾祛湿;兼有神疲食少等脾虚症状者,可酌加莲子20g、芡实15g健脾固涩止带;月经不调者,加益母草25g活血调经;痛经者,加香附15g、白芍12g疏肝止痛。范瑞强认为,本病的治法应随病情的变化而变化。

(二)重视心理因素

除此以外,范瑞强也非常重视该病患者的心理因素对治疗效果的影响。该病容易复发,症状以瘙痒、白带增多等为主,所有这些都给患者造成了极大的精神压力。范瑞强一方面鼓励患者树立与疾病斗争的信心,另一方面嘱咐患者建立良好的生活习惯,如保证睡眠、清淡饮食等。

总之,范瑞强认为,从现代医学而论,RVVC为念珠菌导致的真菌性疾病;从中医而论,本病病机主要是湿热蕴结,湿热生虫,日久肝脾不和,脾虚肝郁;就治疗而言,应以外治为主,内外兼顾。外治方面,以清热燥湿、杀虫止痒为法,方选以芳香除湿之丁香、杀虫止痒之百部等组成的香莲方;内治法方面,除了强调很多医家都采用的清热祛湿之法外,还重视病程日久出现的脾虚肝郁的病机,认为本病的治疗,应随着病情的发展、症状的不同,采用不同的治疗方法,切勿一味祛湿除邪。总之,RVVC 的治疗,范瑞强在内外合治、利湿清热的基础上,同样注重健脾疏肝,调畅情志。

(袁娟娜)

第三节　临 床 研 究

一、病因病机

外阴阴道念珠菌病的致病菌以白念珠菌(*Candida albicans*)为主,大多数患者不明确诱因,在已知的危险因素中,系统使用抗生素和妊娠是最常见的危险因素,其次是性活动、雌激素水平升高(如高雌激素口服避孕药、激素替代疗法、怀孕)和气候潮湿。其他危险因素包括未控制的糖尿病、高糖饮食、久坐、缺乏锻炼、不良情绪压力、月经来潮和游泳等。

外阴阴道念珠菌病属于中医"带下病""阴痒"范畴。中医认为,外阴阴道念珠菌病主要因冲任气虚,或脾虚肝郁,或脾肾两虚,湿、热、虫之邪侵袭所致。清代沈尧封《沈氏女科辑要·带下》:"带下……有主湿热者……有主脾虚气虚者……有主湿痰者……有主脾肾虚者……又有主木郁地中者。"清代吴谦《医宗金鉴·妇科心法要诀·带下门·五色带下总括》:"带下者,由于劳伤冲任,风邪入于胞中,血受其邪,随人脏气湿热、湿寒所化。"明末清初傅青主《傅青主女科·带下·白带下》:"夫带下俱是湿症。而以'带'名者,因带脉不能约束,而有此病,故以名之……夫白带乃湿盛而火衰,肝郁而气弱,则脾土受伤,湿土之气下陷。是以脾精不守,不能化荣血以为经水,反变成白滑之物,由阴门直下。"南宋齐仲甫《女科百问·第五十问》:"阴阳过度,劳伤经络,故风冷乘虚而入胞门,损冲任之经,伤太阳、少阴之气,致令胞络之间,秽液与血相称,兼带而下。冷则多白,热则多赤,久而则为淋沥之病也。"隋代巢元方《诸病源候论·虚劳病诸候·虚劳阴下痒湿候》:"大虚劳损,肾气不足,故阴冷,汗液自泄,风邪乘之,则瘙痒。"又《诸病源候论·妇人杂病诸候·阴痒候》:"妇人阴痒,是虫食所为。……因脏虚,虫动作,食于阴,其虫作势,微则痒,重者乃痛。"其中"虫邪"致病,不同于外感六淫邪气和疫疠之气。所以,中医很早就已经认识到妇女白带多、外阴痒不仅与患者素禀体质相关,还与肉眼不可见的微生物相关。

总的来讲,中医认为外阴阴道念珠菌病主要由湿、热、虫三邪侵袭所致,反复发作则耗伤正气,伤及肝、脾、肾三脏,导致病情虚实夹杂,缠绵难愈。发病与肝、脾、肾三脏关系最为密切,肝胆脾胃湿热或脾肾不足的人容易患外阴阴道念珠菌病并反复发作。常见病因包括饮食失调，或肝气郁滞，伤脾生湿，湿郁化热，湿热下注生虫；或生活不洁，下阴从外感染虫毒；或素体脾虚生湿，湿浊下注，蕴久生虫；或带下日久，阴液耗损，损伤肾肝，肝肾阴虚，相火偏旺。

二、中西医结合治疗原则

1. 积极寻找并去除诱因。
2. 规范应用抗真菌药物。
3. 强调治疗的个体化，推荐选择中西医结合方法治疗 VVC。
4. RVVC 分发作期和缓解期进行治疗。发作期抑菌消炎，控制症状，治疗至真菌镜检和培养阴性，为达到临床治愈和真菌学控制，可延长初始治疗时间；缓解期积极维持治疗，调护身体，防止复发。

三、中西医结合治疗方案

中西医结合治疗的方法，可以对 VVC 患者起到系统调理，加速缓解不适症状，抑菌增效，减少抗真菌药物的服用时间，减少病情复发，减少药物不良反应等作用。

傅春华等探讨了加味萆薢渗湿汤治疗 VVC 的临床效果及对复发率的影响。对照组采用常规西医治疗（氟康唑 150mg，顿服；外用硝呋太尔制霉菌素阴道栓），观察组在对照组基础上用加味萆薢渗湿汤内服兼熏洗。组方：萆薢15g，黄柏 10g，薏苡仁 18g，牡丹皮 12g，赤茯苓 10g，泽泻 10g，通草 6g，龙胆12g，滑石 15g，冬瓜仁 12g，山药 12g。一日 2 次。晚间用药渣加清水 2 000ml熬制成 1 000ml 药汁，熏蒸 5～10 分钟后坐浴。2 周为 1 个疗程。对两组疗效及阴道菌群、复发率进行观察。结果：观察组治疗总有效率为 95.45%，明显高于对照组（$P < 0.05$）；观察组阴道乳杆菌数量较对照组多（$P < 0.05$）；随访1 年，观察组复发率为 4.55%，明显低于对照组的 18.18%（$P < 0.05$）。

高镜云通过研究萆薢渗湿汤加减内服外洗联合氟康唑及硝呋太尔制霉菌素软膏治疗 RVVC（治疗组），发现治疗组的总有效率为 96.6%，对照组（仅用西药组）的总有效率为 83.3%，治疗组较对照组的复发率低。

刘婧婧等研究当归贝母苦参汤加味内服治疗 RVVC（湿热下注型带下）的临床效果，其中观察组患者在西药规范治疗基础上加用当归贝母苦参汤加味内服。当归 15g，苦参 15g，大贝母 15g，龙胆 12g，白术 15g，薏苡仁 10g，知母15g。一日 3 次，7 天为 1 个疗程，连续治疗 3 个月经周期（3 个疗程），随访半年。结果：观察组患者总有效率为 96.67%，优于对照组的 83.33%，差异有统计学意义（$P < 0.05$）。观察组半年内的复发率低于对照组，差异有统计学意

义（$P < 0.05$）。

庞卓超研究发现"健脾利湿中药"可有效改善 RVVC 患者的阴道免疫力，降低复发率。对照组给予西药凯妮汀栓剂，观察组在对照组治疗基础上给予健脾利湿中药（山药 20g，白术 15g，党参 15g，车前子 15g，白芍 10g，苍术 10g，柴胡 10g，陈皮 5g，甘草 5g，黑芥穗 5g）。观察组的复发率和 IFN-γ 明显优于对照组，差异具有统计学意义（$P < 0.05$）。

罗秋红等研究发现，RVVC 的发病与体质相关，痰湿质、湿热质、气郁质为主要发病体质，辨证论治经方医药可有效防治 RVVC。在使用硝酸咪康唑基础上，根据患者体质辨证，予相应中药汤剂内服，均于月经前 1 周连服 6 剂，3 个月经周期为 1 个疗程。气虚质予四君子汤内服，阳虚质予肾气丸，阴虚质予六味地黄丸，痰湿质予二陈汤，湿热质予龙胆泻肝汤，血瘀质予桃红四物汤，气郁质予逍遥散。各体质组间疗效差异无统计学意义（$P > 0.05$）。与平和质、特禀质单独采用硝呋太尔制霉素阴道软胶囊治疗的疗效对照进行对比，接受辨证论治内服中药的患者的差异有统计学意义（$P < 0.05$）。

许晓芬等观察了清热除湿止带汤内服联合乳杆菌活菌胶囊外用治疗湿热下注型复发性外阴阴道念珠菌病的疗效。两组患者均应用克霉唑阴道片 0.5g，3 天后重复治疗，巩固治疗 10 天；对照组给予阴道用乳杆菌活菌胶囊阴道给药，观察组在对照组治疗基础上同时服用清热除湿止带汤。结果显示，观察组复发率为 16.00%，对照组复发率为 56.00%，差异具有统计学意义（$P < 0.05$）。两组患者停药后 3 个月及停药后 6 个月阴道清洁度疗效比较，差异具有统计学意义（$P < 0.05$）。自拟清热除湿止带汤组成：泽泻、苍术、山药、白术、茯苓各 15g，黄柏、车前子（包煎）、牡丹皮各 10g，栀子 5g，猪苓 20g。

李丽研究发现升阳除湿汤联合西药治疗 RVVC 能有效提高患者的临床疗效，安全性高。对照组患者采用西药（凯妮汀 500mg 第 1、第 4 天，氟康唑 150mg QW × 6 个月）进行治疗，而观察组患者采用升阳除湿汤联合西药进行 6 个月的治疗。两组治疗后进行比较，观察组的临床疗效（95.45%）显著高于对照组（81.82%）。升阳除湿汤组成：黄芪 25g，当归 15g，独活 15g，茯苓 15g，苍术 10g，白术 10g，苦参 10g，柴胡 8g，防风 8g，炙甘草 6g，升麻 3g。

詹新林等研究发现调肝健脾理气法治疗 RVVC 的临床疗效优于西药常规治疗，复发率低并且没有明显副作用。RVVC 患者治疗前阴道灌洗液中的 IgE、IgG 含量高于健康对照组（$P < 0.05$），中药观察组治疗后 IgE、IgG 含量下降（$P < 0.05$），考虑调肝健脾理气法治疗的机制可能与改善患者阴道局部的体液免疫有关。调肝健脾理气法的基本药物：柴胡 10g，当归 10g，白芍 10g，防风 10g，枳壳 6g，陈皮 10g，白术 10g，茯苓 20g，党参 20g，甘草 6g，生地黄 10g。每天 1 剂，水煎服，日 2 次分服，每月经后连服 20 天，连服 3 个月。

乌鸡白凤丸是传统妇科良药,由乌鸡、人参、鹿角、甘草、丹参、天冬、当归、牡蛎、地黄、川芎、黄芪、青蒿、白芍、山药等20味中药制成,具有补气养血、调经止带的功效。周淑芬临床研究证明乌鸡白凤丸巩固治疗RVVC具有整体治愈率高、复发率低、不良反应发生率低等优势。将RVVC患者进行强化治疗,进入巩固期的患者随机分为采用乌鸡白凤丸巩固治疗的观察组与采用克霉唑栓治疗的对照组,对比两种方法的治疗效果。结果显示,观察组的整体治愈率高于对照组,复发率低于对照组($P < 0.05$)。

田立霞等探讨了易黄汤加味联合西药治疗RVVC的疗效。对照组予500mg的凯妮汀片剂强化和巩固治疗3个疗程,观察组在对照组基础上予中药内服[易黄汤加味:山药30g,芡实30g,关黄柏9g,车前子15g,白果10枚,龙胆15g,苦参15g,蛇床子15g,地肤子15g,白鲜皮15g,土茯苓20g,粉萆薢12g]。急性期治疗连服7天,巩固治疗在强化治疗后第1、第2次月经净后的3～7天,予易黄汤加减,连服7天。结果显示,观察组在改善症状、念珠菌转阴率、白带清洁度方面均优于对照组。

王福君在外用达克宁栓、口服伊曲康唑的基础上,自拟中药(观察组)内服治疗VVC。内服中药方:蛇床子10g,白术8g,车前子8g,黄柏15g,苦参20g,百部20g,川椒10g,茯苓20g,知母10g,墨旱莲15g,女贞子15g,牡丹皮10g,熟地黄15g。观察组总有效率明显高于对照组(单用西药组)($P < 0.05$)。

陈梅在外用硝酸咪康唑栓的基础上自拟中药(观察组)内服治疗复杂性VVC。内服中药方:茯苓15g,猪苓、车前子、泽泻、赤芍、牡丹皮、黄柏、山栀子、牛膝各10g。对照组单用硝酸咪康唑栓。观察组的总有效率95.7%,对照组总有效率80.4%,差异有统计学意义($P < 0.05$)。治疗后6个月复发情况:观察组患者复发率8.7%,明显低于对照组28.3%,差异有统计学意义($P < 0.05$)。

谭文举等研究发现,中药内服外用合治寒湿瘀滞型RVVC的疗效好,复发率低,并可明显改善患者的阴道微生态。临床试验中,对照组给予硝基咪康唑塞阴道治疗;观察组给予中药口服＋外治联合应用治疗。结果显示,观察组和对照组患者3个疗程后的治愈率分别为90.00%、88.00%,差异无统计学意义($P < 0.05$);观察组和对照组患者临床治愈时阴道微生态失衡率分别为13.64%、51.11%,差异有统计学意义($P < 0.05$);观察组和对照组患者临床治愈后3个月内的复发率分别为11.36%、48.89%,差异有统计学意义($P < 0.05$)。对照组予温阳化瘀祛湿方内服,药用:桂枝20g,炒白术20g,蛇床子15g,菟丝子20g,淫羊藿20g,丹参20g,当归10g,黄芪15g,茯苓20g,车前子15g,蝉蜕10g,柴胡10g,炒苍术10g;水煎服,1剂/d,14天为1个疗程。外用冲洗方组成:黄柏20g,地肤子20g,白鲜皮30g,益母草30g,甘草

10g，土荆皮 10g，鹤虱 20g，刺蒺藜 20g，蛇蜕 20g，椿根皮 30g；每剂水煎取 500ml 备用。

有报道，中药周期疗法可通过改善 RVVC 患者阴道局部 Th17 细胞免疫功能，使复发率显著降低，复发时间显著延长，从而提高 RVVC 的远期疗效。中药周期疗法组方：月经期（月经第 1～5 天）不服药。月经后期（月经第 6～12 天）方药：何首乌 30g，茯苓 15g，山药 15g，山茱萸 15g，泽泻 10g，牡丹皮 10g，淫羊藿 15g，金樱子 15g，扁豆 30g。氤氲期（月经第 13～16 天）方药：党参 15g，茯苓 15g，白术 12g，甘草 5g，扁豆 30g，砂仁 6g，黄芪 15g，萆薢 15g，白花蛇舌草 30g，苦参 10g，淫羊藿 15g，金樱子 15g。月经前期（月经第 17～28 天）方药：党参 15g，茯苓 15g，白术 12g，甘草 5g，扁豆 30g，砂仁 6g，萆薢 15g，白花蛇舌草 30g，苦参 10g，淫羊藿 15g，金樱子 15g，荆芥炭 10g，益母草 20g。

四、中医辨证分型论治

侯雁通过临床研究观察完带汤加味配合西药规范治疗脾虚肝郁型 RVVC，证实在西药规范治疗方案基础上的中医辨证治疗能够降低 RVVC 复发率，改善患者全身症状。高仲山临床治疗带下病时以祛湿为根本，同时注重顾护肝脾肾三脏功能。樊巧玲认为，该病以正虚毒蕴为主要病机，治疗以扶正解毒为基本大法，发作期主张内外合治，缓解期强调扶正培元。

李祥云认为，治带之法与调经之法本质相通，RVVC 主要病机为冲任虚损。治本病多以补肾气、固冲任为本，以建中气益冲任之源、助收涩理冲任为标。以《医学衷中参西录》固冲汤作为固摄冲任之气血的基础方剂，运用"血水同治"理论，收敛冲任之滑脱。该病的发生离不开冲任之湿、热、瘀的病机关键，因此，其在配伍上多采用利湿、清热、活血之药，祛冲任之邪，理冲任之瘀。

罗颂平认为，RVVC 的病机多为虚实夹杂，治疗 RVVC 主张分诸因，辨虚实，内外合治，但以健脾、疏肝、除湿为主。RVVC 分发作期与缓解期，急则治其标，缓则治其本。急性期患者阴道分泌物量多，伴外阴阴道局部瘙痒症状，治宜清热利湿止带为主，佐以健脾，用罗氏茵陈败酱汤。处方：绵茵陈 25g，败酱草 30g，冬瓜仁 30g，薏苡仁 30g，怀山药 30g，金樱子 30g，银花藤 30g，茯苓 20g，麦冬 15g，黑栀子 15g。熏洗方：防风 20g，白矾（冲）20g，蛇床子 30g，荆芥 30g，黄柏 30g，海桐皮 30g，蒲公英 30g，大飞扬 30g，仙鹤草 30g。用于外阴瘙痒。缓解期正本清源，辨证施治，调理五脏，使其阴阳平和，预防反复。缓解期以白术、茯苓、陈皮、党参等健脾胃、补中气、固带脉，以巴戟天、续断等补肝肾、益冲任。

中国中西医结合学会皮肤性病专业委员会性病学组提出治疗 RVVC 的方案：

1. **发作期** 临床症状明显，建议西医、中医联合治疗，以西医治疗为主，中医治疗为辅。发作期中医辨证多为湿热下注证，治宜清热、利湿、止痒，方用龙胆泻肝汤加减。龙胆 10g，柴胡 10g，生地黄 15g，猪苓 15g，茯苓 15g，车前草 15g，泽泻 15g，茵陈 20g，白芍 15g，苍术 10g，白鲜皮 10g，甘草 5g。每日 1 剂，水煎服，连服 7 天为 1 个疗程。

2. **缓解期** 建议以中医治疗为主，亦可采用西医的维持疗法。中医辨证多为脾虚湿蕴或肝肾不足证。

（1）脾虚湿蕴证

主证：带下偏多，清稀色白，偶有外阴瘙痒。口淡纳差，面色萎黄，大便溏稀，舌质淡或淡胖，苔薄白或白腻，脉细或濡。

治法：健脾、化湿、止痒。

方药：参苓白术散合萆薢渗湿汤加减。党参 15g，白术 15g，扁豆 20g，山药 15g，莲子 20g，北芪 20g，陈皮 10g，萆薢 15g，薏苡仁 20g，茯苓 20g，黄精 15g，茵陈 15g，藿香 15g，甘草 5g。每日 1 剂，水煎服，连服 3 周为 1 个疗程。

（2）肝肾不足证

主证：带下正常或微黄，偶有外阴瘙痒。腰膝酸软，夜尿频，失眠多梦，口干，舌质淡红，苔薄白或微黄，脉细或细数。

治法：补益肝肾。

方药：六味地黄汤加味。熟地黄 15g，山茱萸 15g，牡丹皮 10g，泽泻 10g，山药 15g，茯苓 15g，白芍 15g，牛膝 15g，杜仲 20g，黄精 20g，菟丝子 15g，甘草 5g。每日 1 剂，水煎服，连服 3 周为 1 个疗程。

亦可以选择参苓白术丸、六味地黄丸等中成药内服治疗。

五、外治法

范瑞强等采用前瞻性、双盲双模拟、多中心、随机对照方法，证明中药香莲栓与硝酸咪康唑栓治疗 RVVC 疗效相当，安全性较好。试验中，观察组使用中药香莲栓＋硝酸咪康唑栓模拟剂（116 例），对照组使用硝酸咪康唑栓＋香莲栓模拟剂（119 例）。经过 6 个月的治疗，两组 RVVC 患者的治愈率、有效率、真菌转阴率、主要症状体征评分、生活质量评分之间的差异均无统计学意义，均未出现严重不良反应。香莲栓联合咪康唑栓治疗 VVC，具有抗菌增效作用，观察组在痊愈率、总有效率和改善证候积分方面均明显高于单用咪康唑组。

保妇康栓主要成分为莪术、冰片。莪术具有行气活血、消积止痛、活血化瘀、去腐生肌、增强机体免疫功能之功,对念珠菌具有协同杀灭作用,同时能修复阴道宫颈的病变组织、促进创面愈合;冰片有祛腐生肌、凉血止痒之功,能快速缓解 VVC 引起的瘙痒灼热等不适症状。临床往往同内服或局部抗真菌药物联合使用。保妇康栓联合伊曲康唑胶囊治疗 VVC 的痊愈率及总有效率分别为 85.1%、96.3%。保妇康栓联合硝酸咪康唑栓治疗 VVC,保妇康栓联合乳杆菌阴道胶囊 / 栓治疗 VVC 和 RVVC,均取得良好的临床疗效。保妇康栓还对 VVC 患者阴道分泌物中 β 防御素 -2(human β-defensin-2,HBD-2)、IL-10 的表达及其水平的变化起到局部免疫调节作用。除此之外,保妇康栓还应用于妊娠期 VVC,总有效率达 73.7%。

复方沙棘籽油栓的主要成分包括沙棘籽、蛇床子、苦参、乳香和没药。沙棘籽油含有丰富的糖类物质,沙棘籽油中异黄酮类的槲皮素可使阴道上皮增生、角化及糖原含量增加。脂类等生物活性物质能促进溃疡愈合,修复破损黏膜。沙棘油中的上述成分能促进阴道菌群的恢复和修复受损的阴道壁。另一方面,复方沙棘油栓中的蛇床子、苦参、乳香和没药等抗菌消炎成分能对有害病原微生物进行抑制。张岱等的多中心研究在口服氟康唑的基础上,联用复方沙棘籽油栓,不仅有助于恢复阴道微生态环境,而且随访治疗后 1 个月时 VVC 的复发率低。

苦参碱硼酸阴道生物黏附栓以苦参碱和硼酸为主药。苦参碱是一种喹诺里西啶类生物碱,具有清热、杀虫、祛湿等功效,同时对皮肤及局部黏膜白念珠菌具有杀灭作用。硼酸是一种外用杀菌剂,对多种真菌均有抑制作用,可应用于非白念珠菌引起的 VVC 的治疗。苦参碱硼酸阴道生物黏附栓以天然高分子材料壳聚糖、明胶等为辅料制成,属于一种应用于阴道黏膜的生物黏附药物传输系统,可增加药物与黏膜表面的接触时间,使药物缓慢地从载体中释放到环境中,可以控制释药速度和吸收量。李晓强等观察苦参碱硼酸阴道生物黏附栓治疗 VVC 的有效率为 81.67%。

苦参凝胶具有抑菌杀虫、抗炎、修复黏膜、恢复乳杆菌增殖、镇痛止痒、抗病毒等药理作用。对于 VVC,苦参凝胶联合西药规范化治疗,不仅疗效优于单用西药组,而且还有助于降低复发率。

杨静、张小花等研究发现爽阴栓治疗 VVC 有较好的临床疗效。临床试验分别将保妇康栓和克霉唑栓作对照组,观察组使用爽阴栓。经治疗后,治疗组的有效率均高于对照组,复发率低,差异具有显著性($P < 0.05$)。爽阴栓(甘肃中医药大学附属医院自制)由半枝莲、地肤子、白花蛇舌草、白芷、苦参、白鲜皮、硼砂、玄明粉 8 味中草药组成,具体药量不详。

红核妇洁洗液以山楂核为原料,电离成分富含酸性负离子根。正常机体细胞膜外多为负电物质包围,故其活性成分不会对正常细胞黏附而产生破坏作用。对于已受病原体破坏而产生细胞膜极性改变的病变细胞则可发生黏附、渗入及凝固化等作用,对细菌、真菌、病毒等致病微生物均具有很强的杀灭作用,而且具有抗炎止痒的功效。朱彩英等通过开展红核妇洁洗液治疗单纯性 VVC 的随机对照研究,证明该洗液能显著降低单纯性 VVC 患者真菌阳性率,改善瘙痒症状,降低 VVC 评分;治疗后 8 周,洗液组的白细胞酯酶阳性率、VVC 评分显著低于对照组,提示对降低复发率更具有优势。

陈怡琼等探讨了"黄连总生物碱"治疗 VVC 的疗效及对阴道微生态的影响。研究结果显示,观察组(黄连总生物碱阴道栓)治愈率 83.67%、总有效率 96.00%,对照组(克霉唑阴道片,凯妮汀)治愈率 86.00%、总有效率为 96.00%,两组差异无统计学意义($P > 0.05$),治疗后观察组乳杆菌分级正常所占比例显著高于对照组($P < 0.05$),两组 VVC 症状评分、分群密集度与多样性差异均无统计学意义。结果说明,黄连总生物碱治疗 VVC 的临床疗效基本等同于克霉唑,在乳杆菌分级方面优于克霉唑。

洁尔阴洗液由蛇床子、苍术、黄柏、苦参等组成,清热燥湿,杀虫止痒,主治妇女湿热带下。陈莉观察了克霉唑栓联合洁尔阴洗液(原液稀释 50%)冲洗阴道治疗 VVC,发现无论 VVC 初发组还是复发组,观察组的临床总有效率均高于对照组(仅用克霉唑栓),差异有统计学意义($P < 0.05$),复发率均低于对照组,差异有统计学意义($P < 0.05$)。

三精湿痒洗液的主要成分为苦参、蛇床子、荆芥、白鲜皮、防风、丁香叶、黄柏,具有清热解毒、祛风燥湿、止痒的功能,对于 VVC 引起的外阴瘙痒、白带增多有良好效果。冯玲等通过口服氟康唑联合外用湿痒洗液治疗无性生活史的 VVC 患者,发现临床有效治愈率为 100%,半年内随访无复发。

复方黄松洗液的主要成分包括地肤子、千里光、岗松油等,具有抗炎、镇痛、抑菌和杀虫作用,能清热解毒,泻火燥湿,杀虫止痒,对金黄色葡萄球菌、大肠杆菌、乙型溶血性链球菌、淋球菌、白念珠菌有抑制和杀灭作用。韦美璠观察了克霉唑栓配合复方黄松洗液治疗 VVC 的疗效,结果显示,135 例患者中治愈 95 例、占 70.37%,好转 33 例、占 24.44%,无效 7 例、占 5.19%,总有效率 94.81%。

清舒洗剂由苦参、黄柏、败酱草、百部、蛇床子、地肤子、白鲜皮、三白草、土茯苓、白矾、车前子、苍术、薏苡仁组成,具体药量不详。梁颖观察到清舒洗剂联合氟康唑胶囊治疗 VVC 疗效好,临床症状改善明显。对照组给予氟康唑胶囊 150mg 第 1 和第 4 天口服,观察组在对照组基础上给予清舒洗剂外用,治疗 1 周。治疗后,观察组总有效率为 92.5%,对照组总有效率为 82.1%,差异有统计学意义($P < 0.05$)。

复方莪术油栓的主要成分为硝酸益康唑、莪术油。硝酸益康唑属于广谱抗真菌药物，莪术油具有行气活血、消积止痛、去腐生肌之功，两者联合对真菌等病原微生物具有协同杀灭作用，并有利于修复病变组织，促进创面愈合。王元观察到复方莪术油栓辅助治疗 VVC 可提高抗真菌药物疗效。对照组接受伊曲康唑胶囊口服治疗，观察组在此基础上接受复方莪术油栓辅助治疗。结果发现，观察组总有效率明显高于对照组（$P < 0.05$），两组不良反应发生率无明显差异（$P > 0.05$）。

　　青香妇科洗剂（中山市中医院院内制剂）由毛冬青、地肤子、黑面神、紫花地丁、苦参等组成。方中毛冬青具有清热解毒的功效，苦参具有祛风、散寒及燥湿、杀虫等功效，地肤子具有清热利湿、祛风止痒等功效，黑面神具有解热散毒、行瘀消肿、止痒等功效，紫花地丁具有清热解毒、凉血消肿等功效。诸药合用，共奏杀虫止痒、清热化湿等功效。杨林华等应用青香妇科洗剂治疗妊娠期 VVC 取得较好疗效。

　　紫黄龙香膏的主要成分是紫草、黄柏、龙胆及麻油，具有解毒生肌、清热利湿、活血、凉血及抗菌止痒的作用。范丽梅等通过临床试验观察了紫黄龙香膏治疗 VVC 的疗效，结果显示，观察组治愈率 89%、有效率 6%、总有效率 95%，对照组治愈率 45%、有效率 28%、总有效率 73%。

　　樊巧玲应用验方"苦柏洗剂"治疗 VVC。苦柏洗剂由苦参、黄柏、蛇床子、土茯苓各 30g，丁香 20g，黄连 6g，薄荷 12g（后下）组成，以水煎煮 30 分钟至 400ml，再融入枯矾 6g，每日冲洗阴道 1 次、并浸洗外阴 10 分钟，7 天为 1 个疗程。方中苦参、黄柏、土茯苓、黄连清热解毒，燥湿止带，杀虫止痒；蛇床子、丁香性味辛温，既可燥湿杀虫、止痒，又可调和药性，防苦寒伤正，湿邪留滞；薄荷辛凉发散，既可清热祛邪，又可散肝郁；加入枯矾，以燥湿祛痰，解毒杀虫。诸药配伍，共奏清热解毒、燥湿止带之功。

　　薛青凤自拟中药外洗方治疗 RVVC：苦参 30g，麦冬 10g，黄连 10g，土茯苓 30g，百部 10g，艾叶 10g，黄柏 18g，白鲜皮 10g，炒苍耳子 10g，蛇床子 30g，诃子 10g。煎水外用，每日 2 次。治疗的有效率为 85.36%。

　　马晓霞等用"参菊洗剂"熏洗治疗 VVC，药物组成：苦参 30g，蛇床子 15g，地肤子 15g，白鲜皮 15g，野菊花 30g，紫花地丁 30g，黄柏 15g，土茯苓 30g，赤芍 15g，当归 15g，淫羊藿 15g。将参菊洗剂用 80℃ 开水 1 000ml 冲开，趁药热对患者阴部进行熏蒸，时间 15～20 分钟，药液温热后清洗阴部，日 1 次。治疗 1 个疗程 7 天后，总有效率达到 92.86%，治愈率 40.00%。

　　刘顺清用艾叶煎汤熏洗，崔凤枝等用"黄苦蛇川汤"治疗 VVC，均取得比较好的临床疗效。

　　宋燕等观察了六味汤方熏洗坐浴对 VVC 患者的临床疗效。六味汤方组成：蛇床子 20g，地肤子 15g，苦参 20g，土茯苓 10g，冰片 10g，野菊花 10g。对照组患者给予保妇康栓治疗,观察组患者在对照组治疗基础上加用六味汤方熏洗坐浴治疗。治疗 2 周后,观察组患者治疗后的总有效率为 96.67%,明显高于对照组的 76.67%($P < 0.05$),3 个月时的复发率为 16.67%,低于对照组的 53.33%($P < 0.05$);两组患者治疗前的临床症状评分,经比较,差异无统计学意义($P > 0.05$),而治疗后观察组患者临床症状评分明显优于对照组($P < 0.05$)。

宫美丽自拟中药"龙五汤"治疗 VVC。"龙五汤"即龙胆泻肝汤合五味消毒饮而成。对照组使用硝酸咪康唑,观察组用"龙五汤"熏洗,一天 2 次。对照组总有效率 57.78%,观察组总有效率 95.56%,差异有统计学意义($P < 0.05$)。

李绮环等用青黛散改善急性 VVC 发作时外阴及周围组织红肿疼痛和尿痛等症状。配方:黄柏、黄连、青黛各 15g,元明粉 1.5g,冰片 0.5g。混合研成细末,清洗外阴后撒在外阴部,每日早晚各 1 次。对照组于阴道内放置硝酸咪康唑栓,观察组在阴道内放置硝酸咪康唑栓基础上外撒青黛散。两组治疗 3 天后,观察组总有效率 100.00%,显著高于对照组 88.57%,差异有统计学意义($P < 0.05$)。

叶燕红使用蛇床子散外洗配合硝酸咪康唑阴道片治疗 VVC,疗效显著。观察组治疗有效率达 81.33%,显著高于对照组 52.00%,差异有统计学意义($P=0.000$);不良反应发生率,两组差异无统计学意义($P=0.891$)。蛇床子散:蛇床子 30g,苦参 30g,百部 30g,徐长卿 15g,黄柏 20g,薏苡仁 20g,薄荷 20g(后下),萆薢 20g,土茯苓 20g,牡丹皮 15g。若有外阴破溃者,可根据病情加金银花、野菊花、蒲公英、白芷、冰片(冲)适量。

叶从梅自拟舒阴止痒汤熏洗联合克霉唑栓、氟康唑治疗 RVVC。对照组患者给予克霉唑栓及氟康唑规范化抗真菌治疗,观察组在对照组治疗基础上给予舒阴止痒汤,结果显示,治疗组总有效率 95.0%,对照组总有效率 80.0%,差异有统计学意义($P < 0.05$)。随访 3 个月,治疗组复发率为 5.0%,观察组复发率为 20.0%,治疗组复发率比观察组低。舒阴止痒汤:苦参 30g,黄柏 30g,白鲜皮 20g,紫草 30g,萆薢 20g,土茯苓 30g,地肤子 20g,白芷 20g,冰片(后下)5g。熏洗坐浴,一日 2 次,每个月经周期熏洗 7 天。

杨维双等研究发现止痒洗剂联合妇炎消生物敷料栓能够有效改善妊娠合并 VVC 患者的临床症状,降低复发率。止痒洗剂:苦参 30g,蛇床子 30g,土茯苓 30g,百部 30g,地肤子 24g,龙胆 15g,黄柏 15g,紫荆皮 15g,花椒 15g。

彭新红等自拟"除湿杀虫方"辅助治疗 VVC 的远期疗效优于西药组。对照组予克霉唑 500mg、每月 1 次,共 3 个月,外用小苏打水外洗、每日 1 次;观察组在克霉唑治疗(同样的剂量与疗程)基础上,配合中药"除湿杀虫方"熏洗

（土茯苓 20g，苦参 20g，龙胆 20g，蛇床子 20g，百部 10g，黄柏 12g，荆芥 12g，薄荷 10g）。治疗 3 个月后，观察组总有效率 87.5%，对照组总有效率 85.5%，差异无统计学意义（$P > 0.05$）；停药后 3 个月，观察组总有效率 97.5%，对照组总有效率 90.0%，差异有统计学意义（$P < 0.05$）。1 年内复查，观察组总复发率 27.5%，对照组总复发率 42.5%，差异有统计学意义（$P < 0.05$）。

付贞以咪康唑栓联合中药熏洗治疗妊娠期 VVC，观察组总有效率为 92.98%，明显高于对照组的 78.95%，差异有统计学意义（$P < 0.05$）。中药熏洗药方：蛇床子、苦参、蒲公英各 30g，土荆皮、艾叶、黄柏各 10g。

刘松君、李敏霞等采用清热燥湿、杀虫止痒中药自拟外洗方治疗 VVC，总有效率达 82.5%～96.2%。

（杨　洁）

第四节　基础和实验研究

近年来，中西医结合在 VVC 治疗中的疗效越发受到学者们的关注。中西医结合治疗，不仅致力于抗菌、增效，还参与阴道局部免疫系统和微生态系统的作用机制。现将中医、中西医结合相关基础和实验研究进展综述如下。

一、体外和动物模型抗菌方面的研究

白头翁汤正丁醇提取物（butyl alcohol extract of Baitouweng decoction，BAEB）可能通过调节黏附相关基因抑制 VVC 临床分离出的白念珠菌的黏附作用。实验结果显示，512μg/ml、1 024μg/ml BAEB 可显著抑制黏附 2 小时、4 小时的白念珠菌的 CFU 及代谢活性；肉眼和倒置显微镜下观察发现 512μg/ml、1 024μg/ml BAEB 可明显延缓絮凝产生的时间；256μg/ml、512μg/ml、1 024μg/ml 的 BAEB 均能显著减少白念珠菌细胞表面疏水性；qRT-PCR 检测表明，1 024μg/ml 的 BAEB 作用后，黏附相关基因 ALS1、CSH1、ALA1、ALS3、INT1、HWP1 分别下调 18.7%、36%、37.8%、29.6%、19.9%、21.6%，ALS5 与 MNT2 未产生明显变化。

BAEB 还可抑制 VVC 临床分离出的白念珠菌体外生物膜的形成。对 12 株白念珠菌的最低抑菌浓度（MIC）在 64～256μg/ml 之间，对白念珠菌生物膜的 $SMIC_{80}$（抑制 80% 生物膜形成的最低药物浓度）为 1 024μg/ml 或以上；Time-Kill 曲线显示在 12 小时之后，512μg/ml、1 024μg/ml 浓度的 BAEB 对白念珠菌均具良好杀伤作用；结晶紫染色法表明，512μg/ml、1 024μg/ml BAEB 能减少其生物膜生物量；扫描电镜观察到 1 024μg/ml BAEB 能有效抑制白念珠菌在不同黏附介质上生物膜的完整度；激光共聚焦显微镜检测显示，512μg/ml、1 024μg/ml 的 BAEB 可明显降低生物膜荧光信号强度；qRT-PCR 检测显示，白念珠菌生物膜稳定的基因，在 256μg/ml、512μg/ml、1 024μg/ml 的 BAEB 作用下 UME6 转录水平分别下调了 72%、71%、77%，在 512μg/ml、1 024μg/ml 的 BAEB 作用下 HSP90 转录水平上调了 2.23 倍和 3.31 倍，而 PES1 未有明显变化。BAEB 在碱性 pH 条件下对 VVC 临床分离的白念珠菌的形态转化具有抑制作用。pH 8.0 时，VVC 临床株的菌丝形成能力最强。BAEB 对 VVC 临床株的 MIC 为 64～128mg/L，扫描电镜结果显示 512mg/L、1 024mg/L 的 BAEB 明显抑制 VVC 临床株的形态转化，荧光显微镜结果显示 1 024mg/L 的 BAEB 可降低 VVC 临床株的代谢活性；512mg/L、1 024mg/L BAEB 浓度的固体菌落未出现褶皱，1 024mg/L BAEB 浓度的半固体培养基内部未见菌丝侵袭；qRT-PCR 检测显示 1 024mg/L 时，菌丝特异性基因 *ALS*3、*CSH*1、*SUN*41、*HWP*1 分别下调 4.26 倍、3.2 倍、2.74 倍、5.12 倍，*CaPDE*2 上调 2.38 倍。

地锦草乙醇提取物能显著减轻大鼠 VVC 模型阴道分泌物中白念珠菌培养的菌落数，显示出对真菌的良好抑制作用；大鼠阴道灌洗液中单核细胞趋化蛋白 -1（MCP-1）、巨噬细胞炎症蛋白 -2（MIP-2）的表达明显低于模型组。地锦草提取物治疗 7 天后，大鼠阴道局部充血病变显著减轻。

龙胆水提物的高、中剂量组（20g/kg、10g/kg）治疗 VVC 模型大鼠的转阴率分别为 80.0%、40.0%，与模型组比较差异有统计学意义，说明龙胆水提物对大鼠 VVC 有一定改善作用，其机制可能与其直接抑菌有关。

复方苦参洗剂的研究结果显示，联合抑菌效果明显强于单药组和君、臣、佐 3 个药组的抑菌效果。从 4 味君药（黄柏、苦参、花椒、白矾）联合抑菌结果分析，黄柏与苦参、白矾以及花椒与白矾的协同抑菌作用，苦参与花椒、白矾以及黄柏与花椒的相加抑菌作用，都参与了君药组联合抑菌效果的增强。

小檗碱高剂量组（0.4mg/kg）与制霉菌素组（2 万 U/kg）治疗小鼠 VVC 的疗效相当。接种白念珠菌第 7 天，小檗碱高剂量组和制霉菌素组感染症状、体征消失，白念珠菌的载量明显减少，但两组间比较，载量差异不明显；两组小鼠阴道腔内、阴道黏膜 PAS 染色下见菌丝大量减少且可见少量菌丝断裂的现象，镜下炎症细胞减少；而小檗碱低剂量组（0.1mg/kg）、小檗碱中剂量组（0.2mg/kg）和模型组仍可见大量菌丝且有部分向角质上皮穿透，黏膜下可见大量以中性粒细胞为主的炎症细胞浸润。在接种白念珠菌第 14 天，小檗碱高剂量组、制霉菌素组中未见任何菌丝。

舒乐洗剂对体外白念珠菌生物膜的形成有明显抑制作用，并呈剂量依赖性；能够抑制体外白念珠菌的菌落形成，其中原液稀释 1 倍的效果最为显著；

能明显减少小鼠体内白念珠菌的菌落形成,病理学检查发现舒乐洗剂能减少炎症细胞向阴道黏膜的浸润,提示可能具有抗炎作用。且舒乐洗剂能抑制小鼠阴道分泌物中白念珠菌毒力基因 HWP1 和侵袭酶 SAP2、SAP4、SAP5 的表达。

艾叶发酵物各剂量组及氟康唑组均能显著增加白念珠菌的孢子及脱落细胞转阴率,并减少菌落形成单位数目;艾叶发酵物随着剂量增大,作用越显著;艾叶发酵物各剂量组及氟康唑组的小鼠阴道组织损伤明显减轻,而艾叶水提物无显著改善。

黄连水提物对白念珠菌有较好的体外抑菌活性,MIC 为 0.94~3.75mg/ml,对 VVC 模型小鼠有良好治疗作用:病理切片结果显示,与空白组比较,20~80mg/ml 的黄连水提物对小鼠阴道黏膜无明显局部刺激,100mg/ml 黄连水提物对小鼠局部黏膜刺激明显;与阴性对照组比较,高、中剂量的黄连水提物能明显减少模型小鼠的阴道分泌物菌落数,且可明显缩短模型小鼠的病程;低剂量的小鼠阴道内菌落数减少较明显,病程缩短较明显。

黄连煎剂(浓度为 95mg/ml)0.5ml 既能抑制家兔 VVC 模型阴道局部的白念珠菌菌丝生长,又能下调阴道组织中 $TGF-\beta_1$ 的表达,改善阴道局部免疫状态。

广藿香油对白念珠菌有很好的体外抑菌活性,包括对克霉唑不敏感的菌株均有很好抑菌活性,MIC 为 0.07~0.27mg/ml;广藿香油对小鼠 VVC 的治疗作用表现在能明显减少模型小鼠的阴道菌落数,可明显缩短模型小鼠的病程,且高、中、低剂量 3 组广藿香油的剂量越高,疗效越好。

丁香的乙酸乙酯提取物(syzygium aromaticum extract)在低浓度下具有较高抗真菌活性,是非常有开发潜力的天然抗真菌药物;对白念珠菌、光滑念珠菌和热带念珠菌的抑菌活性最高,抑菌圈直径分别为 20.9mm、14.9mm 和30.7mm,最低抑菌浓度(MIC)分别为 500μg/disc、500μg/disc 和 250μg/disc,最低杀菌浓度(MFC)分别为 1mg/disc、1mg/disc 和 0.5mg/disc。气相色谱 - 质谱联用仪(GC-MS)分析丁香乙酸乙酯提取物中的主要生物活性化合物为丁香油酚(58.88%),其次是丁香油酚乙酸酯(23.86%)、丁香油羟(14.44%)和 α- 葎草烯(1.88%)。细胞毒性试验表明,乙醚提取物对 HUH7 细胞系具有最低的毒理学效应,IC_{50} 为 62.43μg/ml。牛膝、薄荷、罗勒、薰衣草、茶树油和冬香精油对白念珠菌生长和活性的抑制效果优于克霉唑,精油主要作用于白念珠菌的细胞壁和细胞膜,在细胞水平上的损伤强于克霉唑,杀菌作用更强。作用机制包括精油通过渗透过程能穿透并破坏真菌细胞壁和原生质膜,破坏 ATP的合成,最终导致线粒体膜的解体。这可能是由电子传输通路中电子流动的调整引起的,并可能相应损害酵母菌细胞中的脂质、蛋白质和超分子结构。

此外，精油还抑制酵母菌的 DNA、RNA、蛋白质和多糖等结构的合成。

龙胆泻肝汤氯仿提取物（chloroform extracts of Longdan xiegan decoction，CELX）可通过影响白念珠菌菌丝相关基因的表达来抑制菌丝的形成，从而降低白念珠菌对机体的侵袭力。CELX 对 15 株 VVC 临床株的 MIC 介于 32～64mg/L，效果优于总提取物、石油醚提取物、乙酸乙酯提取物、正丁醇提取物和水提取物的 MIC；256mg/L 的 CELX 能显著抑制菌丝形成；256mg/L 的 CELX 在固体培养基中可抑制菌落褶皱，在半固体培养基中可抑制菌丝侵袭；qRT-PCR 结果显示，256mg/L CELX 可使菌丝相关基因 ALS3、SSA1、SUN41、HWP1、UME6 和 ECE1 分别下调 81.6%、60.2%、69.8%、73.7%、49.5%、52.8%。

香莲外洗液由丁香、藿香、黄连、龙胆等中药组成。香莲外洗液对白念珠菌临床菌株有较好抑杀作用，抑菌作用与氟康唑无显著差异，MIC 为（3.20±2.83）mg/ml，MFC 为（53.1±25.7）mg/ml。

香莲外洗液能较快诱导临床耐药白念珠菌恢复对氟康唑的敏感性。筛选出对氟康唑耐药（MIC ≥ 64μg/ml）的白念珠菌 10 株，经香莲外洗液作用后，临床耐药菌株分别于第 8、第 5、第 6、第 7、第 10、第 5、第 7、第 8、第 6、第 7 代恢复对氟康唑敏感，而无香莲外洗液作用的上述耐药白念珠菌则分别在第 19、第 14、第 15、第 12、第 17、第 12、第 17、第 19、第 14、第 17 代恢复对氟康唑敏感。

香莲外洗液、丁香酚、小檗碱，以及丁香酚和小檗碱混合液具有抗真菌作用，并可逆转耐药白念珠菌对氟康唑的敏感性，以香莲外洗液复方疗效最佳。从 VVC 患者阴道分泌物中分离出来的 3 株耐氟康唑白念珠菌，对氟康唑的 MIC 为 64μg/ml，对香莲外洗液的 MIC 为 3.906 3～7.812 5mg/ml，对丁香酚的 MIC 为 400～800mg/ml，对小檗碱的 MIC 为 32～64mg/ml，对丁香酚和小檗碱混合液的 MIC 为 200/16～400/32mg/ml。香莲外洗液、丁香酚、小檗碱，以及丁香酚和小檗碱混合液，对临床分离耐药菌株可在连续诱导培养 6～8 代时实现对氟康唑逆转耐药。耐药原代菌株与其敏感子代对于诱导药物的 MIC 没有明显上升趋势；对于氟康唑耐药念珠菌和敏感念珠菌，香莲外洗液、丁香酚和小檗碱具有基本相同的抗菌作用。

香莲外洗液诱导下的耐药白念珠菌转种至第 6 代时恢复对氟康唑的敏感性。恢复敏感株较原代耐药株有 165 个基因 RP-KM 指标上调表达，144 个基因下调表达。对特异性高表达的基因进行 GO 分析，在香莲外洗液作用下，菌株线粒体内反应活动加强，氧化还原反应加强，核糖体合成增多，大量合成蛋白质，表明在香莲外洗液作用下，菌株出现明显应激性反应糖基化，是对蛋白的重要修饰作用，有调节蛋白质功能的作用。对特异性低表达的基因进行

GO 分析表明,原代耐药白念珠菌高尔基体的蛋白糖基化活动活跃;甘露糖转移酶能从糖磷酸 DNA 链上识别与去除修饰碱基的酶,使 DNA 链留下空位,提示原代耐药白念珠菌的抗药性与基因有关。综合氟康唑的药靶以及香莲外洗液诱导下恢复氟康唑敏感性白念珠菌活跃的线粒体相关基因和氧化还原相关基因表达,可以推测,香莲外洗液诱导耐药白念珠菌恢复对氟康唑敏感性的机制可能为开启了线粒体通路和氟康唑的转运通路,使得氟康唑的药效获得了更好的发挥。

苦参 - 蛇床子 1∶1 药对水提物可通过下调白念珠菌菌丝和生物膜形成相关基因(ALS1、ASL3、HWP1)的转录水平,从而抑制酵母 - 菌丝二相性转换,影响其代谢活性,抑制生物膜的形成,并可破坏完整生物膜的完整性,从而起到抗真菌作用。苦参 - 蛇床子 1∶1 药对水提物可显著降低 VVC 临床分离的白念珠菌的细胞增殖活性,MIC_{80} 为 512～1 024μg/ml。

二、免疫调节方面的研究

1. **中药灌胃**　姜晶晶等研究发现,白头翁汤正丁醇提取物(butyl alcohol extract of Baitouweng Decoction, BAEB)可能通过抑制趋化因子以阻断中性粒细胞向阴道腔的募集而发挥治疗 VVC 的作用。小鼠实验发现,BAEB 灌胃后 VVC 的治疗疗效与 BAEB 浓度呈正相关。随着 BAEB 剂量增加,菌丝逐渐减少,高剂量组未发现菌丝生成,黏膜损伤有所改善。BAEB 中、高剂量组的真菌载荷量和炎症因子(LDH、IL-6 和 TNF-α)含量较模型组均明显下降。BAEB 高剂量组中性粒细胞数明显减少,治疗后 IL-8、MIP-2 含量明显下降,差异有统计学意义。

中药茵陈、黄芪、黄连等组成的“抗真菌方”灌胃,可减轻小鼠 VVC。从小鼠阴道接种白念珠菌后第 2 天起,“抗真菌方”组(A 组)培养菌落数开始明显小于生理盐水对照组(B 组)。同空白对照组(C 组)相比较,A、B 两组阴道灌洗液中 IL-6 与 IL-12 均出现增加,IL-10 明显降低。A 组和 B 组小鼠阴道灌洗液中 IL-6 无明显差异;在感染后第 1、第 5、第 7、第 14 天 A 组 IL-12 明显低于 B 组,感染后第 2 天 A 组 IL-10 明显高于 B 组。

萆薢渗湿汤加味联合制霉菌素治疗 VVC 疗效好、复发率低,可调节阴道免疫状态,下调 IL-2 及升高 IL-6 的表达,增强自然杀伤细胞和单核巨噬细胞对白念珠菌的杀伤作用,并降低对白念珠菌的易感性。

健脾利湿方药能显著改善 RVVC 患者阴道局部的细胞免疫功能,降低 RVVC 复发率及延长复发时间,从而提高 RVVC 的远期疗效。治疗后,患者阴道灌洗液中 IFN-γ 和 IL-4 的水平均明显下降,差异有统计学意义。

2. **阴道局部用药**　日舒安洗液联合克霉唑可显著减少 BALB/c 雌鼠 VVC

模型阴道的真菌载荷量,降低 IL-2 和 IL-8 水平,并抑制炎性小体 NLRP3、ASC、caspase-1 mRNA 的表达。

小檗碱可以调节 VVC 小鼠阴道局部免疫状态。接种白念珠菌的第 4 天,各组小鼠阴道组织中的 TGF-β_1 表达水平上调,IL-2 表达水平下调;在接种白念珠菌第 7、14 天,模型组、小檗碱低剂量组、小檗碱中剂量组阴道组织中的 TGF-β_1 表达水平明显上调,IL-2 表达水平明显下调。而小檗碱高剂量组、制霉菌素组阴道组织中 TGF-β_1 表达水平明显下调,IL-2 表达水平明显上调;而且,与制霉菌素组比较,小檗碱高剂量组阴道组织中 TGF-β_1 表达水平明显下调,IL-2 表达水平明显上调。

水溶性壳聚糖妇科软凝胶(富宁康)能够有效清除大鼠 VVC 模型的阴道真菌,修复阴道黏膜并调节局部固有免疫应答。富宁康治疗后,大鼠阴道黏膜上皮结构基本恢复至正常,IL-4 及 IFN-γ 未见显著改变,但 IL-17(P=0.035)及非 B 细胞 IgG(P=0.003)表达上调。

抗菌肽是哺乳动物非特异性免疫的重要组成成分,用于抵抗病原体感染。人体组织可以分泌多种抗菌肽,LL-37 是内源性抗菌多肽 cathelicidin 家族在人体中被发现的唯一成员,普遍存在于人的皮肤、唾液腺、嗜中性粒细胞及大多数上皮细胞中。LL-37 具有广泛的抗菌谱。小鼠阴道内灌注 LL-37 重组蛋白溶液可以抑制 VVC 小鼠阴道内白念珠菌的生长。LL-37 重组蛋白通过影响 IFN-γ、IL-10 等免疫因子的分泌,调整阴道上皮细胞局部免疫,增强抵抗白念珠菌感染的能力。

三、微生态方面

在正常情况下,乳杆菌占阴道内常住菌的 95% 以上,乳杆菌通过代谢糖原产生乳酸、过氧化氢及细菌素等活性物质,抑制其他寄生菌如大肠埃希菌、念珠菌、阴道加德纳菌等过度生长,是阴道自净作用的重要组成部分。

虽然在患 VVC 期间,阴道内的乳杆菌群一般不会减少,但研究表明乳杆菌的功能和抗菌活性已受损。体外实验筛选出对阴道角质形成细胞的黏附能力和抑制念珠菌菌丝的能力最强的乳杆菌属复合物 *L.rhamnosus* GG、*L.pentosus* KCA1 和 *L.plantarum* WCFS1 共 3 株,配制成阴道用凝胶。这种凝胶被用于治疗 20 例急性 VVC 患者,治疗共 10 天,4 周后随访时通过 16S rRNA(细菌)和内转录间隔(ITS;真菌)扩增测序,并培养和显微镜检查念珠菌。结果发现,这些妇女的最终真菌浓度与用氟康唑治疗的妇女相似。各种乳杆菌表现出对念珠菌生长的不同抑制能力。

黄连总生物碱阴道栓治疗 VVC 的结果显示,在乳杆菌分级方面,黄连总生物碱可增加乳杆菌分级,优于克霉唑,而两组患者阴道菌群在密集度、多样性方面差异无统计学意义（$P > 0.05$）。

复方百蛇洗剂对临床分离的白念珠菌有效抑菌浓度为 0.5g/ml，而 2g/ml 以下浓度的复方百蛇洗剂对 VVC 和 RVVC 患者分离出的阴道乳杆菌没有抑制作用，提示复方百蛇洗剂能有效治疗 VVC 患者白念珠菌的同时，还不影响阴道局部微生态。

（杨　洁）

参 考 文 献

1. Martin L J. Candidiasis(vulvovaginal)[J]. BMJ Clin Evid, 2015, 2015: 0815.

2. Workowski KA, Bolan GA, Centers for Disease Control and Prevention. Sexually transmitted diseases treatment guidelines, 2015[J]. MMWR Recomm Rep, 2015, 64(RR-03): 1-137.

3. Yano J, Sobel JD, Nyirjesy P, et al. Current patient perspectives of vulvovaginal candidiasis: incidence, symptoms, management and post-treatment outcomes[J]. BMC Womens Health, 2019, 19(1): 48.

4. Mtibaa L, Fakhfakh N, Kallel A, et al. Vulvovaginal candidiasis: Etiology, symptomatology and risk factors[J]. J Mycol Med, 2017, 27(2): 153-158.

5. 晏亮, 邓淑文, 潘炜华, 等. 我国外阴阴道念珠菌病致病菌菌种分布及体外药敏研究现状 [J]. 中国真菌学杂志, 2018, 13(1): 46-52.

6. Nguyen Y, Fischer G. Chronic vulvovaginal candidiasis in patients using a levonorgestrel-containing intrauterine device[J]. Australas J Dermatol, 2018, 59(1): e39-e42.

7. Zeng X, Zhang Y, Zhang T, et al. Risk factors of vulvovaginal candidiasis among women of reproductive age in Xi'an: a cross-sectional study[J]. Biomed Res Int, 2018, 2018: 9703754.

8. 中国中西医结合学会皮肤性病专业委员会性病学组. 复发性外阴阴道念珠菌病中西医结合治疗专家共识 [J]. 中国真菌学杂志, 2017, 12(6): 325-327.

9. 谭文举, 唐莉, 韩雯雯, 等. 中药内服外用合治寒湿瘀滞型复发性外阴阴道假丝酵母菌病的临床研究 [J]. 中医药临床杂志, 2016, 28(9): 1292-1295.

10. 傅春华, 刘华兰, 彭九莲, 等. 加味萆薢渗湿汤治疗外阴阴道假丝酵母菌病的疗效观察 [J]. 内蒙古中医药, 2019, 38(5): 29-30.

11. 高镜云. 萆薢渗湿汤加味联合氟康唑及硝呋太尔制霉菌素软膏治疗复发性外阴阴道假丝酵母菌病疗效观察 [J]. 中外女性健康研究, 2016(18): 218-219.

12. 刘婧婧, 曾莉, 李文菊, 等. 当归贝母苦参汤加味联合氟康唑治疗复发性外阴阴道假丝酵母菌病临床研究 [J]. 亚太传统医药, 2020, 16(1): 139-141.

13. 庞卓超. 健脾利湿中药对复发性外阴阴道假丝酵母菌病患者阴道免疫因子的影响 [J]. 中国民族民间医药, 2016, 25(24): 124-126.

14. 罗秋红,覃永键,钟江. 经方医药治疗体质相关性复发性外阴阴道念珠菌病临床对照观察[J]. 实用妇科内分泌电子杂志,2017,4(20):86-88.

15. 许晓芬,曹馨宇,于艳红,等. 清热除湿止带汤治疗复发性外阴阴道假丝酵母菌病28例[J]. 河南中医,2018,38(7):1070-1073.

16. 李丽. 升阳除湿汤联合西药治疗复发性外阴阴道念珠菌病的疗效分析临床观察[J]. 黑龙江中医药,2020,49(1):45-46.

17. 詹新林,江雪芳,宋悦,等. 调肝健脾理气法治疗复发性外阴阴道假丝酵母菌病的临床观察[J]. 中国中医药科技,2019,26(2):218-220.

18. 周淑芬. 乌鸡白凤丸巩固治疗复发性外阴阴道念珠菌病的疗效及安全性[J]. 海峡药学,2018,30(1):186-187.

19. 田立霞,徐莲薇,罗晓杰. 易黄汤加味治疗复发性外阴阴道假丝酵母菌病疗效评价[J]. 医药论坛杂志,2017,38(8):163-164.

20. 王福君. 中西医结合治疗复发性外阴阴道念珠菌病疗效观察[J]. 内蒙古中医药,2016,35(8):66-67.

21. 陈梅. 中西医结合治疗复杂性外阴阴道假丝酵母菌病疗效观察[J]. 皮肤病与性病,2018,40(1):49-50.

22. 晏亮,邓淑文,张东兴,等. 外阴阴道念珠菌病病原菌对11种抗真菌药物体外敏感性分析[J]. 中国真菌学杂志,2017,12(6):356-358.

23. 邓敏端,杨秀文,黎庆梅,等. 复发性外阴阴道假丝酵母菌病中药周期治疗与阴道局部Th17细胞免疫功能的关系[J]. 齐齐哈尔医学院学报,2013,34(20):2977-2979.

24. 侯雁. 完带汤加味配合西药规范治疗脾虚肝郁型复发性外阴阴道念珠菌病临床观察[J]. 北京中医药,2009,28(3):216-218.

25. 王梓楠,李磊. 高仲山从肝脾肾论治带下病经验[J]. 吉林中医药,2020,40(5):607-609.

26. 张敏,樊巧玲. 樊巧玲教授治疗外阴阴道念珠菌病经验介绍[J]. 中医药信息,2014,31(5):95-96.

27. 贾丽娜,李祥云. 李祥云教授从冲任论治复发性外阴阴道假丝酵母菌病经验及常用药对[J]. 中国医药导报,2019,16(3):115-119.

28. 阮丽君,朱玲,郜洁,等. 岭南罗氏妇科论治复发性外阴阴道假丝酵母菌病发微[J]. 中华中医药杂志,2019,34(12):5713-5716.

29. 范瑞强,陈信生,杨洁,等. 香莲栓治疗复发性外阴阴道念珠菌病的前瞻双盲多中心随机对照研究[J]. 中华中医药杂志,2016,31(2):696-700.

30. 吴盘红,范瑞强,陈信生,等. 香莲栓联合咪康唑栓对单纯性外阴阴道念珠菌病增效作用研究[J]. 广州中医药大学学报,2015,32(3):415-417,422.

31. 陈端端,陈惠方. 保妇康栓和裸花紫珠栓治疗念珠菌性阴道炎的疗效对比观察[J]. 实用中西医结合临床,2006,6(2):28-29.

32. 张立荣. 保妇康栓联合硝酸咪康唑栓治疗外阴阴道假丝酵母菌病的临床评价 [J]. 实用妇科内分泌电子杂志, 2019, 6（25）: 12-13.

33. 陈禄英, 彭汝娇. 保妇康栓联合乳酸杆菌阴道胶囊治疗复发性外阴阴道假丝酵母菌病效果观察 [J]. 临床合理用药杂志, 2020, 13（4）: 49-50.

34. 何佳英. 保妇康栓联合乳酸菌素栓治疗复发性念珠菌性阴道炎疗效观察 [J]. 浙江中西医结合杂志, 2016, 26（12）: 1103-1105.

35. 王钰, 丁忠薇, 王丽娟, 等. 保妇康栓对念珠菌阴道炎患者的局部免疫调节作用 [J]. 中国民康医学, 2014, 26（16）: 25-26, 29.

36. 唐丽君. 保妇康栓治疗妊娠真菌性外阴阴道炎随机对照临床观察 [J]. 实用中医内科杂志, 2012, 26（13）: 85-87.

37. 张岱, 林怀宪, 刘朝晖, 等. 复方沙棘籽油栓改善阴道微生态环境的临床试验研究 [J]. 中国微生态学杂志, 2016, 28（10）: 1201-1205.

38. 李晓强, 何荣霞, 张德莉, 等. 苦参碱硼酸阴道生物黏附栓的体外释放和临床疗效观察 [J]. 中国医院药学杂志, 2014, 34（20）: 1730-1733.

39. 杜惠兰, 魏绍斌, 谈勇, 等. 苦参凝胶临床应用指导意见 [J]. 中草药, 2020, 51（8）: 2088-2094.

40. 杨静, 刘恒瑞. 爽阴栓治疗念珠菌性阴道炎 60 例临床疗效观察 [J]. 中国药房, 2009, 20（3）: 217-218.

41. 张小花, 武权生, 申剑, 等. 爽阴栓治疗外阴阴道假丝酵母菌病的临床观察 [J]. 中医药学报, 2019, 47（4）: 89-91.

42. 朱彩英, 曹远奎, 李燕云, 等. 红核妇洁洗液治疗单纯性外阴阴道假丝酵母菌病的随机对照研究 [J]. 现代妇产科进展, 2017, 26（6）: 426-430.

43. 陈怡琼, 宁玉梅, 周晓涵, 等. 黄连总生物碱对外阴阴道假丝酵母菌病患者阴道微生态影响 [J]. 中国微生态学杂志, 2020, 32（2）: 219-223.

44. 陈莉. 克霉唑联合洁尔阴洗液治疗外阴阴道假丝酵母菌病疗效观察 [J]. 内蒙古中医药, 2017, 36（10）: 47-48.

45. 冯玲, 宋江美. 56 例未婚女性外阴阴道假丝酵母菌病临床诊治探讨 [J]. 中医临床研究, 2011, 3（3）: 92-93.

46. 文万鹏, 吕玉涛. 复方黄松洗液主要药效学研究 [J]. 中国药师, 2004, 7（8）: 599-601.

47. 韦美璠. 克霉唑栓配合复方黄松洗液治疗外阴阴道假丝酵母菌病 135 例疗效观察 [J]. 护理学, 2019, 8（3）: 248-251.

48. 梁颖. 清舒洗剂联合氟康唑胶囊治疗重度外阴阴道假丝酵母菌病的临床观察 [J]. 中国民间疗法, 2020, 28（9）: 84-86.

49. 王元. 复方莪术油栓在念珠菌性阴道炎临床治疗中的效果观察 [J]. 世界最新医学信息文摘, 2015, 15（28）: 121.

50. 杨林华, 马兰. 中西医结合治疗妊娠期外阴阴道假丝酵母菌病临床观察 [J]. 实用中医药杂志, 2016, 32(11): 1111-1112.

51. 范丽梅, 孙嘉潞. 紫黄龙香膏治疗外阴阴道假丝酵母菌病的临床研究 [J]. 中国卫生标准管理, 2018, 9(11): 102-104.

52. 薛青凤. 中药外洗方治疗复发性外阴阴道假丝酵母菌病疗效观察 [J]. 皮肤病与性病, 2017, 39(5): 352-354.

53. 马晓霞, 杜敏, 冯丽萍. 参菊洗剂治疗外阴阴道假丝酵母菌病的临床研究 [J]. 河北中医, 2016, 38(8): 1147-1150.

54. 刘顺清. 艾叶煎汤熏洗法治疗外阴瘙痒体会 [J]. 基层医学论坛, 2018, 22(32): 4521-4522.

55. 崔凤枝, 袁晓芳, 堵晓萍. 黄苦蛇川汤熏洗联合西药治疗外阴阴道假丝酵母菌病疗效观察 [J]. 现代中西医结合杂志, 2017, 26(5): 513-515.

56. 宋燕, 刘春花, 于杰. 六味汤方熏洗坐浴对念珠菌性阴道炎患者的临床疗效评价 [J]. 抗感染药学, 2018, 15(6): 1048-1050.

57. 宫美丽. 龙五汤治疗外阴阴道假丝酵母菌病疗效观察 [J]. 中医外治杂志, 2019, 28(6): 10-11.

58. 李绮环, 魏紫婷, 陈秀花. 青黛散对急性期外阴阴道假丝酵母菌病症状改善的临床观察 [J]. 内蒙古中医药, 2016, 35(17): 109-110.

59. 叶燕红. 蛇床子散外洗配合硝酸异康唑阴道片(澳可修)治疗外阴阴道假丝酵母菌病的疗效研究 [J]. 中外医疗, 2018, 37(22): 171-173.

60. 叶从梅. 舒阴止痒汤联合克霉唑栓、氟康唑治疗复发性外阴阴道假丝酵母菌病疗效观察 [J]. 世界最新医学信息文摘, 2018, 18(1): 150, 155.

61. 杨维双, 康玉惠, 陈冬梅. 止痒洗剂联合妇炎消生物敷料栓治疗妊娠合并外阴阴道假丝酵母菌病临床研究 [J]. 河南中医, 2017, 37(4): 723-724.

62. 彭新红, 王薇华, 杨晶. 中西医结合外治法对外阴阴道假丝酵母菌病的近远期疗效观察 [J]. 中西医结合研究, 2016, 8(4): 188-189.

63. 付贞. 中西医结合治疗 57 例妊娠期外阴阴道念珠菌病的临床效果观察 [J]. 中国现代药物应用, 2019, 13(17): 102-103.

64. 刘松君, 刘玮, 吕雯, 等. 自拟参榆外洗方联合克霉唑栓治疗外阴阴道念珠菌病 53 例 [J]. 浙江中医杂志, 2016, 51(3): 177.

65. 李敏霞, 安晓平. 自拟愈复坐浴汤联合阴道用乳杆菌活菌胶囊治疗外阴阴道假丝酵母菌病临床研究 [J]. 亚太传统医药, 2014, 10(24): 117-118.

66. 中国成人念珠菌病诊断与治疗专家共识组. 中国成人念珠菌病诊断与治疗专家共识 [J]. 中华内科杂志, 2020, 59(1): 5-17.

67. 张梦翔, 夏丹, 施高翔, 等. 白头翁汤正丁醇提取物对白念珠菌 VVC 临床株黏附作用

的影响 [J]. 中国真菌学杂志, 2015, 10（1）: 25-29, 30.

68. 张梦翔, 陆克乔, 夏丹, 等. 白头翁汤正丁醇提取物对白念珠菌 VVC 临床株体外生物膜形成的抑制作用 [J]. 中国真菌学杂志, 2015, 10（6）: 321-326.

69. 张梦翔, 夏丹, 施高翔, 等. 白头翁汤正丁醇提取物对碱性 pH 条件下白念珠菌 VVC 临床株形态转化的影响 [J]. 中国中药杂志, 2015, 40（4）: 710-715.

70. 张国庆, 冯文茹, 米沙. 地锦草乙醇提取物对白色念珠菌性阴道炎大鼠模型的治疗作用 [J]. 中国实验方剂学杂志, 2012, 18（19）: 191-194.

71. 程渝. 龙胆草水提物对细菌性、霉菌性阴道炎模型大鼠的保护作用研究 [J]. 中国药房, 2012, 23（31）: 2895-2896.

72. 程洪杰, 李岩, 孙铁峰. 基于白色念珠菌体外抑菌效果的复方苦参洗剂抑菌作用评价 [J]. 山东科学, 2019, 32（3）: 29-35.

73. 丁晓媛, 宁玉梅, 王法明, 等. 小檗碱对小鼠外阴阴道假丝酵母菌病的作用研究 [J]. 浙江中西医结合杂志, 2016, 26（2）: 120-123, 封 2.

74. 王慧, 陆兔林, 李金慈, 等. 舒乐洗剂治疗外阴阴道念珠菌病的体内外实验研究 [J]. 临床合理用药杂志, 2015（5）: 33-35.

75. 王慧, 陆兔林, 李金慈, 等. 舒乐洗剂治疗 VVC 小鼠的作用机制研究 [J]. 中医药导报, 2014, 20（14）: 49-51.

76. 白静, 胡雷, 张丽, 等. 艾叶水提物及其发酵物对小鼠白色念珠菌性阴道炎的治疗作用 [J]. 中国实验方剂学杂志, 2014, 20（16）: 131-134.

77. 吕益飞, 谭予钒, 杨贵蓉, 等. 黄连水提物对小鼠白色念珠菌性阴道炎的影响 [J]. 遵义医学院学报, 2016, 39（3）: 255-259, 265.

78. 张丽娟, 宁玉梅, 丁美红, 等. 黄连对白假丝酵母菌性阴道炎家兔阴道组织中 TGF-β1 表达的影响及临床意义 [J]. 中华中医药学刊, 2016, 34（9）: 2258-2260, 2316.

79. 王蓬勃, 彭成, 唐正伟, 等. 广藿香油对小鼠白色念珠菌阴道炎治疗作用的实验研究 [J]. 时珍国医国药, 2014, 25（3）: 592-594.

80. Yassin MT, Mostafa AA, Al-Askar AA. In vitro anticandidal potency of Syzygium aromaticum (clove)extracts against vaginal candidiasis[J]. BMC Complement Med Ther, 2020, 20（1）: 25.

81. Bona E, Cantamessa S, Pavan M, et al. Sensitivity of Candida albicans to essential oils: are they an alternative to antifungal agents? [J]. J Appl Microbiol, 2016, 121（6）: 1530-1545.

82. Tariq S, Wani S, Rasool W, et al. A comprehensive review of the antibacterial, antifungal and antiviral potential of essential oils and their chemical constituents against drug-resistant microbial pathogens[J]. Microb Pathog, 2019, 134: 103580.

83. 王霞, 吴大强, 施高翔, 等. 龙胆泻肝汤氯仿提取物对白念珠菌 VVC 临床株菌丝抑制作用研究 [J]. 中国真菌学杂志, 2016, 11（6）: 341-347.

84. 刘宇倩, 池凤好, 刘绮娜, 等. 中药香连外洗液对 40 株白色念珠菌的药敏分析 [J]. 广东医学, 2010, 31(16): 2161-2163.

85. 王平, 谢婷, 范瑞强. 香莲外洗液对白念珠菌阴道分离耐药株的实验研究[J]. 广州中医药大学学报, 2013, 30(3): 383-385, 390.

86. 谢婷, 贾淑琳, 袁娟娜, 等. 香莲方主要成分对唑类耐药白念珠菌恢复敏感的诱导[J]. 华南预防医学, 2017, 43(1): 71-74.

87. 王平, 樊志奇, 范瑞强. 香莲外洗液逆转白念珠菌耐药的转录组学研究[J]. 中国中西医结合杂志, 2015, 35(12): 1505-1509.

88. 施高翔, 姜晶晶, 汪云霞, 等. 苦参-蛇床子药对提取物对白念珠菌 VVC 临床株的抑制作用研究[J]. 中国真菌学杂志, 2019, 14(3): 147-153.

89. 姜晶晶, 云云, 张梦翔, 等. 白头翁汤正丁醇提取物对外阴阴道念珠菌病小鼠阴道黏膜中性粒细胞趋化的影响[J]. 中国中药杂志, 2020, 45(2): 361-366.

90. 陈信生, 莫冬冬, 荆方轶, 等. 中药抗真菌方干预小鼠外阴阴道念珠菌病的研究[J]. 皮肤性病诊疗学杂志, 2017, 24(3): 151-155.

91. 郑文兰, 徐超, 杨江燕. 萆薢渗湿汤加味对假丝酵母菌病患者阴道免疫状态的影响[J]. 中华中医药杂志, 2016, 31(10): 4338-4340.

92. 刘道凡, 伍启康. 日舒安洗液联合克霉唑治疗小鼠外阴阴道念珠菌病的疗效观察[J]. 中国真菌学杂志, 2019, 14(1): 32-36.

93. 丁晓媚, 周笑梅, 王法明, 等. 小檗碱调节外阴阴道假丝酵母菌病小鼠阴道组织免疫状态的实验研究[J]. 健康研究, 2016, 36(1): 26-28.

94. 李婷, 刘朝晖, 张旭, 等. 壳聚糖妇科软凝胶在大鼠外阴阴道假丝酵母菌病模型中抗真菌及黏膜修复作用研究[J]. 中国实用妇科与产科杂志, 2019, 35(10): 1156-1160.

95. 霍彦, 王芳, 孙蓓, 等. 抗菌肽 LL-37 的原核表达纯化及对假丝酵母菌的抑制作用[J]. 中华妇产科杂志, 2016, 51(2): 120-125.

96. 王芳, 霍彦, 尹利荣, 等. 原核表达纯化的抗菌肽 LL-37 重组蛋白对小鼠外阴阴道假丝酵母菌病的治疗作用[J]. 中华妇产科杂志, 2016, 51(7): 530-534.

97. 周丹, 邓文慧, 李叶, 等. 外阴阴道假丝酵母菌病患者阴道乳杆菌的功能变化[J]. 医学研究杂志, 2016, 45(2): 35-39.

98. 向新, 李晓然, 陈红, 等. 生殖道中具有抑菌活性乳酸菌的分离筛选及其抑菌物质分析[J]. 中国微生态学杂志, 2013, 25(3): 272-276.

99. Oerlemans E, Bellen G, Claes I, et al. Impact of a lactobacilli-containing gel on vulvovaginal candidosis and the vaginal microbiome[J]. Sci Rep, 2020, 10(1): 7976.

100. 柴文星, 刘建华. 阴道乳杆菌对常见阴道假丝酵母菌抑制作用的体外试验研究[J]. 生殖与避孕, 2011, 31(7): 444-448.

101. 祝秀芝, 江延姣, 赵阳春, 等. 复方百蛇洗剂对 VVC 及 RVVC 患者阴道内乳酸杆菌生存状态的研究[J]. 健康研究, 2014, 34(6): 636-637, 640.

第十五章 抗真菌药物

第一节 治疗念珠菌感染的西药

一、唑类药物

治疗外阴阴道念珠菌病（VVC）的主要西药为化学合成的抗真菌药物，主要为唑类药物。唑类抗真菌药又分为咪唑类和三唑类。咪唑类包括酮康唑、克霉唑、咪康唑、益康唑、布康唑、舍他康唑，除酮康唑外，其他目前均作为局部用药。三唑类包括氟康唑、伊曲康唑、伏立康唑、泊沙康唑、拉夫康唑等。

唑类药物作用的位点是细胞色素 P450 固醇合成酶，靶酶为羊毛固醇的 C-14α 去甲基化酶。氟康唑、伊曲康唑和伏立康唑较具代表性，是目前较重要的唑类抗真菌药物。细胞色素 P450 是真菌微粒体中的成分，其中 14α- 去甲基酶活性最高，是麦角固醇生成中不可缺少的中间合成酶。其底物是羊毛固醇，产物是 14α- 去甲基羊毛固醇。唑类药物对此酶均有较强的亲和性，能抑制酶的催化活性。三唑类的氟康唑和伊曲康唑等对细胞色素 P450 的亲和力比酮康唑强。

（一）三唑类药物

1. 氟康唑（fluconazole） 一种广谱抗真菌药物，对多数念珠菌有效。对克柔念珠菌和光滑念珠菌不敏感。体外抗菌活性早期由于培养基不同、pH 不同，以及菌悬液接种量、培养温度和观察时间不同，其 MIC 有很大不同。

氟康唑可供口服或静脉滴注。氟康唑口服及静脉给药的生物利用率相近，超过 90%，食物不影响吸收，在很大的剂量范围内，血药浓度随剂量的增加而增大。无论口服或静脉给药，药物分布都迅速而广泛，肾浓度最高，并可穿入皮肤及甲板、发炎的眼球，能透过血脑屏障，并可穿过透析液。与其他唑类抗真菌药不同，氟康唑的蛋白结合率低（约 12%），因此血液循环中非结合型药物水平较高，大部分体液和组织中的药物浓度高于同一时刻血液浓度的 50%。排出半衰期一般为 30 小时。与其他唑类药物不同，氟康唑在人体内代谢较少，90% 以上的药物经肾排出。

氟康唑对于念珠菌病和隐球菌病有效，治疗 VVC，口服氟康唑单剂量 150mg。治疗口咽念珠菌病，口服 50～200mg/d，1～2 周。治疗食管、黏膜皮肤型及下尿路念珠菌病，口服 100～200mg/d，2～4 周。对隐球菌病或深部念珠菌病推荐剂量是 400mg/d，对危及生命的感染可采用更大剂量，疗程长短因人而异，取决于感染的性质、严重程度和患者的基础疾病。儿童浅部念珠菌病的推荐剂量为 1～2mg/(kg·d)，儿童深部念珠菌病或隐球菌病的推荐剂量为 6～12mg/(kg·d)。预防中性粒细胞减少患者发生念珠菌病的剂量为 100～400mg/d。肾衰竭时，氟康唑排出减少，排出半衰期加长，因此需根据肌酐清除率(CCR)给药。如 CCR > 40ml/min，可给予正常剂量；CCR 为 21～40ml/min，则 48 小时给药 1 次，或每日给半量；CCR 为 10～20ml/min，则 72 小时给药 1 次，或每日给 1/3 药量。进行常规透析者，每次透析时给药。儿童排出半衰期短，为 16.8～18.1 小时。老年患者半衰期往往延长。

氟康唑耐受性良好，最常见的副反应是胃肠道反应，如恶心、腹痛、呕吐和腹泻、头痛以及一过性血清转氨酶升高，还有皮疹等。对唑类药物有过敏史者禁用。妊娠期、哺乳期慎用。

大多数药物与唑类抗真菌药物发生相互作用是通过以下两种机制中的一种：使唑类药物吸收不良而导致血药浓度下降；干扰肝微粒体酶的功能，从而改变唑类药物、与其相互作用药物或两种药物的代谢和血药浓度。与伊曲康唑和酮康唑不同，氟康唑与抑制胃酸分泌的药物同时服用，不会减少其吸收。与酶诱导剂如利福平同时服用，会导致氟康唑血药浓度轻度下降。苯妥英与氟康唑同时服用可减少其清除。与降糖药并用，能延长氟康唑血浆半衰期，从而提高其作用。氟康唑能提高华法林的血药浓度，增强其抗凝作用；能延长环孢素半衰期，使其血药浓度升高。同时服用利尿药如氢氯噻嗪者，氟康唑血药浓度可以增加。

2. 伊曲康唑(itraconazole) 伊曲康唑体外有广谱抗真菌活性，对于大多数酵母菌均有不同程度抗菌活性。

伊曲康唑有口服胶囊、溶液和静脉注射液。其胶囊制剂口服吸收不完全（约 55%），与食物同时服用可以促进其吸收。口服溶液制剂空腹服用较餐后服用的生物利用度高，因此伊曲康唑口服液最好在空腹时服用。与酮康唑相同，伊曲康唑血药浓度升高与剂量增加不成正比。伊曲康唑的蛋白结合率高，大于 99% 结合于血浆蛋白，仅有 0.2% 不结合。广泛分布于各组织中，在肺、肝、骨骼中的药物浓度要比血浆中高 2～3 倍。在脑脊液和唾液中含少量或不含药物。在脓液中，浓度比血浆高 3～5 倍。在表皮、甲中的浓度较高，阴道上皮浓度也高，约为血浆浓度的 5～6 倍。在皮肤和毛发中，药物可保持抑菌浓度达 4 周以上，而在甲中，疗程完成后，可保持较高浓度达 6～9 个月。通过肝代谢,代谢产物 50% 从粪便排出,35% 从尿中排出。对于羟基伊曲康唑这种代谢产物,血药浓度高于伊曲康唑,其抗菌活性相当于或高于伊曲康唑3 倍。老年人半衰期较长,稳定状态曲线下面积(AUC)相似,无须调整用药。肾衰竭患者,药代动力学与正常人相似,血液透析和腹膜透析不能清除伊曲康唑,肝功能障碍者慎用此药。

治疗 VVC,口服 400mg,1 日疗法或 3 日疗法。

伊曲康唑耐受性好。最常见的副反应为胃肠道反应,包括恶心、呕吐、腹痛、食欲不振、腹泻等。还可有头痛、头晕、嗜睡等症状,也可有瘙痒、皮疹等,肝功能异常偶见,停药可恢复。妊娠期禁用。

胶囊制剂与抑制胃酸分泌的药物同时服用会减少伊曲康唑的吸收。与酶诱导剂如利福平、苯妥英、苯巴比妥和卡马西平等同时服用,会导致伊曲康唑血药浓度明显下降。伊曲康唑能抑制特非那定、阿司咪唑和西沙必利的代谢,从而延长这些药物的半衰期,使患者易发生心律失常。伊曲康唑能提高咪达唑仑、三唑苯二氮䓬、地高辛、环孢素和华法林的血药浓度,与长春新碱同时应用会增强其毒性作用,因此应避免同时使用。

3. **伏立康唑(voriconazole)**　本品是麦角固醇生物合成的抑制剂,具有抗真菌谱广、生物利用度高、安全且可通过血脑屏障等特点。在伏立康唑、氟康唑、伊曲康唑和两性霉素的对比研究中发现,伏立康唑具有更广的抗菌谱,对念珠菌属、新生隐球菌、曲霉、根霉、皮炎芽生菌、球孢子菌、组织胞浆菌、暗色真菌均有良好作用。对光滑念珠菌、克柔念珠菌及耐氟康唑和伊曲康唑的念珠菌作用较差。对念珠菌属有抑菌作用,但对新生隐球菌和曲霉具有杀菌作用,且作用优于棘白菌素类。

伏立康唑具有可饱和性,其药代动力学呈非线性,暴露药量增加的比例远大于剂量增加的比例。伏立康唑的药代动力学个体差异很大。口服吸收迅速而完全,给药后 1～2 小时达血药峰浓度。口服后绝对生物利用度 96%,推荐空腹服用。伏立康唑通过肝细胞色素 P450 同工酶代谢,主要通过肝代谢,仅有少于 2% 的药物随尿排出。蛋白结合率 58%,体内分布广,组织中浓度大于血液中浓度,在脑组织中也可达有效浓度。本品不能经透析清除。伏立康唑口服剂量,2～12 岁,负荷剂量(开始 24 小时)6mg/kg,2 次/d;维持剂量(24 小时后)4mg/kg,2 次/d。成人体重＞40kg,负荷剂量 400mg,2 次/d,维持剂量 200mg,2 次/d;体重＜40kg,负荷剂量 200mg,2 次/d,维持剂量 100mg,2 次/d。老年人、儿童、女性、肾功能减退者不需调整剂量。疗程中应监测血肌酐值。轻度肝损害者仍可用本品,慢性稳定性肝损害者剂量减半,疗程中须监测肝功能。适应证为严重系统性念珠菌病、侵袭性曲菌病、其他真菌病、粒细胞减少发热患者的经验治疗。最常见不良反应有视觉障碍(12%)、肝功能异常(13.2%)、皮疹(18.4%),其他尚有发热、头痛、幻觉、恶心、呕吐、腹泻、腹痛、外周水肿等。程度由轻到重,即时停药可恢复。极少数出现严重肝肾损害、重症多形红斑(Stevens-Johnson 综合征)、中毒性表皮坏死松解症(TEN)等。

伏立康唑与利福平、卡马西平和苯巴比妥合用可降低其血药浓度。与西咪替丁合用可提高伏立康唑的最大血药浓度、药物浓度 - 时间曲线下面积。能提高经同工酶代谢药物的浓度,如特非那定、阿司咪唑、西沙必利、匹莫齐特、奎尼丁、麦角碱、环孢素 A、他克莫司、华法林、苯丙香豆素、他丁类降血脂药、泼尼松、苯妥英钠等的血药浓度会增加。

4. **泊沙康唑(posaconazole)** 是伊曲康唑的结构类似物,通过抑制真菌羊毛固醇 14α- 去甲基化酶起作用,为广谱抗真菌药,对念珠菌属、新生隐球菌、等均有良好作用。

5. **拉夫康唑(ravaconazole)** 为氟康唑衍生物,抗菌谱为念珠菌、曲菌、镰刀菌、球孢子菌、组织胞浆菌、足放线菌等,临床用于治疗念珠菌病、曲霉菌病和隐球菌病,包括耐氟康唑的白念珠菌所致肺念珠菌病,其不良反应与其他唑类抗真菌药相似,头痛最常见。

6. **雷夫康唑(ravuconazole)** 对念珠菌属、新生隐球菌、烟曲霉及暗色真菌有作用,但对热带念珠菌、克柔念珠菌及光滑念珠菌作用稍差。对孢子丝菌、镰刀菌、波氏假阿利什霉无作用。

7. **阿莫罗芬(terbinafine)** 是局部外用抗真菌药。其活性成分为吗啉衍生物。阿莫罗芬的抑菌作用主要通过改变构成真菌细胞膜的脂类的生物合成来实现。使麦角固醇含量减少,非典型脂类的累积导致真菌细胞膜和细胞器的形态改变,从而实现抑菌作用。以其为主要成分的盐酸阿莫罗芬搽剂,对外阴阴道念珠菌病(白念珠菌所致)、甲真菌病(甲癣)及各种皮肤真菌病都显示出很高活性,但对器官真菌无作用。

(二)咪唑类药物

1. **酮康唑(ketoconazole)** 酮康唑对各种真菌包括念珠菌、隐球菌等均有抑菌效果。酮康唑可供口服和外用。外用不吸收但口服吸收良好,吸收需要胃酸,因此与食物同服或用餐后立即服用效果较好。85% 与血浆蛋白结合,15% 与红细胞结合。脑脊液中药物浓度低。酮康唑在肝内代谢。

在氟康唑和伊曲康唑问世前,酮康唑是治疗包括外阴阴道念珠菌病在内的慢性黏膜皮肤念珠菌病的首选药物,还是组织胞浆菌病、芽生菌病和副球孢子菌病的替代药物。由于酮康唑损害肝功能和影响类固醇代谢,故不宜口服治疗皮肤癣菌病、皮肤黏膜念珠菌病。目前主要为短期内服治疗念珠菌病。成人剂量为 200~400mg/d,儿童为 3mg/(kg·d),疗程长短取决于感染情况。

外用 2% 酮康唑乳膏治疗浅部真菌病,早晚各 1 次外用,疗程 2～4 周。酮康唑不良反应较大,5%～10% 有恶心、呕吐,1%～2% 有腹痛、皮肤痒,还有头痛、畏光、眩晕等。无症状肝酶升高发生率为 5%～10%,症状性肝炎发生率为 1∶10 000～1∶15 000,少数患者死亡,因此在世界上已不推荐口服此药治疗系统性真菌病。口服大剂量(＞800mg/d)酮康唑能抑制人体肾上腺和睾丸的类固醇合成,表现为脱发、男性乳房女性化和阳痿。药物相互作用与伊曲康唑相同。

2. **咪康唑(miconazole)**　咪康唑对念珠菌、皮肤癣菌等有抗菌作用,对奴卡菌、革兰氏阳性球菌也有效。

咪康唑有外用和静脉制剂。静脉给药后其血清蛋白结合率高,脑脊液中药物浓度低,腹膜透过性好,可进入关节液、房水和玻璃体液,在肝内代谢。

咪康唑栓剂治疗外阴阴道念珠菌病,每晚 1 枚(200mg),连续 1～2 周。不良反应可能产生局部刺激。2% 咪康唑乳膏外用可治疗皮肤黏膜念珠菌病和花斑癣,每日 2 次,疗程为 2～4 周。咪康唑散剂(20mg/g)用于趾间型足癣、股癣和尿布疹,撒布在患处,早晚各 1 次。若与乳膏剂联合用药,每日分别各 1 次。此外撒于鞋袜可预防足癣。含糖皮质激素的硝酸咪康唑霜剂有助于减轻炎症。

3. **克霉唑(clotrimazole)**　具有广谱抗真菌作用,对皮肤癣菌、酵母菌和真菌均有抗菌作用。有口服和外用制剂,口服吸收快,几小时分布全身,肝、脂肪和皮肤内浓度较高,在肝内代谢。过去曾口服克霉唑治疗 [30～60mg/(kg·d)] 系统性真菌病大都无效或效果很差,目前仅供外用。1%～3% 克霉唑霜剂、溶液剂治疗浅表真菌病,每日 2 次,疗程为 2～4 周。口腔克霉唑药膜 4mg/ 片,治疗口腔念珠菌病。阴道克霉唑栓剂 500mg/ 枚,治疗外阴阴道念珠菌病。

4. **联苯苄唑(bifonazole)**　联苯苄唑较咪唑类的其他衍生物在抗菌活性、抗菌谱等方面明显为优。对皮肤癣菌、酵母菌和双相真菌具有较高抗菌活性,对于革兰氏阳性球菌,如金黄色葡萄球菌和棒状杆菌均有效。联苯苄唑外用吸收率虽低,但在皮肤角质层中的浓度却持续很高,可能与不被吸收有关,此现象对治疗真菌感染极为有利。其嗜脂特性有助于其在皮肤角质层中滞留更久,每日用药 1 次即可。此药仅供外用,主要治疗浅表真菌病。制剂有 1% 霜剂、凝胶剂、溶液剂等,每日 1 次,疗程为 2～4 周。

5. **益康唑(econazole)**　益康唑具有广谱抗真菌作用,对酵母菌、皮肤癣菌和一些革兰氏阳性菌均有抗菌作用。1% 霜剂外用治疗皮肤癣菌病、花斑癣和皮肤念珠菌病。含糖皮质激素的硝酸益康唑霜剂有助于减轻炎症。个别患者有局部刺激或敏感。栓剂 50mg 可治疗外阴阴道念珠菌病,每晚 1 次,15 日为1个疗程；栓剂150mg，3日为1个疗程。

6. **舍他康唑（sertaconazole）** 舍他康唑与目前临床常用的咪唑类抗真菌药物相似，仅供外用。2%舍他康唑乳膏治疗浅表真菌病，每日2次，疗程为2～4周。

大多数念珠菌对常用新型抗真菌药物的体外敏感性很高。一项1997—2016年来自全球39个国家20 788株念珠菌的药敏试验结果显示，对氟康唑或棘白菌素类药物耐药的菌株仍然少见，而光滑念珠菌和热带念珠菌对氟康唑和棘白菌素类药物的耐药率有所增加。我国重症监护室（ICU）患者调查结果显示，白念珠菌对氟康唑的耐药率为9.6%，热带念珠菌、近平滑念珠菌、光滑念珠菌对氟康唑的耐药率分别为19.3%、6.0%、4.0%，而白念珠菌、热带念珠菌、近平滑念珠菌、光滑念珠菌对卡泊芬净和两性霉素B均无耐药性。另一项中国11所医院3年共1 072株非白念珠菌临床分离株药敏试验结果显示，4种常见非白念珠菌对两性霉素B和氟胞嘧啶的敏感性均高达99.3%，对棘白菌素类药物敏感性高达97.7%～100%。近平滑念珠菌对唑类药物的敏感性为97.5%，但热带念珠菌对氟康唑、伏立康唑各有7.1%耐药；光滑念珠菌对氟康唑有14.3%耐药，其中11.6%对伏立康唑交叉耐药。克柔念珠菌对伏立康唑、泊沙康唑100%敏感。

7. **卢立康唑（luliconazole）** 卢立康唑是日本Nihon Nohyaku公司于1995年研制的一种咪唑类抗真菌新药，2005年在日本上市。卢立康唑通过抑制麦角固醇合成途径中14-甲基羊毛固醇的14α-去甲基阶段，进而阻断麦角固醇的生物合成，发挥抗真菌作用。体内外实验研究及临床研究显示，卢立康唑对皮肤癣菌、白念珠菌、马拉色菌和部分相对少见的暗色及透明丝状真菌均表现出较高抗真菌活性，对红色毛癣菌的最低抑菌浓度（MIC_{50}）低至0.000 24μg/ml。1%卢立康唑膏剂和溶液已被批准用于包括皮肤癣菌感染、皮肤念珠菌病和花斑糠疹等浅部真菌感染的治疗。

二、外阴阴道念珠菌病的合理用药

1. 积极寻找并去除诱因，规范应用抗真菌药物，强调治疗的个体化。

2. 分发作期和缓解期进行治疗。发作期抑菌消炎，控制症状，治疗至真菌镜检和培养阴性，为达到临床治愈和真菌学控制，可延长初始治疗时间；缓解期积极维持治疗，调护身体，防止复发。

3. **药物的选择**

（1）外用或内用。一般首选外用抗真菌药物。通常使用栓剂。治疗单纯性VVC，无论免疫功能低下与否均可局部用药，包括咪康唑软胶囊、克霉唑阴道片或制霉菌素泡腾片；或者香莲外洗液等各种中药制剂。

（2）初发疾病或反复发作初发者常选用抗真菌药物如克霉唑、咪康唑等。若屡次发作，如 RVVC，需加强用药，甚至口服三唑类药物。建议根据药敏结果选择口服抗真菌西药，常用氟康唑 150mg 单剂口服，疗效可达 90% 以上。

对于严重急性 VVC 患者，给予氟康唑 150mg/72h，也就是第 1、第 4、第 7 天口服，共 3 次；或伊曲康唑 200mg，每日 2 次，共 7 天。

若为光滑念珠菌所致 VVC，唑类药物效果不佳时，给予阴道局部硼酸栓剂，每日 600mg，疗程为 14 天；也可用制霉菌素栓，每天 10 万 U，局部给药，疗程为 14 天。对于 RVVC 患者，局部或口服氟康唑初始治疗 10～14 天，然后每周 150mg 治疗 6 个月，或口服伊曲康唑胶囊 200mg，每日 2 次，3 天后改为 100～200mg/d 治疗 6 个月。

（3）有无并发疾病。如合并糖尿病、长期服用糖皮质激素者，较难治愈，应选较强抗真菌药物，且要长期治疗，必要时更换药物以防耐药。同时应积极治疗原发病。必要时可考虑加用免疫调节剂。反复发作者，要多次经期前用药。

（谢　婷）

第二节　有抗真菌作用的中草药

中医治疗皮肤黏膜真菌病历史悠久。中医认为，此类疾病多因感受风、湿、暑、热、虫等外邪，或兼有脾虚血燥等内因，导致邪郁腠理，发为皮肤癣疮。治疗方面，常选用清热利湿燥湿、杀虫解毒止痒等方法进行治疗。

一些中药中含有很多活性强、副作用小的抗真菌活性成分，且作用温和、价格低廉、来源广泛。经验证实，部分中药临床疗效显著。因此，从 20 世纪 20 年代开始，人们便开始从中药中寻找高效低毒的抗真菌中药，至 60 年代已成功筛选出许多具有抗真菌活性的中药。特别是进入 20 世纪 90 年代后，抗真菌中药的研究有了长足的进步，如开展了中药抗真菌作用的有效成分研究、中药联合应用的抗真菌作用研究、抗真菌作用的复方研究、中药抗真菌的作用机制研究等。目前，至少已报道有 300 多种中药具有不同程度的抗真菌作用，如土荆皮、乌梅、牡丹皮、黄柏、野菊花、苍耳子等，均有较强抑制真菌作用。在此基础上，近年来有关中药抗真菌作用机制的研究，也从对真菌细胞壁、细胞膜的作用，对真菌细胞核酸、蛋白质的作用，以及对细胞能量代谢及其他作用等方面开展。除此之外，一些中药除了自身具有抗菌作用外，在与某些抗真菌药合用时还可起到增效或抗耐药作用。开发出既能较好抑制真菌，又能提高机体免疫功能的中药内服制剂，或对其他抗真菌药具有增效减毒作用的中药,将是今后研究的一个重要方向。

现就临床常用或体外实验证实具有良好抗真菌疗效的中药介绍如下。

土 荆 皮

[别名]土槿皮、木槿皮、川槿皮、金针松。

[来源成分]松科植物金钱松的干燥根皮或近根的树皮,或锦葵科植物木槿的干燥茎皮。主含槿酸和黏液质。

[性味归经]性温,味辛;有毒。归肺、脾经。

[功效主治]杀虫解毒,利湿止痒。可治疗手足癣、股癣、外阴念珠菌感染等。

[用法用量]制成10%～15%酊剂、乳膏剂、汤剂、涂膜剂、散剂、擦剂、洗剂、颗粒剂等外用。

[药理学作用]

1. 抗真菌　近年来发现,土荆皮在临床上对手癣、脚癣、体癣等疗效显著,且土荆皮多种化学成分具有抗真菌等活性。土荆皮含有多种抗真菌有效成分。土荆皮单独制成制剂,或与中药和西药联合制成复方制剂使用,可以增强其抑菌作用。陈洁等参照美国临床和实验室标准协会(CLSI)推出的M38-A2方案,采用微量稀释法对土荆皮的体外抗真菌活性进行测试,发现土荆皮对新型隐球菌和红色酵母菌都有一定抑菌活性。宫毓静使用体外半固体药基法进行抗真菌药敏试验,证实1mg/ml的土荆皮95%乙醇粗提物对白念珠菌、啤酒酵母和威克海姆原藻3种真菌均有较强抑制作用。进一步研究发现,土荆皮乙酸对白念珠菌浮游菌和生物膜具有明显抑制作用。Li等发现,土荆皮乙酸对球拟酵母菌和白念珠菌的抑制作用显著,且疗效和两性霉素B相当,对发癣菌和石膏样小孢子菌也有抑制作用。Yang等对提取的19个二萜类化合物进行抗真菌实验研究,发现有5个化合物具有抑制白念珠菌的作用,其中土荆皮乙酸的抑菌作用最强,其最低抑菌浓度为3.12mg/L,土荆皮甲酸次之。文献报道,体外抗菌实验证实,土荆皮对新型隐球菌、镰刀菌、尖孢镰刀菌、白念珠菌、近平滑念珠菌、热带念珠菌、克柔念珠菌、疣状瓶霉、曲霉、石膏样小孢子菌、红色毛癣菌、须癣毛癣菌、犬小孢子菌和絮状表皮癣菌均有抑制作用。醇提土荆皮对白念珠菌有较强杀菌作用。

2. 其他　土荆皮有抗过敏、抗肿瘤、抗血管生成作用。

黄 连

[别名]川连、雅连、味连、云连、鸡爪连、支连。

[来源成分]毛茛科植物黄连、三角叶黄连或云南黄连的干燥根茎。含小

檗碱、甲基黄连碱、表皮檗碱等。

[性味归经]性寒,味苦。归心、肝、脾、胃、大肠经。

[功效主治]泻火解毒,清热燥湿。长于清胃火,清心经之热,清中焦之热,并可杀虫。用于治疗皮肤黏膜念珠菌病和其他皮肤癣病。

[用法用量]内服2～5g。制成粉剂、溶液、酊剂、软膏、乳膏、浴液等可治疗多种皮肤病。

[药理学作用]

1. 抗真菌 黄连对石膏样小孢子菌、红色毛癣菌、须癣毛癣菌、犬小孢子菌和絮状表皮癣菌有较强的杀菌作用,水提黄连MFC与醇提黄连MFC相近。对念珠菌属、隐球菌、酵母等真菌均有抗菌作用。宫毓静使用体外半固体药基法进行抗真菌药敏试验,证实1mg/ml的黄连95%乙醇粗提物对白念珠菌和威克海姆原藻2种真菌,10mg/ml的黄连95%乙醇粗提物对啤酒酵母,均有较强抑制作用。李大宁使用流式细胞术测定小檗碱对白念珠菌胞核的作用,流式细胞仪(FCM)检测结果显示,随着药物浓度的升高,白念珠菌的S-Gz-M比例呈降低趋势,提示白念珠菌受到小檗碱的抑制。水提黄连对白念珠菌有较强抑菌作用,水提和醇提黄连对糠秕马拉色菌有较强抑菌作用。

2. 其他 黄连有抗菌、抗原虫、杀滴虫作用。黄连抗菌谱广泛,对革兰氏阳性和阴性细菌及流感病毒、真菌类均有一定抑制作用。小檗碱对金黄色葡萄球菌、溶血性链球菌、痢疾杆菌等有抑制作用,可扩张血管,有胆碱酯酶的作用,大剂量时能抑制乙酰胆碱并对抗之,有利胆作用。用于小儿湿疹、脓疱疮、传染性湿疹样皮炎、痈、疖、丹毒、痤疮等。

黄 芩

[别名]子芩。

[来源成分]唇形科植物黄芩、滇南黄芩、丽江黄芩干燥的根。用现代工艺提取有效成分,制成黄芩溶液、浸膏、超细粉。含有黄芩素、黄芩苷、黄芩苷元、汉黄芩苷、汉黄芩素、糖类、氨基酸等。

[性味归经]性寒,味苦。归肺、胆、胃、大肠经。

[功效主治]清热泻火,燥湿解毒,炭可止血,长于清肺热,泻上焦之火。用于湿热引起的皮肤病,如湿疹、皮炎、红斑类疾患。

[用法用量]内服3～9g。配白蔻、滑石、通草可泻火解毒,治皮肤湿烂、瘙痒。黄芩研末外用,可消炎抑制渗出。制成药油,用于烧伤、溃疡、天疱疮等。制成护肤、防晒膏霜,以及乳液、浴液、香波化妆品,用于护肤、润肤、防晒。

[药理学作用]

1. 抗真菌 黄芩对石膏样小孢子菌和红色毛癣菌有较强抗菌活性。宫毓静使用体外半固体药基法进行抗真菌药敏试验，证实 10mg/ml 的黄芩 95% 乙醇粗提物对白念珠菌、啤酒酵母和威克海姆原藻 3 种真菌均有较强抑制作用。李大宁使用流式细胞术测定黄芩苷对白念珠菌胞核的作用，FCM 检测结果显示，随着药物浓度的升高，白念珠菌的 S-Gz-M 比例呈降低趋势，提示白念珠菌受到黄芩苷的抑制。于军等进行的体外抗菌实验证实，黄芩对新型隐球菌、镰刀菌、尖孢镰刀菌、白念珠菌、近平滑念珠菌、热带念珠菌、克柔念珠菌、疣状瓶霉、曲霉均有抑制作用。

2. 其他　黄芩有抗菌、抗炎、抗氧化、抗过敏、防晒，促进上皮生长作用。对豚鼠被动性皮肤过敏反应、组胺皮肤反应有抑制作用，主要是伤害了肥大细胞的酶活动系统，抑制了过敏介质的释放，并可降低毛细血管的通透性，抑制过敏性的浮肿及炎症，并对铜绿假单胞菌、金黄色葡萄球菌、链球菌等有抑制作用。

黄　柏

[别名]关黄柏、川黄柏、檗木、黄檗、檗皮。

[来源成分]芸香科植物黄檗、黄皮树、秃叶黄皮树的干燥树皮。含小檗碱、黄柏酮、黄柏内酯、苷类、多糖、氨基酸及微量元素等。

[性味归经]性寒，味苦。归肾、膀胱经。

[功效主治]清热泻火，燥湿解毒，长于清下焦实火，清肾火。用于外阴阴道念珠菌病、脓疱疮、毛囊炎、冻疮、烧伤、足癣等。

[用法用量]内服 10～15g。配苍术、牛膝，可治足膝肿痛；配车前子、苦参、白果，可治白带、阴痒、阴肿、下肢湿疹、阴茎生疮等；配栀子、黄连、大黄，可清血分湿热，治皮肤发黄、瘙痒、湿疹、天疱疮等。常与黄连、黄芩、地榆合用，制成溶液，用于湿疹、皮炎；制成散剂、软膏剂、油剂、糊剂、酊剂、气雾剂、浴液、花露水外用。

[药理学作用]

1. 抗真菌　黄柏煎剂或浸剂对多种常见致病性皮肤真菌，如堇色毛癣菌、絮状表皮癣菌、犬小孢子菌、许兰毛癣菌、须癣毛癣菌、石膏样小孢子菌、红色毛癣菌、奥杜盎小孢子菌、新型隐球菌、红色酵母菌等，均有不同程度抑制作用。宫毓静使用体外半固体药基法进行抗真菌药敏试验，证实 1mg/ml 的黄柏 95% 乙醇粗提物对白念珠菌、10mg/ml 的黄柏 95% 乙醇粗提物对啤酒酵母和威克海姆原藻，均有较强抑制作用。

郭志坚等的研究表明，黄柏叶的 3 种黄酮苷化合物对白毛霉菌和灰黄毛霉菌亦有一定抑制作用。刘春平等提取黄柏中盐酸小檗碱，观察了其对红色毛癣菌、须癣毛癣菌、犬小孢子菌、石膏小孢子菌和絮状表皮癣菌的抑制作用,并且呈一定量效反应关系;同时发现,不同提纯度的盐酸小檗碱对同一种皮肤癣菌的抑菌作用不完全相同,粗品对红色毛癣菌、须癣毛癣菌、石膏小孢子菌的抑菌作用优于精制品。由此推断,黄柏抗真菌作用是其有效组分群的整体作用,而非单一成分的作用。除此之外,醇提黄柏对白念珠菌有较强抑菌作用。

2. 其他　黄柏有抗菌、抗滴虫作用。

紫　草

[别名]软紫草、硬紫草、滇紫草。

[来源成分]紫草科植物新疆紫草或内蒙紫草的干燥根。用现代工艺提取有效成分,含乙酰紫草醌、紫草醌、酰化紫草素、脂肪酸、鞣酸、树脂,多糖类、无机盐、紫草烷、异丁醌、紫草红等。

[性味归经]性寒,味甘、咸。归心、肝经。

[功效主治]清热解毒,凉血活血,除湿消肿,生肌敛疮,润肤止痒。用于外阴阴道念珠菌病、皮肤癣病、药疹、皮肤溃疡、脓疱疮、烧伤、口疮等。

[用法用量]内服5~9g。制成5%~10%紫草油、油膏、软膏外用。用于化妆品,制成唇膏、面乳、乳膏、浴油、发油等,具有抗脂溢、祛粉刺、防治黄褐斑、生发作用。紫草红作为天然色素,添加于外用药及化妆品。煎水浸泡治疗皮肤黏膜念珠菌病。

[药理学作用]

1. 抗真菌　文献报道,紫草中的萘醌具有很强的抗真菌作用,对念珠菌病有显著治疗作用。宫毓静使用体外半固体药基法进行抗真菌药敏试验,证实10mg/ml的紫草95%乙醇粗提物对啤酒酵母和威克海姆原藻两种真菌均有较强抑制作用。体外实验证明,醇提紫草对红色毛癣菌、石膏样毛癣菌、近平滑念珠菌、白念珠菌、光滑念珠菌、热带念珠菌有抑菌作用。

2. 其他　紫草有抑菌、抗炎、促进愈合、收敛、抗病毒、抗肿瘤、润肤祛斑、祛痘作用。

丁　香

[别名]丁子香、支解香、雄丁香、公丁香。

[来源成分]桃金娘科植物丁香的干燥花蕾。当花蕾由绿色转红时采摘,晒干。含丁香油,主要成分为丁香酚和没食子鞣酸等芳香类物质。

[性味归经]性温,味辛。归脾、胃、肺、肾经。

[功效主治]温中降逆,补肾助阳。用于脾胃虚寒,呃逆呕吐,食少吐泻,心腹冷痛,肾虚阳痿。取其芳香化湿作用治疗皮肤黏膜真菌感染性疾病。

[用法用量] 内服，煎汤，1～3g；或入丸、散。外用：研末调敷。

[药理学作用]

1. 抗真菌　宫毓静使用体外半固体药基法进行抗真菌药敏试验，证实 10mg/ml 的丁香 95% 乙醇粗提物对白念珠菌、啤酒酵母和威克海姆原藻 3 种真菌均有较强抑制作用。陈洁等参照 CLSI 推出的 M38-A2 方案，采用微量稀释法对丁香的体外抗真菌活性进行测试，发现丁香对新型隐球菌和红色酵母菌都有一定抑菌活性。叶其馨等采用培养基药物浓度稀释法对 11 种中药提取物进行体外抗真菌实验，发现丁香（50μg/ml）对絮状表皮癣菌、石膏样小孢子菌和红色毛癣菌有体外抑菌活性。李大宁使用流式细胞术测定丁香酚对白念珠菌胞核的作用，FCM 检测结果显示，随着药物浓度的升高，白念珠菌的 S-Gz-M 比例呈降低趋势，提示白念珠菌受到丁香酚的抑制。乙醇浸剂 1∶100、丁香油及丁香酚 1∶8 000～1∶16 000 对星形奴卡菌、许兰毛癣菌、石膏样小孢子菌及腹股沟表皮癣菌等有抑制作用。

2. 其他　丁香有抗菌、驱虫、健胃、止痛等作用。

羌　活

[别名] 川羌。

[来源成分] 伞形科植物羌活或宽叶羌活的干燥根茎及根。含挥发油。

[性味归经] 性温，味辛、苦。归膀胱、肾经。

[功效主治] 祛风胜湿，疏散表寒，并可通畅血脉，托里排脓，发溃生肌。可治由风寒湿引起的皮肤瘙痒、真菌性皮肤病、疼痛、风水浮肿及痈疽疮毒不溃等。

[用法用量] 内服 3～10g。

[药理学作用]

1. 抗真菌　羌活对皮肤表浅真菌有抑制作用。宫毓静使用体外半固体药基法进行抗真菌药敏试验，证实 10mg/ml 的羌活 95% 乙醇粗提物对啤酒酵母和威克海姆原藻两种真菌均有较强抑制作用。

2. 其他　羌活对痢疾杆菌、大肠杆菌、伤寒杆菌、铜绿假单胞菌和金黄色葡萄球菌等，均有明显抑制作用。另有解热、抗炎、镇痛、抗心律失常等作用。

牡　丹　皮

[别名] 丹皮。

[来源成分] 毛茛科植物牡丹的干燥根皮。含牡丹酚、牡丹酚原苷及挥发油。

[性味归经] 性凉，味辛、苦。归心、肝、肾经。

[功效主治] 清热凉血，活血消瘀，长于凉血热，行血滞。用于温毒发斑，

吐血,痈肿疮毒,跌仆伤痛。主治真菌性皮肤病。

[用法用量]内服10～15g。

[药理学作用]

1. 抗真菌 牡丹皮浸液在试管内对铁锈色小芽孢菌等10余种皮肤真菌有抑制作用,体外实验对马拉色菌有抑菌作用。宫毓静使用体外半固体药基法进行抗真菌药敏试验,证实1mg/ml的牡丹皮95%乙醇粗提物对白念珠菌、啤酒酵母和威克海姆原藻3种真菌均有较强抑制作用。牡丹皮中含有没食子酸,没食子酸具有抗菌、抗病毒、抗真菌作用,其对白念珠菌生物膜的发育有明显干预作用,表现为对白念珠菌的早期黏附有明显抑制功能。牡丹皮抗白念珠菌的作用可能与牡丹皮中含有没食子酸有关,但不排除牡丹皮中其他成分具有抗菌活性。

2. 其他 牡丹皮在试管中对葡萄球菌、大肠杆菌有抗菌作用,并能降低血管通透性,消浮肿。

苦 参

[别名]野槐、苦骨、凤凰瓜、牛参。

[来源成分]豆科植物苦参的干燥根。含苦参碱、氧化苦参碱、异苦参碱等22种生物碱,以及苦参醇、苦参啶醇、新苦参醇、异苦参酮等。

[性味归经]性寒,味苦。归心、脾、肾、大肠、膀胱经。

[功效主治]清热燥湿,祛风杀虫。用于痤疮、酒渣鼻、皮肤瘙痒症、银屑病、湿疹、皮炎、扁平疣、外阴阴道念珠菌病和滴虫阴道炎等。

[用法用量]内服5～10g。因其以清利湿热为专长,又有除湿止痒杀虫的作用,故皮肤科临床配白鲜皮、防风、刺蒺藜治疗神经性皮炎、皮肤瘙痒症、慢性荨麻疹等;配车前子、防己可治湿热下注之腿足肿胀湿烂;配牡丹皮、赤芍可治玫瑰糠疹;配黄柏可治下焦湿热、外阴湿烂,如白塞病、阴囊湿疹等。苦参煎汤外洗或研末外用,均有较好的止痒杀虫效果。制成散剂、溶液、酊剂、软膏、油膏、乳膏、乳液外用。

[药理学作用]

1. 抗真菌 8%煎剂、1:3水浸剂对皮肤表浅真菌有抑制作用。体外实验中,对红色毛癣菌、石膏样毛癣菌、白念珠菌、新型隐球菌、镰刀菌、尖孢镰刀菌、白念珠菌、近平滑念珠菌、热带念珠菌、克柔念珠菌、疣状瓶霉、曲霉、红色酵母菌均有抑菌作用。

2. 其他 苦参有抗菌、抗炎、抗麻风、抗过敏反应、杀虫、抗肿瘤作用。醇浸膏有抗滴虫作用,所含氧化苦参碱有抑制变态反应的作用。

地 肤 子

[别名]扫帚子、地葵、地麦、益明、落帚子。

[来源成分]藜科植物地肤的干燥成熟果实。含三萜皂苷、脂肪油、生物碱、黄酮、维生素A。

[性味归经]性寒,味甘、苦。归肾、膀胱经。

[功效主治]清热利湿,祛风止痒。去皮肤中积热,除皮肤外湿痒,可治风疹、疮毒、疥癣等。

[用法用量]内服9～15g:配猪苓、泽泻、车前子,可清利下焦湿热、利湿止痒,治疗湿疹、疱疹样皮炎、荨麻疹等;配白鲜皮、黄柏、苦参,可治疗由湿热引起的皮肤瘙痒、亚急性湿疹、急性荨麻疹、神经性皮炎等;配苦参、土荆皮、百部、明矾等煎水外洗,可治疗阴部瘙痒、湿疹、手足癣、皮肤瘙痒症等。制成溶液、乳膏,用于湿疹、皮炎。制成沐浴剂,用于洗浴、痱子。

[药理学作用]

1. 抗真菌 地肤子对真菌有一定抑制作用。体外实验中,水浸剂1:3对许兰毛癣菌、奥杜益小芽孢癣菌、铁锈色小芽饱菌、羊毛状小芽孢菌、红色酵母菌等有抑制作用。

2. 其他 地肤子有抗组胺、抑菌作用。

蛇 床 子

[来源成分]伞形科植物蛇床的干燥成熟果实。挥发油中含左旋蒎烯、异缬草酸龙脑酯、蛇床子素等。

[性味归经]性温,味辛、苦;有小毒。归肾经。

[功效主治]温肾助阳,祛风燥湿杀虫。用于皮肤瘙痒症、癣、阴囊湿疹、外阴瘙痒症、阴道炎等。

[用法用量]用量5～10g。配菟丝子、五味子,可治阳痿、妇人阴中肿痛、男子阴部湿痒及恶疮;配苦参、百部、白矾,煎水外洗,治疗阴囊湿疹、女阴湿疹、表皮癣菌病等。蛇床子煎水湿敷可抑制渗出、消炎,治疗急性渗出性皮肤病。

[药理学作用]

1. 抗真菌 体外实验提示,蛇床子对红色毛癣菌、威克海姆原藻、啤酒酵母、新型隐球菌、红色酵母菌、镰刀菌、尖孢镰刀菌、白念珠菌、近平滑念珠菌、热带念珠菌、克柔念珠菌、疣状瓶霉、曲霉有较强抗真菌活性;醇提蛇床子对石膏样小孢子菌、红色毛癣菌、须癣毛癣菌、犬小孢子菌和絮状表皮癣菌有较强杀菌作用。

2. 其他 蛇床子还有抗菌、抗滴虫、雄激素样、局部麻醉等药理作用。

[注意事项]阴虚火旺或下焦有湿热者,不宜内服。

白 鲜 皮

[别名]北鲜皮、白膻、白羊鲜、八股牛。

[来源成分]芸香科植物白鲜的干燥根皮。含白鲜碱、白鲜内酯、谷固醇、黄柏酮、胆碱、皂苷、挥发油等。

[性味归经]性寒,味苦。归胃、脾、膀胱经。

[功效主治]清热燥湿,祛风解毒,止痒消肿。用于湿热疮毒、黄水淋漓、湿疹、风疹、疥癣疮癫、风湿热痹、黄疸尿赤、手足癣、皮肤瘙痒症等。

[用法用量]内服15～30g。外用制成溶液、粉剂、软膏、酊剂、浴液。

[药理学作用]

1. 抗真菌 1∶4水浸剂对毛发真菌有抑制作用,为治疗皮肤瘙痒及真菌感染之要药,单用有效。体外实验提示,白鲜皮对红色酵母菌、威克海姆原藻等有一定抑制作用。

2. 其他 白鲜皮有抗过敏、抗真菌作用,使心搏出量增多,可收缩血管。

金 银 花

[别名]银花、二花、双花、禹花等。

[来源成分]忍冬科植物忍冬的干燥花蕾或带初开的花。用现代工艺制成提取液、粉。含绿原酸、环己六醇、木犀草素、肌醇、皂苷、鞣质等。

[性味归经]性寒,味甘。归心、胃、肺经。

[功效主治]清热解毒。可治诸疮痈肿、疔毒,又可治外感发热、咳嗽,炒炭可清血分毒热,亦可止血。

[用法用量]用量15～30g。鲜品捣烂,可外敷疮肿。制成溶液、乳膏剂外用。

[药理学作用]

1. 抗真菌 于军等进行的体外抗菌实验证实,金银花对新型隐球菌、镰刀菌、尖孢镰刀菌、白念珠菌、近平滑念珠菌、热带念珠菌、克柔念珠菌、疣状瓶霉、曲霉均有抑制作用。

2. 其他 金银花有抗菌、消炎、解热、抗病毒作用,对葡萄球菌、溶血性链球菌及沙门菌属等多种细菌有抑制作用,并可抑制铁锈色小芽孢菌等皮肤真菌。用于湿疹、皮炎、痈、疖、丹毒、痤疮等。

连 翘

[别名]旱连子、大翘子。

[来源成分]木犀科植物连翘的干燥果实。含连翘酚、黄酮醇苷、青连翘皂苷等。

[性味归经]性寒,味苦。归肺、心、小肠经。

[功效主治]清热解毒,散结消肿,善清心而散上焦之热,有散诸经血结气聚和排脓的作用,偏于治血分功多,又有透肌表、清热逐风、托毒外出之功。连翘心可清心火、解毒,为疮家要药。

[用法用量]内服6～15g。配金银花与其用途相仿,唯其配黄连、黄芩消炎作用更强;配蒲公英、贝母、夏枯草,可软坚散结,治疗淋巴结结核、皮肤结核、结节性红斑等;配黄柏、生甘草,可治口舌生疮。

[药理学作用]

1. 抗真菌　宫毓静使用体外半固体药基法进行抗真菌药敏试验,证实10mg/ml的连翘95%乙醇粗提物对啤酒酵母有较强抑制作用。

2. 其他　有抗菌作用,对葡萄球菌、链球菌、大肠杆菌等有抑制作用,有强心利尿作用,并对流感病毒及结核杆菌有明显抑制作用,有兴奋中枢神经的作用。治外感发热、咽喉肿痛、水肿、淋病、疮痈疔毒、瘰疬瘿瘤、斑疹、丹毒、痢疾、便血等。

紫花地丁

[别名]地丁、独行虎、地丁草、堇堇菜、剪刀花。

[来源成分]堇菜科植物紫花地丁的干燥全草。含苷类、黄酮类等。

[性味归经]性寒,味苦、辛。归心、肝经。

[功效主治]清热解毒,凉血消肿。善治诸疮毒症、痈疽发背、丹毒等一切化脓感染性疾患。

[用法用量]内服15～30g,鲜者可用60～90g。

[药理学作用]

1. 抗真菌　宫毓静使用体外半固体药基法进行抗真菌药敏试验,证实10mg/ml的紫花地丁95%乙醇粗提物对威克海姆原藻有较强抑制作用。水浸剂(1∶4)在试管中对紫色毛癣菌有抑制作用。

2. 其他　有抑菌、消肿、消炎、清热作用。

马 齿 苋

[别名]马齿草、马齿菜、长寿菜等。

[来源成分]马齿苋科植物马齿苋的干燥地上部分。含大量去甲基肾上腺素和多量钾盐、二羟基苯乙胺、二羟基苯丙氨酸及维生素 A、维生素 B_1、维生素 B_2、维生素 C、维生素 P 等,尚含生物碱和蒽醌苷。

[性味归经]性寒,味酸。入大肠、肝经。

[功效主治]清热解毒,散血消肿,最善解痈肿毒热。可治疗痈肿热疮、丹毒、瘰疬等。

[用法用量]内服 15～30g。

[药理学作用]

1. 抗真菌 对多种致病性皮肤真菌有不同程度抑制作用。宫毓静使用体外半固体药基法进行抗真菌药敏试验,证实 10mg/ml 的马齿苋 95% 乙醇粗提物对威克海姆原藻有较强抑制作用。

2. 其他 有抗菌作用,对痢疾杆菌、大肠杆菌、金黄色葡萄球菌均有抑制作用,并有利尿、收缩血管及抗组胺作用。可抑制过度增生的纤维母细胞及肿瘤细胞生长,对机体代谢、免疫系统有一定影响。

射 干

[来源成分]鸢尾科植物射干的根茎。

[性味归经]性寒,味苦。归肺经。

[功效主治]清热解毒,消痰利咽。治喉痹咽痛、咳逆上气、痰涎壅盛、瘰疬结核、疟母、妇女闭经、痈肿疮毒等。

[用法用量]内服 3～9g,煎汤或入丸、散;鲜者捣汁。外用:研末吹喉或调敷。

[药理学作用]

1. 抗真菌 对石膏样小孢子菌和红色毛癣菌有较强抗菌活性。于军等进行的体外抗菌实验证实,射干对新型隐球菌、镰刀菌、尖孢镰刀菌、白念珠菌、近平滑念珠菌、热带念珠菌、克柔念珠菌、疣状瓶霉、曲霉均有抑制作用。

2. 其他 有抗菌、抗病毒、抗炎、利尿、促进唾液分泌的作用。

地 骨 皮

[别名]地骨、枸杞根。

[来源成分]茄科植物枸杞或宁夏枸杞的干燥根皮。含桂皮酸及多量酚类物质。

[性味归经]性寒,味甘。归肺、肝、肾经。

[功效主治]清热凉血,善清肺热,并能清骨中之热,泻火下行。有解热及扩张血管的作用。

[用法用量] 内服 10～15g。地骨皮煎水外洗可治阴痒。

[药理学作用]

1. 抗真菌 宫毓静使用体外半固体药基法进行抗真菌药敏试验,证实 1mg/ml 的地骨皮 95% 乙醇粗提物对威克海姆原藻、10mg/ml 的地骨皮 95% 乙醇粗提物对啤酒酵母均有较强抑制作用。对红色毛癣菌、石膏样毛癣菌、白念珠菌均有抑菌作用。

2. 其他 有解热、镇痛、降血压、免疫调节作用。

知 母

[别名] 羊胡子草、地参等。

[来源成分] 百合科植物知母的干燥根茎。

[性味归经] 性寒,味甘、苦。入肺、胃、肾经。

[功效主治] 清热泻火,滋阴润燥,可清热除烦、泻肺、止渴,长于清肺胃气分之热,并可滋肾。

[用法用量] 内服 3～10g(鲜品 30～60g),煎汤或捣汁。外用:捣敷。

[药理学作用]

1. 抗真菌 体外实验显示,对新型隐球菌、红色酵母菌和红色毛癣菌有较强抑制作用。宫毓静使用体外半固体药基法进行抗真菌药敏试验,证实 1mg/ml 的知母 95% 乙醇粗提物对白念珠菌和啤酒酵母、10mg/ml 的知母 95% 乙醇粗提物对威克海姆原藻,均有较强抑制作用。

2. 其他 对葡萄球菌、伤寒杆菌有较强抑制作用,并有解热作用。

石 菖 蒲

[别名] 菖蒲。

[来源成分] 天南星科植物石菖蒲的干燥根茎。含挥发油,油中主要成分为细辛脑。

[性味归经] 性温,味苦、辛。归心、胃经。

[功效主治] 化湿开胃,开窍豁痰,醒神益智,杀虫止痒。有抗真菌、止痒作用,用于湿疹、皮肤瘙痒症等。

[用法用量] 内服 3～9g。外用制成溶液。

[药理学作用]

1. 抗真菌 宫毓静使用体外半固体药基法进行抗真菌药敏试验,证实 1mg/ml 的石菖蒲 95% 乙醇粗提物对威克海姆原藻、10mg/ml 的石菖蒲 95% 乙醇粗提物对啤酒酵母和白念珠菌,均有较强抑制作用。

2. 其他 有镇静、扩张冠状血管、促进消化液分泌及制止胃肠异常发酵,并缓解肠管平滑肌痉挛的作用。所含 α- 细辛脑有平喘作用，能对抗组胺引起的支气管收缩，并有镇咳作用。

龙　胆

[别名] 龙胆草。

[来源成分] 龙胆科植物条叶龙胆、龙胆、三花龙胆或坚龙胆的干燥根及根茎。

[性味归经] 性寒，味苦。归肝、胆经。

[功效主治] 泻肝胆实火，清热燥湿，长于除下焦湿热。

[用法用量] 内服 5～10g。配黄芩、苦参、黄柏、栀子等，可治疗带状疱疹、急性湿疹、阴囊湿疹等多种湿热所致皮肤病。龙胆单味水煎可作湿敷，治疗急性渗出性皮肤病。煎水浸泡治疗皮肤黏膜念珠菌病。

[药理学作用]

1. 抗真菌作用　在试管内，该药对石膏样毛癣菌、星形奴卡菌等皮肤真菌有抑制作用。

2. 其他　有利胆、保肝、利尿、抗菌作用。试管法证明龙胆煎剂对铜绿假单胞菌、变形杆菌、伤寒杆菌、痢疾杆菌、金黄色葡萄球菌等有不同程度抑制作用。

苍　术

[别名] 茅术、山刺叶、赤术、仙术。

[来源成分] 菊科植物茅苍术或北苍术的干燥根茎。含维生素 A、维生素 D 及挥发油，油中含苍术醇、苍术酮。

[性味归经] 性温，味辛、苦。归脾、胃、肝经。

[功效主治] 健脾燥湿，祛风除湿，并可发汗，因其气辛烈，故强胃健脾，善治上中下之湿，宣化痰饮，芳香辟秽。

[用法用量] 内服 5～10g。配白术、茯苓、泽泻，可健脾燥湿，治疗一切蕴湿不化，下肢肿胀、脘腹胀满之病，如天疱疮湿盛型、慢性湿疹、带状疱疹脾湿型、银屑病寒湿型；配厚朴、陈皮、车前子，可治脾为湿困皮肤病伴食欲不振、胸闷恶心、腹胀泄泻、舌苔白腻等，如湿疹、疱疹样皮炎；配黄柏，可清热燥湿，治疗湿热下注之女阴溃疡、下肢皮肤湿痒。制成溶液、酊剂、软膏，用于湿疹、银屑病、脂溢性皮炎、扁平苔藓等。可作为化妆品的香料、防腐剂。

[药理学作用]

1. 抗真菌　宫毓静使用体外半固体药基法进行抗真菌药敏试验，证实

10mg/ml 的苍术 95% 乙醇粗提物对威克海姆原藻有较强抑制作用。

2. 其他　动物实验有显著排盐(钾、钠、氯)作用。

藿　香

[别名]土藿香。

[来源成分]唇形科植物广藿香、藿香的全草。含挥发油,主要为甲基胡椒酚。

[性味归经]性微温,味辛。入脾、胃、肺经。

[功效主治]芳香化湿,祛暑辟秽,和中止呕,又有健胃作用,可助脾胃正气。皮肤科临床常用于暑湿引起的皮肤病。煎水浸泡治疗皮肤黏膜念珠菌病。

[用法用量]内服 3～10g,鲜者加倍。

[药理学作用]

1. 抗真菌　广藿香对皮肤癣菌有较强抑制作用。广藿香对白念珠菌、新型隐球菌、申克孢子丝菌、羊毛状小孢子菌、石膏样小孢子菌、黑根霉菌、许兰毛癣菌、红色毛癣菌、石膏样毛癣菌等多种真菌都有明显抑制作用,广藿香酮是抗真菌的主要成分之一。另外,广藿香所含桂皮醇亦有较强抗真菌活性,万分之一浓度即可抑制霉菌生长。杨得坡等研究发现,广藿香油能完全抑制浅部皮肤真菌如红色癣菌、犬小孢子菌和絮状表皮癣等癣菌的生长繁殖,而且还具有抗皮肤细菌活性。宫毓静使用体外半固体药基法进行抗真菌药敏试验,证实 10mg/ml 的藿香 95% 乙醇粗提物对白念珠菌、啤酒酵母和威克海姆原藻 3 种真菌,均有较强抑制作用。

2. 其他　抑制胃肠道过激蠕动,促进胃液分泌,帮助消化;有抗菌作用,对金黄色葡萄球菌、大肠杆菌、铜绿假单胞菌等亦有抑制作用。

甘　草

[别名]国老、甜草、美草、蜜甘、粉草、棒草。

[来源成分]豆科植物甘草、胀果甘草、光果甘草的干燥根及根茎。用现代工艺提取有效成分,制成溶液、浸膏、单体。含甘草甜素、甘草酸、甘草酸二钾、甘草次酸、甘草酸苷、甘草多糖、甘草黄酮、维生素、微量元素等。

[性味归经]性平,味甘。入心、肺、脾、胃经。

[功效主治]补脾益气,清热解毒,祛痰止咳,调和诸药。具有糖皮质激素样作用,抗炎、抗过敏、抗菌、抗病毒、润肤。甘草甜素对某些毒物有类似葡萄糖醛酸的解毒效用。炙用,治脾胃虚弱,食少,腹胀便溏,劳倦发热,肺痿咳嗽,心悸,惊痫,脉结代。生用,治咽喉肿痛,胃痛反酸,肺燥,痈肿疮毒,小儿胎毒,药物及食物中毒,调和诸药。

[用法用量] 内服 1.5～9g；大量可用至 20g，煎汤或入丸、散。制成溶液、酊剂，用于皮炎、湿疹、皲裂、皮肤溃疡等。可用于防晒、增白、抗过敏、止痒、护肤、生发等。

[药理学作用]

1. 抗真菌　宫毓静使用体外半固体药基法进行抗真菌药敏试验，证实 10mg/ml 的甘草 95% 乙醇粗提物对啤酒酵母和威克海姆原藻 2 种真菌均有较强抑制作用。

2. 其他　提取物广泛用于膏霜、乳液、水、露、浴液各类化妆品中，有广泛的药用功能，还能中和、解除或降低化妆品的有毒物质，防止其他添加剂的毒性和过敏反应。

当　归

[来源成分] 伞形科植物当归的干燥根。用现代工艺制成提取液、浸膏、粉。含挥发性成分、糖类、维生素、棕榈酸、亚油酸、17 种氨基酸、20 多种微量元素等。

[性味归经] 性温，味甘、辛。归肝、心、脾经。

[功效主治] 补血活血，调经止痛，祛斑增白，润泽皮肤，美发固发。可破恶血养新血，补五脏生肌肉，为常用之补血药。当归头补血，当归身养血，当归尾活血。用于皮肤瘙痒症、皲裂、鱼鳞病、面部黑变病等。

[用法用量] 内服 5～10g。制成溶液、软膏、油剂、乳膏剂。广泛用于化妆品，作添加剂，可制成面膜、乳液、浴液，用于美白、护肤、美发。

[药理学作用]

1. 抗真菌　宫毓静使用体外半固体药基法进行抗真菌药敏试验，证实 10mg/ml 的当归 95% 乙醇粗提物对威克海姆原藻有较强抑制作用。

2. 其他　有抗菌、抗炎，促进伤口愈合、扩张头皮及皮肤毛细血管、促进血液循环、滋润毛发、美白祛斑作用。抑制酪氨酸酶活性，减少黑色素形成，祛斑作用明显。

肉　桂

[别名] 官桂、桂皮、牡桂、紫桂、玉桂、肉桂皮。

[来源成分] 樟科植物肉桂和大叶清化桂的干燥树皮。含挥发油，主要是桂皮醛、乙酸桂皮酯、苯甲醛、香豆素及鞣质等多种成分。

[性味归经] 性大热，味甘、辛；有小毒。归肾、脾、心、肝经。

[功效主治] 温中补阳，散寒止痛，可暖脾胃，除积冷，入血分通血脉，守而不走，并可引火归原，可治阳虚火衰，阴疽及虚阳浮越，上热下寒。用于冻

疮、硬皮病、皮肤瘙痒症、斑秃等。

[用法用量]内服 1～4.5g。制成散剂、酊剂、溶液、油膏、硬膏外用。

[药理学作用]

1. 抗真菌 宫毓静使用体外半固体药基法进行抗真菌药敏试验,证实 1mg/ml 的肉桂 95% 乙醇粗提物对白念珠菌和威克海姆原藻、10mg/ml 的肉桂 95% 乙醇粗提物对啤酒酵母,均有较强抑制作用。

2. 其他 有抑菌、扩血管、生发、中枢性及末梢性扩张血管作用,能增强血液循环。

明 矾

[别名]白矾、矾石、石涅、羽涅、理石。

[来源成分]天然明矾石加工制成的结晶体。成分为含水硫酸铝钾,煅后则失去结晶水,称枯矾。

[性味归经]性寒,味酸、极涩;有毒。归脾、肺、肝、大肠经。

[功效主治]外用燥湿止痒,解毒杀虫;内服止血止泻,祛除风痰。外治用于湿疮、疥癣;内服用于久泻不止、便血、崩漏、癫痫发狂。枯矾收湿敛疮,止血化腐,有收敛、止汗、杀菌、止血、防腐作用,用于湿疹、皮炎、手足癣、臭汗症,预防稻田皮炎。

[用法用量]内服 0.6～1.5g。制成粉剂、溶液、醋剂、软膏等。

[药理学作用]

1. 抗真菌 明矾对红色毛癣菌、石膏样毛癣菌、白念珠菌均有抑菌作用,其中对石膏样毛癣菌、白念珠菌抑菌作用最好。枯矾煎水浸泡可治疗皮肤黏膜念珠菌病,对表皮癣菌、毛霉菌及白念珠菌等真菌高度敏感。

2. 其他 主要为抗菌作用。明矾对多种革兰氏阴性、阳性球菌和杆菌都有抑制作用。另,明矾还具有收敛、固脱、凝固蛋白及利胆作用等。

五 倍 子

[别名]五棓子、文蛤、分角倍、肚倍、独角倍。

[来源成分]漆树科植物盐肤木或青麸杨叶上的干燥虫瘿,即五倍子蚜虫寄生所形成的囊状赘生物。含五倍子鞣酸、没食子酸、树脂、淀粉等。

[性味归经]性寒,味苦、酸、涩。归肺、肾、大肠经。

[功效主治]收敛止痛。用于湿疹、手足癣、痈疖、神经性皮炎、瘢痕疙瘩等。

[用法用量]内服 3～6g。制成溶液、粉剂、软膏、黑布膏药,外用适量。

[药理学作用]

1. 抗真菌　宫毓静使用体外半固体药基法进行抗真菌药敏试验,证实 1mg/ml 的五倍子 95% 乙醇粗提物对白念珠菌有较强抑制作用。

2. 其他　有抗菌、收敛、软化瘢痕作用。

茵　陈

[别名]茵陈蒿、绵茵陈。

[来源成分]菊科植物茵陈蒿的幼嫩茎叶及滨蒿的去根幼苗。含香豆精、茵陈酮、茵陈素挥发油等。

[性味归经]性凉,味苦、辛。归肝、脾、膀胱经。

[功效主治]清热利湿,利水止痒。

[用法用量]内服 10～15g。煎水外洗,烟熏驱虫。

[药理学作用]

1. 抗真菌　宫毓静使用体外半固体药基法进行抗真菌药敏试验,证实 10mg/ml 的茵陈蒿 95% 乙醇粗提物对威克海姆原藻有较强抑制作用。

2. 其他　有抑菌、抗病毒、利胆、降脂、降压、利尿、保肝、镇痛、解热作用,在试管内对金黄色葡萄球菌有明显抑制作用,其挥发油在试管内对皮肤致病性真菌有抑制作用。

防　己

[别名]解离、石解。

[来源成分]防己科植物粉防己的干燥根。含生物碱,汉防己尚含黄酮苷、酚类、有机酸、挥发油等。

[性味归经]性寒,味苦。归肺、膀胱经。

[功效主治]利水消肿,祛风止痛。汉防己功能清热除湿行水,专长于泻下焦湿热,治下肢水肿、湿热脚气、疥癣疮肿。

[用法用量]内服 10～15g。

[药理学作用]

1. 抗真菌　宫毓静使用体外半固体药基法进行抗真菌药敏试验,证实 1mg/ml 的防己 95% 乙醇粗提物对威克海姆原藻、10mg/ml 的防己 95% 乙醇粗提物对啤酒酵母和白念珠菌,均有较强抑制作用。

2. 其他　有镇痛、抗炎及抗过敏作用。

黄　精

[别名]土灵芝、太阳草、兔竹、垂珠、鹿竹、黄芝、玉竹黄精、鸡头参等。

[来源成分]百合科植物黄精、滇黄精或多花黄精的干燥根茎。含黏液质、淀粉及糖类、多种氨基酸、烟酸等。

[性味归经]性平,味甘。归脾、肺、肾经。

[功效主治]滋肾润肺,补脾益气,驻颜乌发,固齿牢牙。

[用法用量]用量10～30g。黄精捣碎,用95%乙醇溶液浸1～2天,蒸馏去大部酒精浓缩外用,可治疗表皮癣菌病。制成醋剂、溶液、酊剂、乳膏、浴液,用于足癣、脓疱疮等。

[药理学作用]

1. 抗真菌 黄精醇水提溶液2%以上的浓度,便开始对紫色毛癣菌、红色表皮癣菌、石膏样毛癣菌、柯氏表皮癣菌等多种真菌有抑制作用。

2. 其他 有抗衰老、乌发、抗菌作用。试管内对抗酸杆菌有抑制作用,有报道对金黄色葡萄球菌有抑制作用。

桂 枝

[来源成分]樟科植物肉桂的干燥嫩枝。含挥发油,其主要成分是桂皮醛及桂皮油。

[性味归经]性温,味辛、甘。归心、肺、膀胱经。

[功效主治]温经通脉,发汗解肌,并可调和营卫,祛皮肤风湿,通心阳,专行上部肩臂,能引药至痛处,除关节间痰凝血滞。

[用法用量]内服5～10g。

[药理学作用]

1. 抗真菌 宫毓静使用体外半固体药基法进行抗真菌药敏试验,证实1mg/ml的桂枝95%乙醇粗提物对白念珠菌、10mg/ml的桂枝95%乙醇粗提物对啤酒酵母和威克海姆原藻,均有较强抑制作用。

2. 其他 有抗菌作用,对金黄色葡萄球菌、沙门菌属、大肠杆菌等均有抑制作用。另对流感病毒有抑制作用。有利尿作用,桂皮醛可刺激汗腺分泌、扩张皮肤血管,桂皮油有健胃、镇痛及强心作用。

花 椒

[别名]川椒、蜀椒、秦椒、汉椒、点椒。

[来源成分]芸香科植物青椒或花椒的干燥成熟果皮。紫红色花椒果皮称椒红,去皮种子称椒目,叶称椒叶。挥发油中含柠檬烯、植物固醇、月桂烯、辣薄荷酮、芳樟醇、爱草脑等。

[性味归经]性温,味辛。归脾、胃、肾经。

[功效主治]温中止痛,杀虫止痒。皮肤科用于神经性皮炎、皮肤瘙痒症、

疥疮、癣、脂溢性脱发等。

[用法用量] 内服 3～6g。制成散剂、酊剂、溶液外用。

[药理学作用]

1. 抗真菌　川椒对红色毛癣菌、石膏样毛癣菌、白念珠菌均有抑菌作用。

2. 其他　有抗菌、杀疥螨、扩血管、表面麻醉作用。

百　部

[别名] 百部根、大百部、百部草。

[来源成分] 百部科植物直立百部、蔓生百部或对叶百部的干燥块根。含百部碱、原百部碱等。

[性味归经] 性温,味甘、苦。归肺经。

[功效主治] 润肺,下气,止咳,杀虫,灭虱,止痒。治各种咳嗽、肺痨、痢疾、钩虫、蛔虫、蛲虫、阴虱、疥癣、皮肤瘙痒等。

[用法用量] 内服 3～9g,煎汤,浸酒或入丸、散。制成 10% 溶液、50% 酊剂外用。

[药理学作用] 有抗菌、抗病毒、杀寄生虫、灭昆虫作用。用于虱病、疥疮、湿疹、足癣、皮肤瘙痒症、滴虫阴道炎等。

大 风 子

[别名] 大枫子、麻风子、大风子仁。

[来源成分] 大风子科植物大风子的成熟种子。大风子油含大风子油酸、次大风子油酸。

[性味归经] 性热,味辛;有毒。归肝、脾经。

[功效主治] 祛风燥湿,攻毒杀虫。

[用法用量] 内服 1.5～3g,入丸、散。外用:捣敷,煅存性研末敷。大风子油用于麻风溃疡及酒渣鼻。烟熏剂,用于银屑病、神经性皮炎等。

[药理学作用]

1. 抗真菌　大风子对红色毛癣菌、石膏样毛癣菌、白念珠菌均有抑菌作用,其中对红色毛癣菌抑菌作用最好。

2. 其他　有抗菌、杀虫、止痒作用。

川 楝 子

[别名] 苦楝子、金铃子。

[来源成分] 楝科植物川楝的干燥成熟果实。川楝子含苦楝子酮、苦楝子醇、苦楝子内酯、儿茶精、多种脂肪酸。川楝的树皮及根皮为川楝皮,含川楝

素、苦楝酮、苦楝萜内酯、苦楝三醇等。

[性味归经]性寒，味苦；有小毒。归肝、脾、胃经。

[功效主治]止痒，杀虫，收湿。外用主治癣、外阴瘙痒症、滴虫阴道炎、疥疮等。

[用法用量]内服4.5～9g。制成溶液、乳膏、软膏、酊剂外用。

[药理学作用]

1. 抗真菌　宫毓静使用体外半固体药基法进行抗真菌药敏试验，证实10mg/ml的川楝皮95%乙醇粗提物对啤酒酵母有较强抑制作用。

2. 其他　有抗菌、杀虫作用，内服用于蛲虫。

乌　梅

[别名]酸梅、乌梅肉。

[来源成分]蔷薇科植物梅的干燥近成熟果实。外治均去核取肉，生用，或炙为炭用。含枸橼酸、苹果酸。

[性味归经]性温、平，味酸、涩。归肝、肺、脾、大肠经。

[功效主治]软坚消肿，敛疮蚀肉，止血杀虫。

[用法用量]内服6～12g。外用治疗胼胝、鸡眼、扁平疣、寻常疣，亦用于痈疽、溃疡等。

[药理学作用]

1. 抗真菌　宫毓静使用体外半固体药基法进行抗真菌药敏试验，证实10mg/ml的乌梅95%乙醇粗提物对啤酒酵母有较强抑制作用。

2. 其他　有抗菌、抗过敏、腐蚀作用。

虎　杖

[别名]苦杖、酸杖、苦杖根、酸汤杆、杜牛膝、阴阳莲等。

[来源成分]蓼科植物虎杖的干燥根和茎。含蒽醌类化合物大黄素、大黄素甲醚、黄酮苷、虎杖苷等。

[性味归经]性寒，味苦、酸。归肝、胆、肺经。

[功效主治]清热解毒，燥湿消肿。用于烧伤、天疱疮、皮肤溃疡、各种阴道炎、银屑病等。

[用法用量]内服9～15g。制成溶液、油剂、酊剂、乳膏外用。

[药理学作用]

1. 抗真菌　于军等进行的体外抗菌实验证实，虎杖对新型隐球菌、镰刀菌、尖孢镰刀菌、白念珠菌、近平滑念珠菌、热带念珠菌、克柔念珠菌、疣状瓶霉、曲霉均有抑制作用。

2. 其他　有抗菌、止血、抗炎作用。虎杖提取物蒽醌对银屑病有较显著疗效。

血　竭

[别名]麒麟竭、骐竭、血结、血力花。

[来源成分]棕榈科植物麒麟血树果实及树干提取的树脂。含血竭红素、血竭素、安息香酸、肉桂酸等。

[性味归经]性平，味甘、咸。归心、肝经。

[功效主治]活血散瘀，敛疮生肌，止血定痛。用于跌仆折损，内伤瘀痛，外伤出血不止。用于痈、皮肤溃疡、褥疮、尖锐湿疣等。

[用法用量]内服研末1～2g，或入丸剂。制成散剂、膏药、药捻外用。

[药理学作用]

1. 抗真菌　血竭水浸剂(1∶2)在试管内对堇色毛癣菌、石膏样毛癣菌、许兰毛癣菌等多种致病真菌有不同程度抑制作用。

2. 其他　有止血作用。

皂　角

[别名]皂荚、大皂角。猪牙皂荚习称小皂角，简称牙皂。

[来源成分]豆科植物皂荚的干燥成熟果实。含多种皂苷。粗煤焦油加皂角，乳化，制成药用煤焦油。

[性味归经]性温，味辛、咸；有小毒。归肝、胃经。

[功效主治]祛风止痒，拔毒消肿，杀虫除垢。有乳化作用，古时用于制造外用药物的乳化剂，传承至今。用于疥疮、痈疽肿毒、面部黑变病、痤疮等。

[用法用量]制成散剂、溶液、软膏、酊剂。皂角提取物用于化妆品中。

[药理学作用]

1. 抗真菌　对红色毛癣菌、石膏样毛癣菌、白念珠菌均有抑制作用，其中对石膏样毛癣菌的抑制作用最好。

2. 其他　具有抗菌、抗炎、抗病毒、免疫调节、抗凝血和抗癌等作用。

姜　黄

[别名]宝鼎黄、黄姜、片姜黄。

[来源成分]姜科植物姜黄的根茎。含姜黄素和4.5%～6%挥发油，挥发油中含姜黄酮、姜黄烯及少量水芹烯。

[性味归经]性温，味苦、辛。入脾、肝经。

[功效主治]活血行气，通经止痛。苦能泻热，辛能散结，可破血除风热，

消痈肿。古人用之治风寒湿气手臂痛，可兼理血中之气。皮肤科临床常用为治疗上肢皮肤病的引经药。用于痤疮、足癣、痱子等。

　　[用法用量] 内服 3～9g。制成酊剂、乳膏、乳液、浴液外用。姜黄提取的色素可作为着色剂。

　　[药理学作用]

　　1. 抗真菌　姜黄水浸剂对紫色毛癣菌、腹股沟表皮癣菌等 12 种皮肤真菌有不同程度抑制作用。宫毓静使用体外半固体药基法进行抗真菌药敏试验，证实 10mg/ml 的姜黄 95% 乙醇粗提物对啤酒酵母有较强抑制作用。

　　2. 其他　姜黄有抗菌、利胆和镇痛作用，对金黄色葡萄球菌有抗菌作用。

（贾淑琳）

参 考 文 献

1. 任兵，王在义. 真菌感染的诊断与治疗新进展 [J]. 临床肺科杂志，2014，19(1)：140-142.

2. 周晓明. 抗真菌药物及其临床应用进展 [J]. 中国药业，2014，23(14)：117-119.

3. 徐波，蒋琰，张万年，等. 抗真菌药物靶标及其抑制剂的研究进展 [J]. 药学实践杂志，2013，31(5)：321-325，379.

4. 赵文艳，严子禾. 真菌耐药性及新型抗真菌药物研究进展 [J]. 中国药业，2014，23(6)：94-95.

5. 范瑞强. 浅部真菌病中西医结合治疗 [M]. 北京：人民卫生出版社，2015：184-198.

6. 中国中西医结合学会皮肤性病专业委员会性病学组. 复发性外阴阴道念珠菌病中西医结合治疗专家共识 [J]. 中国真菌学杂志，2017，12(6)：325-327.

7. 中国成人念珠菌病诊断与治疗专家共识组. 中国成人念珠菌病诊断与治疗专家共识 [J]. 中国医学前沿杂志（电子版），2020，12(1)：35-37.

8. Sobel JD. Recurrent vulvovaginal candidiasis[J]. Am J Obstet Gynecol，2016，214(1)：15-21.

附一 "广东省中医院中医药防治皮肤真菌病研究创新团队"研究历程及成果概述

中医药学是一个伟大的宝库,为了寻找中医药治疗皮肤真菌病的有效药物和方法,由范瑞强带领的广东省中医院中医药防治真菌病科研创新团队,自1988年开始,根据中医理论应用中药"香莲方"致力于中医药防治皮肤真菌病的临床和基础研究。团队30余年的科研历程承担了多个国家级和省部级科研课题,获得了多个科研成果奖,出版专著,发表论文,培养了一批团队骨干和硕士、博士、博士后研究生。

结合岭南地域特点,团队主要对临床常见容易复发的外阴阴道念珠菌病、足癣等真菌感染性疾病进行研究,应用现代科学研究方法,探索"香莲方"对上述病种的临床有效性、安全性,并阐述其可能作用机制。团队的研究历程可以大致划分为初始探索、初步研究、深入研究及成果转化4个阶段。

第一阶段:初始探索研究(1988—1990)

本阶段主要研究内容是应用香莲方研制出香莲外洗液、香莲霜,进行早期初步探索性的临床和实验研究。包括在完成文献调研的基础上进行了"香莲方"药物组方的筛选、制剂工艺的探索、药效学和安全性初步试验及初步的临床疗效观察。

该期间进行的香莲外洗液抗真菌抑菌试验、电镜观察和临床观察结果表明,香莲复方在药基法中2.79%以上浓度,浸泡法中55.8%药液浸泡菌块30分钟以上,对红色毛癣菌、絮状表皮癣菌、石膏样毛癣菌、白念珠菌有较强抑杀作用。透射电镜下见经药物作用后的4种真菌的胞壁肿胀、松散、破裂、溃溶;胞膜肿胀、剥离、断裂、溶解;胞质和胞核完全变性溶解,胞内空化或致密化。用香莲复方外洗液和外用霜随机对照单盲法治疗股癣和外阴阴道念珠菌病的总痊愈率和总有效率分别是83%和98%,优于西药对照组($P < 0.01$和0.05)。提示:中药香莲复方外用是治疗股癣及外阴阴道念珠菌病较为理想的方法[1]。

第二阶段：早期初步研究（1991—2008）

本阶段主要承担了广东省重点科技研究开发项目（广东省"八五"科技攻关项目），应用香莲方改善制剂工艺，研制出香莲外洗液、香莲霜、香莲喷雾剂等系列外用制剂，开展初步的临床和实验研究。

1991—1996 年，用随机对照的方法进行了复方香莲外洗液和外用霜治疗外阴阴道念珠菌病的疗效观察，共纳入 58 例外阴阴道念珠菌病，结果显示，治疗组总有效率为 89.7%，对照组为 84.2%（$P > 0.05$），提示复方香莲制剂对外阴阴道念珠菌病有较好疗效，且治疗过程中患者普遍反映该药气味芳香、止痒效果好，未发现皮肤黏膜过敏反应和其他毒副作用[2]。同时，进行香莲复方制剂外用治疗细菌性阴道病和滴虫阴道炎的临床研究，结果发现，香莲复方对金黄色葡萄球菌、表皮葡萄球菌、大肠杆菌、淋病双球菌和阴道毛滴虫也有较好抑杀作用，治疗细菌性阴道病和滴虫阴道炎取得了有效率达 90.9% 的疗效，且治疗过程中没有发现皮肤黏膜刺激、过敏反应和其他毒副作用，患者普遍反映该药气味芳香、使用方便、止痒效果好[3]。用中药香莲外洗液、香莲外用霜、香莲喷雾剂治疗体股癣、花斑癣患者 85 例，也取得了总有效率 92.3% 的较好疗效[4]。

基础研究方面，进行了香莲复方对不同微生物的实验室抗真菌作用的研究。主要包括以下几点：①通过对香莲方有挥发性成分的中药用乙醇浸提（A 液）或用蒸馏法提取（B 液），其余药物用水煎煮，然后混合，沙氏药物培养基培养。结果显示，香莲方对常见皮肤致病真菌红色毛癣菌（Tr）、石膏样毛癣菌（Tg）、絮状表皮癣菌（Ef）、石膏样小孢子菌（Mg）、白念珠菌（Ca）、花斑癣菌（Mf）有较强抑菌和杀菌作用[5]。②香莲外洗液对单纯疱疹病毒 2 型（HSV-2）、猴免疫缺陷病毒（SIV）、淋病双球菌的体外实验研究结果显示，香莲外洗液对 HSV-2、SIV 以及淋病双球菌均有较强灭活作用[6]。

受到"香莲方"较好临床疗效和安全性结果的鼓励，团队研发信心得到了大大加强，在本阶段不断设计和优化工艺，研制出香莲外洗液、外用霜、外用酊、喷雾剂、散剂 5 种剂型，并进一步进行香莲系列制剂的药效学研究、安全性试验及临床疗效观察。1994 年，香莲外洗液正式取得批件，成为广东省中医院院内制剂在院内使用，当时年产值约 15 万元，取得了较好的社会效益和经济效益。同时，香莲外用制剂治疗真菌感染的中医药研究成果成功通过广东省科学技术委员会组织的科技成果鉴定，获得 1995 年广东省中医药科技进步奖二等奖、1996 年广东省科学技术进步奖三等奖。

第三阶段：中期深入研究（2009—2015）

这个阶段先后承担国家"十一五"科技支撑计划项目，进行香莲外洗液、香莲栓、香莲霜治疗外阴阴道念珠菌病、足癣的全国多中心大样本临床研究；承担国家自然科学基金项目，进行抗耐药（基因、生物膜）的基础研究，以及抑菌增效（实验室、临床）、抗真菌作用机制等深入研究。主要内容包括以下三方面。

（一）临床研究

多个香莲外洗液、香莲霜等系列制剂治疗外阴阴道念珠菌病、足癣等临床研究结果表明，香莲外洗液等系列外用制剂具有较好的临床疗效和良好的安全性，具有良好的推广应用价值。

2006年，采用前瞻性随机对照方法，观察了中药抗真菌颗粒剂口服配合香莲外洗液外用治疗复发性外阴阴道念珠菌病的疗效。结果显示，总有效率（痊愈＋显效）达85%，与对照组相比，差异显著（$P < 0.05$）；且在使念珠菌转阴及改善主要症状方面，与对照组相比，差异显著（$P < 0.05$）[7]。

2010年，采用随机平行对照单盲法设计观察抗真菌颗粒剂内服配合香莲外洗液外用治疗足癣的疗效，入选病例随机分为治疗组和对照组，治疗组予以抗真菌颗粒剂内服及香莲外洗液外用，对照组单用香莲外洗液外用；2周为1个疗程；分别治疗2个疗程，对停药时及停药2周后的疗效进行分析评价。结果：疗效评价的结论建立在意图治疗分析的基础上；治疗组和对照组相比，在停药2周时的临床疗效、真菌学清除率、综合疗效以及皮损消退时间均优于对照组（$P < 0.05$），说明抗真菌颗粒剂内服配合香莲外洗液外用具有良好的疗效和安全性，值得临床推广运用[8]。

2010年，观察萘替芬酮康唑乳膏分别联合中药复方香莲外洗液、抗真菌颗粒剂治疗角化过度型足癣的临床疗效。结果显示，萘替芬酮康唑乳膏分别与中药复方香莲外洗液、抗真菌颗粒剂联合治疗角化过度型足癣均取得较好的疗效和安全性[9]。

在抑菌增效方面，我们观察香莲栓和咪康唑栓联合治疗单纯性外阴阴道念珠菌病（VVC）的抗菌增效作用，探讨中西医结合治疗外阴阴道念珠菌病的优势。将65例患者随机分为试验组35例和对照组30例。试验组给予香莲栓和咪康唑栓治疗，对照组给予咪康唑栓治疗，共用药7天。观察2组治疗前后证候积分的变化情况，评价2组的临床疗效及安全性。结果显示：①经1个疗程治疗后，试验组的愈显率和总有效率分别为60.00%、88.57%，优于对照组的23.33%、60.00%（均 $P < 0.01$）。②治疗后，2组的证候积分均较治疗前显著降低（$P < 0.01$），且试验组在改善证候积分方面优于对照组（$P < 0.01$）。

③安全性方面：试验组中有 1 例诉使用后自觉外阴瘙痒加重，检查发现外阴阴道潮红，无肿，无水疱，无其他不适，嘱继续用药后患者症状消失，不考虑为过敏反应；对照组无 1 例出现过敏等不适表现。提示：香莲栓和咪康唑栓联合治疗单纯性外阴阴道念珠菌病，可明显改善临床症状，且安全性好，值得在临床推广应用[10]。

　　2015 年，采用前瞻性、多中心、随机、单盲、平行对照临床试验，第三者评价、第三方分析方法客观评价中药香莲外用治疗足癣的疗效和安全性。共纳入 345 例足癣患者，治疗组 168 例，对照组 177 例。治疗组用中药香莲制剂外用，对照组用 1% 特比萘芬乳膏外用，疗程 4 周。结果：停药 2 周后，治疗组痊愈率为 85.7%，对照组为 80.2%，2 组之间差异无显著性（$P > 0.05$）。从主症积分分析，治疗组有效率为 94.1%，对照组为 76.3%，对比有显著性差异（$P < 0.000$）。在真菌清除率方面，两组真菌清除率均无显著性差异（$P > 0.05$）。在整个研究过程中，两组均未出现不良反应。提示：中药香莲制剂是一种治疗足癣安全、有效的外用制剂，疗效与特比奈芬乳膏相当，在改善症状方面优于特比萘芬乳膏[11]。

　　在另外一个前瞻性、多中心、双盲双模拟、随机对照临床试验研究中，我们还评价了中药香莲栓外用治疗复发性外阴阴道念珠菌病（RVVC）的疗效及安全性。方法：将 235 例 RVVC 患者随机分为两组，其中中药香莲栓 + 硝酸咪康唑栓模拟剂组 116 例，硝酸咪康唑栓 + 香莲栓模拟剂组 119 例，观察两组患者真菌转阴率、复发率、主要症状体征评分、生活质量评分及安全监测指标，比较两组的疗效和安全性。结果：香莲栓治疗 RVVC 的治愈率、有效率、真菌转阴率、主要症状体征评分、生活质量评分与对照组比较，差异无统计学意义（$P > 0.05$），均未出现严重不良反应。结论：中药香莲栓与硝酸咪康唑栓治疗 RVVC 疗效相当，具有推广应用前景[12]。

（二）基础研究

　　在取得较好临床疗效基础上，我们通过基础实验研究不断明确香莲方的作用机制。多个研究结果显示，香莲外洗液等系列制剂对真菌具有明显抑制作用，其抑菌作用和氟康唑差别不大；同时，也能较快诱导耐药白念珠菌恢复对氟康唑的敏感性，对硝酸咪康唑溶液抗白念珠菌有增效作用；此外，香莲外洗液对不同成熟程度的白念珠菌体外生物膜具有不同程度的抑制作用，白念珠菌悬浮菌与生物膜在代谢过程中，主要涉及糖代谢、氨基酸代谢途径的改变。

　　2009 年，观察香莲外洗液对白念珠菌 SC5314 的敏感性，并对香莲外洗液和氟康唑在体外抑菌试验中的等效性进行探讨。体外药敏试验证实，香莲外洗液在体外对念珠菌有较满意的抑制作用。在体外抑菌白念珠菌 SC5314 试验中,香莲外洗液 0.488 3mg/ml 和氟康唑 0.25μg/ml 效力相当[13]。同时也进行了香莲外洗液对 40 株临床白念珠菌菌株的药敏分析,体外抗真菌药敏试验证实,香莲外洗液在一定浓度范围内对白念珠菌有较满意的抑杀作用,其抑菌作用和氟康唑差别不大[14]。

2010 年,在另一个研究中应用微量肉汤稀释法探讨香莲外洗液诱导耐药白念珠菌恢复对抗真菌药物的敏感性。结果显示,香莲外洗液能较快诱导耐药白念珠菌恢复对氟康唑的敏感性,将有助于耐药白念珠菌病的治疗[15]。

2012 年,探讨体外香莲外洗液对硝酸咪康唑抗白念珠菌的增效作用。结果显示,单用硝酸咪康唑溶液的 MIC 均值为(7.92 ± 6.13)μg/ml;单用香莲外洗液的 MIC 均值为(5.78 ± 4.66)mg/ml;二者联用时,平均 MIC 值分别为:硝酸咪康唑(1.32 ± 1.41)μg/ml,香莲外洗液(1.59 ± 1.62)mg/ml;两者的联合抑菌指数(FICI)为 0.46。提示:香莲外洗液对硝酸咪康唑溶液抗白念珠菌有增效作用[16]。

2013 年,用香莲外洗液作用于从阴道分离的白念珠菌耐药株,采用肉汤微量稀释法测定氟康唑对原代及每代菌株的最低抑菌浓度(MIC)值,从而判断白念珠菌阴道分离耐药株恢复对氟康唑敏感所需的代数,进而探讨香莲外洗液诱导白念珠菌阴道分离耐药株恢复对氟康唑的敏感性。结果显示,经香莲外洗液作用后,临床耐药菌株 A_1~A_{10} 分别于第 8、第 5、第 6、第 7、第 10、第 5、第 7、第 8、第 6、第 7 代恢复对氟康唑敏感,而无香莲作用的耐药试验菌株白念珠菌 A_1~A_{10} 则分别在第 19、第 14、第 15、第 12、第 17、第 12、第 17、第 19、第 14、第 17 代恢复对氟康唑敏感。提示:香莲外洗液能较快诱导临床耐药白念珠菌恢复对氟康唑的敏感性[17]。

2015 年,从代谢组学角度探讨香莲外洗液对白念珠菌生物膜的抗真菌效力及其作用机制。首先建立白念珠菌生物膜体外模型,采用甲基四氮盐(XTT)减低法测定香莲外洗液、氟康唑对不同成熟程度(4 小时、24 小时、48 小时)白念珠菌生物膜的最低黏附抑菌浓度($SMIC_{50}$、$SMIC_{80}$),并采用 UPLC-Q-TOF-MS 分别进行代谢组学检测。结果显示,香莲外洗液对 4 小时、24 小时、48 小时的白念珠菌生物膜的 $SMIC_{50}$ 分别为 7.81mg/ml、125mg/ml 和 500mg/ml,$SMIC_{80}$ 分别为 31.25mg/ml、250mg/ml 和 > 1 000mg/ml;氟康唑对 4 小时、24 小时、48 小时的白念珠菌生物膜的 $SMIC_{50}$ 分别为 32μg/ml、64μg/ml 和 > 1 024μg/ml,$SMIC_{80}$ 分别为 64μg/ml、128μg/ml 和 > 1 024μg/ml;香莲外洗液、氟康唑干预不同成熟程度的生物膜代谢模式不同,存在 Tyrosyl-Arginine(酪氨酰 - 精氨酸)、Pentosidine(戊糖)等多种可能差异代谢物。提示:香莲外洗液对不同成熟程度的白念珠菌体外生物膜具有不同程度的抑制作用,白念珠菌悬浮菌与生物膜在代谢过程中主要涉及糖代谢、氨基酸代谢途径的改变[18]。

2017 年,采用 RNA-seq 技术对香莲外洗液诱导下恢复氟康唑敏感株及自然转种恢复敏感株差异基因进行转录组学研究。结果显示,香莲外洗液作用下的耐药株转种至第 6 代恢复药物敏感性,后者转种至第 16 代恢复敏感性,由此可知,香莲外洗液可诱导耐药株较快恢复药物敏感性,而转录组学研究显示菌株蛋白质合成运输活动活跃,线粒体活动增强,应激性明显[19]。此外,我们也进行了香莲复方及其君药的主要成分丁香酚、小檗碱对唑类耐药白念珠菌恢复敏感的诱导及对耐药白念珠菌外排泵基因表达影响的研究,结果显示,香莲外洗液、丁香酚、小檗碱,以及丁香酚和小檗碱混合液均具有较好抗真菌作用,并可逆转耐药白念珠菌对氟康唑的敏感性,以香莲外洗液复方效果最佳。定量 RT-PCR 显示,药物可以显著降低白念珠菌临床耐药菌株的 $CDR1$、$CDR2$、$MDR1$ 三种外排泵耐药基因表达水平,并明显抑制其编码的外排泵蛋白的外排功能,推测香莲方是通过降低外排泵基因表达从而达到抗耐药作用[20]。

（三）制剂工艺研究

对制剂工艺进行了进一步的优化。其中,2009 年采用正交设计法对香莲栓剂的制剂处方进行筛选,以脱模时间、外观、1 小时体外溶出度的综合评分为指标,评价香莲栓剂的质量。结果优选出该栓剂的最佳制剂处方为：浸膏与基质间比例为 1∶3,混合脂肪酸甘油酯（36 型,36#）与蜂蜡和聚氧乙烯（40）单硬脂酸酯（S-40）之和间的比例为 16∶1,蜂蜡与聚氧乙烯（40）单硬脂酸酯的比例为 2∶3。结论：该处方设计合理,制剂工艺可行,优选出的最佳制剂处方经验证,结果稳定、可靠,所制备的香莲栓剂色泽均匀、外观光滑、融变时限、1 小时溶出度等均符合规定[21]。2012 年,使用药物透皮试验仪进行优选香莲软膏剂体外透皮试验条件试验,结果显示,优选的香莲软膏体外透皮试验条件为香莲取样量 0.1g,以 30% 乙醇为接收液,有角质层的大鼠鼠皮为介质：采用 UV 测定总生物碱含量,波长 345nm。提示该优选试验方法简便可行、稳定[22]。

第四阶段：成果转化（2016 年至今）

经过前述几个阶段的研究,为了进行科研成果转化,2016 年经广东省科学技术厅立项批准,由广东华润顺峰药业和广东省中医院联合承建"广东省华润顺峰药业院士工作站",入站院士为我国著名的皮肤真菌学专家廖万清,实现"香莲外洗液"技术转让,目前正在进行新药开发上市研究。

近期研究主要有：

1. 进行了香莲方对白念珠菌、金黄色葡萄球菌、凝固酶阴性葡萄球菌、大肠埃希菌、肺炎克雷伯菌、马拉色菌、肠球菌、链球菌、淋球菌等多种微生物敏感性的研究,结果显示,香莲方对上述菌株的敏感菌和耐药菌均显示出较好抑制作用,且香莲外洗液对氟康唑耐药和不耐药念珠菌以及不同成熟度的念珠菌都有较强抑制作用,联合用药能增加白念菌对硝酸康唑的敏感性。

2. 进行了香莲方的拆方实验,结果表明,香莲方全方药效是不同部位协同作用的结果。此外,我们正在进行香莲优化方对皮肤癣菌的临床疗效及体外抑菌实验、药效物质基础研究、配伍机制研究、药物活性研究及作用机制研究。

3. 临床研究方面,进行了香莲凝胶治疗外阴阴道念珠菌病疗效观察,开展全国多中心育龄女性阴道念珠菌定植流行病学调查。

4. 在产品研发方面,目前已研制出香莲消字号产品,准备择期上市;妆字号产品以及药物制剂临床前研究也正在有序进行中。

综上所述,广东省中医院中医药防治皮肤真菌病研究创新团队从 1988 年开始根据中医理论,采用现代科学研究方法,围绕多个皮肤黏膜真菌病进行了多学科的制剂和抗真菌药效、临床、作用机制等系列研究,并取得了阶段性研究成果。中医药防治真菌病有着良好的研究前景,该研究为今后中医药防治真菌病的研究提供了可参考的研究思路、方法和数据资料。

参 考 文 献

1. 范瑞强. 中药香莲复方外用治疗股癣及外阴念珠菌病的实验和临床研究 [J]. 广州中医学院学报, 1991, 8(2): 170-175.

2. 范瑞强, 李丽芸, 梁君儿, 等. 复方香连外洗液和外用霜治疗外阴阴道念珠菌病的临床观察 [J]. 中国皮肤性病学杂志, 1996, 10(1): 42.

3. 范瑞强, 梁君儿, 黎月英, 等. 香莲复方治疗细菌和滴虫性阴道炎的疗效观察 [J]. 实用医学杂志, 1994, 10(3): 301-302.

4. 范瑞强, 杨玉莲. 香莲复方制剂治疗体股癣、花斑癣疗效观察 [J]. 中国中西医结合杂志, 1994, 14(10): 614-615.

5. 范瑞强, 鲁长明. 中药香莲复方抗真菌作用的研究 [J]. 实用医学杂志, 1995, 11(1), 67-68.

6. 范瑞强, 雷娓娓. 中药香莲复方对淋病双球菌超微结构影响的电镜观察 [J]. 中国中西医结合杂志, 1996(S1): 264-265.

7. 张玲. 中药抗真菌颗粒剂治疗复发性外阴阴道念珠菌病的临床及实验研究 [D]. 广州: 广州中医药大学, 2006: 1-32.

8. 陈建宏, 黄妙珠, 何秀玉, 等. 抗真菌颗粒剂内服配合香莲外洗液外用治疗足癣疗效观察 [J]. 辽宁中医杂志, 2010, 37(1): 111-113.

9. 廖列辉,梁海莹,范瑞强. 萘替芬酮康唑乳膏与两种中药制剂合用治疗角化过度型足癣临床观察[J]. 中国皮肤性病学杂志,2010,24(4):326-327.

10. 吴盘红,范瑞强,陈信生,等. 香莲栓联合咪康唑栓对单纯性外阴阴道念珠菌病增效作用研究[J]. 广州中医药大学学报,2015,32(3):415-417,422.

11. 陈信生,范瑞强,刘巧,等. 中药香莲外用治疗足癣的多中心随机对照研究[J]. 时珍国医国药,2015,26(4):917-919.

12. 范瑞强,陈信生,杨洁,等. 香莲栓治疗复发性外阴阴道念珠菌病的前瞻双盲多中心随机对照研究[J]. 中华中医药杂志,2016,31(2):696-700.

13. 陈建宏,范瑞强,禤国维. 香莲外洗液抗念珠菌药敏试验及与氟康唑等效性研究[C]//中国中西医结合学会皮肤性病专业委员会. 2009全国中西医结合皮肤性病学术会议论文汇编. 杭州:中国中西医结合学会皮肤性病专业委员会,248-249.

14. 刘宇倩,池凤好,刘绮娜,等. 中药香莲外洗液对40株白色念珠菌的药敏分析[J]. 广东医学,2010,31(16):2161-2163.

15. 张文,梁惠,周强,等. 香莲外洗液诱导白色假丝酵母菌耐药菌株恢复对氟康唑的敏感性[J]. 中华医院感染学杂志,2010,20(10):1455-1457.

16. 吴盘红,谢婷,范瑞强,等. 香莲外洗液对硝酸咪康唑抗白念珠菌增效作用的体外实验研究[J]. 皮肤性病诊疗学杂志,2012,19(3):142-145.

17. 王平,谢婷,范瑞强. 香莲外洗液对白念珠菌阴道分离耐药株的实验研究[J]. 广州中医药大学学报,2013,30(3):383-385,390.

18. 袁娟娜,范瑞强,谢婷,等. 香莲方对白念珠菌生物膜体外模型的影响及代谢组学研究[J]. 皮肤性病诊疗学杂志,2015,22(3):179-184.

19. 王平,范瑞强. 基于RNA-seq技术的香莲外洗液逆转白念珠菌耐药基因组学研究[J]. 中华中医药杂志,2017,32(4):1724-1726.

20. 谢婷,贾淑琳,袁娟娜,等. 香莲方主要成分对唑类耐药白念珠菌恢复敏感的诱导[J]. 华南预防医学,2017,43(1):71-74.

21. 郑少文,廖晓琼,袁小红. 香莲栓剂制剂处方的正交设计优选[J]. 时珍国医药,2010,21(4):封3-封4.

22. 袁小红,袁雪妹,范瑞强. 香莲软膏剂体外透皮试验[J]. 中国实验方剂学杂志,2012,18(11):10-12.

附二　外阴阴道念珠菌病临床图片和念珠菌照片

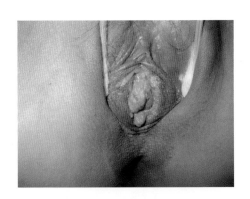

外阴阴道念珠菌病临床图片 1

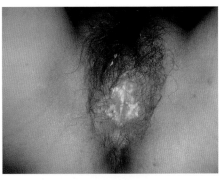

外阴阴道念珠菌病临床图片 2

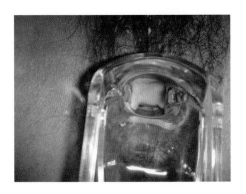

外阴阴道念珠菌病临床图片 3

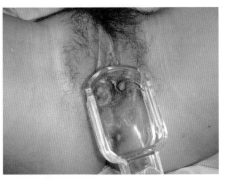

外阴阴道念珠菌病临床图片 4

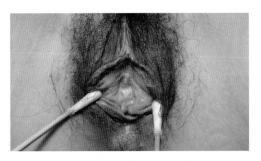

外阴阴道念珠菌病临床图片 5

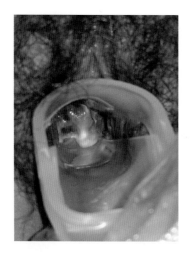

外阴阴道念珠菌病临床图片 6

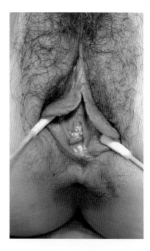

外阴阴道念珠菌病临床图片 7

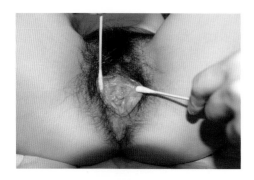

外阴阴道念珠菌病临床图片 8

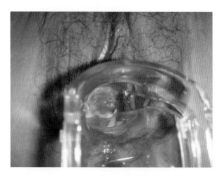

外阴阴道念珠菌病临床图片 9

阴道分泌物显微镜下见念珠菌孢子

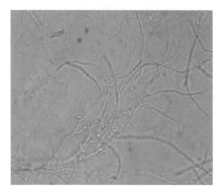

阴道分泌物显微镜下见念珠菌假菌丝

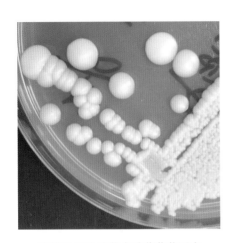
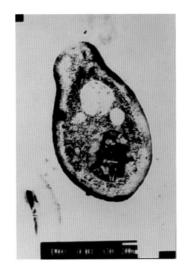

阴道分泌物培养念珠菌菌落形态　　　　　念珠菌透射电镜形态

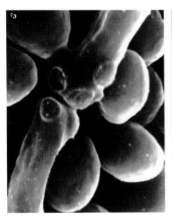
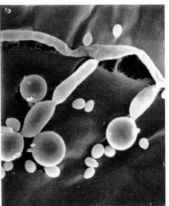

念珠菌扫描电镜形态